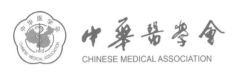

CHINESE MEDICAL ASSOCIATION

乳腺外科临床实践指南 ｜（2024版）

 中华医学会外科学分会　组织编写

主　编　赵玉沛　刘荫华

U0376245

人民卫生出版社

·北　京·

图书在版编目（CIP）数据

中华医学会乳腺外科临床实践指南：2024版 / 中华医学会外科学分会组织编写；赵玉沛，刘荫华主编 . —北京：人民卫生出版社，2024.3（2024.8重印）

ISBN 978-7-117-36069-2

Ⅰ. ①中… Ⅱ. ①中… ②赵… ③刘… Ⅲ. ①乳房疾病 - 外科学 – 指南 Ⅳ. ① R655.8-62

中国国家版本馆 CIP 数据核字（2024）第 053502 号

人卫智网	www.ipmph.com	医学教育、学术、考试、健康，购书智慧智能综合服务平台
人卫官网	www.pmph.com	人卫官方资讯发布平台

中华医学会乳腺外科临床实践指南(2024版)

Zhonghua Yixuehui Ruxian Waike Linchuang Shijian Zhinan(2024 Ban)

组织编写：中华医学会外科学分会
主　　编：赵玉沛　刘荫华
出版发行：人民卫生出版社（中继线 010-59780011）
地　　址：北京市朝阳区潘家园南里 19 号
邮　　编：100021
E - mail：pmph @ pmph.com
购书热线：010-59787592　010-59787584　010-65264830
印　　刷：北京瑞禾彩色印刷有限公司
打击盗版举报电话：010-59787491　E-mail：WQ @ pmph.com
质量问题联系电话：010-59787234　E-mail：zhiliang @ pmph.com
数字融合服务电话：4001118166　E-mail：zengzhi @ pmph.com

经　　销：新华书店
开　　本：787 × 1092　1/32　印张：14.5
字　　数：359 千字
版　　次：2024 年 3 月第 1 版
印　　次：2024 年 8 月第 4 次印刷
标准书号：ISBN 978-7-117-36069-2
定　　价：88.00 元

《中华医学会乳腺外科临床实践指南(2024版)》工作委员会

主　　编　赵玉沛　刘荫华

副 主 编　范志民　姜　军　金　锋　任国胜　宋尔卫　吴　炅　余之刚

指南编写委员会（以姓氏汉语拼音为序）

主 任 委 员	金　锋							
副主任委员	步召德	郝秀原	刘真真	张建国				
委　　　员	步召德	曹中伟	陈　波	陈　凯	陈　青	陈德滇	陈璐艳	陈武臻	陈秀春	程元甲
	崔树德	杜俊娴	段学宁	范志民	傅芳萌	傅佩芬	高国璇	高济越	顾蔚蓉	郭宝良
	郭雯珲	郭旭辉	郝晓鹏	郝秀原	胡　滢	华　彬	黄　建	姜　军	姜晶鑫	蒋　奕
	蒋宏传	焦得闯	金　锋	金紫凝	康　骅	李　珺	李连方	李嗣杰	李学璐	李妍霜
	梁　曦	凌　瑞	刘　克	刘　森	刘　倩	刘泓金	刘洁琼	刘锦平	刘丽媛	刘荫华
	刘运江	刘真真	卢振铎	罗永辉	马　菲	马　力	马　榕	马　薇	马巾斐	马振海
	毛大华	欧江华	彭　媛	邱依然	屈　翔	任国胜	商星辰	石爱平	宋爱琳	宋尔卫
	苏逢锡	孙姗姗	唐　鹏	唐　玮	唐利立	唐甜甜	田兴松	王　川	王　斐	王　嘉
	王　杉	王　殊	王　水	王　翔	王　旭	王朝斌	王承正	王建东	王弥迦	王子函
	邬　茜	吴　迪	吴　炅	吴　畏	吴克瑾	谢　菲	辛　灵	邢　婵	徐莹莹	闫　敏
	姚　凡	姚贵明	叶京明	于秀艳	余之刚	张　虹	张　瑾	张　鹏	张　爽	张殿龙
	张国强	张建国	张景华	张聚良	张明迪	张香梅	张彦收	赵　毅	赵海东	赵亚杰
	赵玉沛	赵作伟	郑　昂	郑　超	周　飞	周天阳	朱　玮	朱久俊	邹　强	
秘　　　书	辛　灵	郑　昂							

文献调研委员会（以姓氏汉语拼音为序）

主 任 委 员　王　殊

副主任委员　陈　波　郭宝良　刘　淼　叶京明

委　　　员　陈　波　陈璐艳　程元甲　樊　菁　葛智成　郭宝良　郝晓鹏　华　彬　姜晶鑫　焦得闯

李妍霜　刘　淼　刘丽媛　马　菲　马　力　马　薇　彭　媛　邱依然　唐　鹏　王　殊

王朝斌　吴　迪　吴　畏　谢　菲　叶京明　赵亚杰　郑　昂　郑　超　周　飞　朱久俊

证据标准委员会（以姓氏汉语拼音为序）

证据评审委员会（以姓氏汉语拼音为序）

曹中伟	陈　波	陈　凯	陈　青	陈　蓉	陈德滇	陈武臻	程元甲	段学宁	樊　菁
范志民	傅佩芬	高国璇	葛智成	顾蔚蓉	郭宝良	郝晓鹏	胡　滢	华　彬	黄　建
贾泓瑶	姜　军	蒋宏传	焦得闯	金　锋	康　骅	李　曼	李　日	李建彬	李嗣杰
李晓梅	李妍霜	林　青	凌　瑞	刘　克	刘　淼	刘　倩	刘洁琼	刘锦平	刘丽媛
刘荫华	刘月平	刘运江	刘真真	罗永辉	马　菲	马　力	马　榕	毛大华	欧江华
彭　媛	秦乃珊	屈　翔	石爱平	宋爱琳	宋尔卫	宋国红	唐　鹏	滕月娥	田兴松
王　彬	王　川	王　斐	王　殊	王　水	王　涛	王　廷	王　翔	王　宇	王朝斌
王建东	吴　迪	吴　畏	吴克瑾	谢　菲	辛　灵	徐　玲	徐莹莹	姚　凡	姚和瑞
叶京明	于秀艳	余之刚	张　虹	张建国	张景华	张明迪	赵　毅	赵素红	赵作伟
郑　昂	郑　超	郑　莹	周　飞	朱　玮	朱久俊	邹　强			

2021 版序言

当前,全球疾病谱和健康危险因素正在发生复杂变化,世界卫生组织国际癌症研究机构最新发布的 2020 年全球最新癌症负担数据显示,乳腺癌已超过肺癌成为全球发病率最高的恶性肿瘤。同时,我国卫生健康工作也在不断迎接新的挑战,根据 2020 年全球癌症统计报告(GLOBOCAN 2020)研究结果,中国乳腺癌发病率在近些年来日益升高,已达到 416 000 例 / 年,这一数据受到了专家学者的广泛关注。

为进一步提升乳腺外科临床诊治水平,中华医学会外科学分会乳腺外科学组在刘荫华教授的带领下,组织业内顶尖专家共同研究编制了《中华医学会乳腺外科临床实践指南》。本指南凝聚了编写组专家的临床共识与集体智慧,展示了中国乳腺外科疾病诊治与国际接轨的先进性和创新性。在此,我代表中华医学会外科学分会衷心感谢各位专家的辛勤付出,相信指南的发布能够为临床实践提供有力指导,为推进健康中国建设作出贡献!

北京协和医院名誉院长

中国科学院院士

中华医学会会长

2021 年 4 月

2024 版前言

　　《中华医学会乳腺外科临床实践指南(2024 版)》编写工作委员会在综合汇总反馈意见的基础上,组织专家进行了深入讨论,顺利完成了《中华医学会乳腺外科临床实践指南(2024 版)》的编写工作。2023 年 3 月 27 日,国家卫生健康委员会办公厅印发《肿瘤专业医疗质量控制指标(2023 版)》,将乳腺癌患者首次治疗前临床 TNM 分期诊断以及首次治疗前临床 TNM 分期检查评估策略符合率纳入国家三级公立医院绩效考核(简称"国考")标准。本次指南依据高级别研究证据,针对"乳腺癌术前评估临床实践指南""浸润性乳腺癌诊治临床实践指南"两个章节相关推荐内容进行修订。一致同意推荐对乳腺癌患者在治疗前参照临床 TNM 分期标准进行分期评价,并在此基础上制订治疗决策。同时,针对"浸润性乳腺癌诊治临床实践指南"章节提出进行患者营养评价和营养支持内容。

　　近年来，男性乳腺癌、初诊 M_0 伴内乳淋巴结和 / 或锁骨上淋巴结转移乳腺癌、育龄期女性乳腺癌患者生育力保存、乳管镜临床应用、乳腺癌切除术后假体重建及乳腺癌局部复发及区域淋巴结复发等临床问题受到乳腺外科医师的广泛关注，编写工作委员会继续遵循 GRADE 系统标准，以证据等级与推荐强度相结合的方式增加了"男性乳腺癌诊治临床实践指南""初诊 M_0 伴内乳淋巴结和 / 或锁骨上淋巴结转移乳腺癌临床实践指南""育龄期女性乳腺癌患者生育力保存临床实践指南""乳管镜临床实践指南""乳腺癌术后即刻假体乳房重建手术临床实践指南""乳腺癌术后局部和区域淋巴结复发外科诊治指南"六个章节。在充分顾及中国临床实践可及性的基础上，分别提出宏观和具体的推荐意见。编写委员会也将参考最新的研究证据不断加以改进，并衷心希望继续得到同道的批评和指正。

《中华医学会乳腺外科临床实践指南（2024 版）》工作委员会

2024 年 1 月

目 录

指南总则

一、证据等级及推荐强度

1. 证据等级标准

本指南证据等级参考 GRADE 系统,结合中国临床研究特点,将证据等级分为 I、II、III、IV 4 类,量化体现指南编写专家对证据可靠性的评价情况。基于本指南在中国临床实践的可及性,专家组优先选择 I 类和 II 类证据纳入指南评价体系(表 1)。

表 1　证据等级标准

证据等级	标准
Ⅰ类	基于高水平前瞻性随机对照研究、大样本的观察性研究或 meta 分析,国际上公认现行指南和共识,国家级学会或协会已发表的指南和共识,以及基于中国人群的上述类型的研究
Ⅱ类	基于低水平随机试验或设计良好的非对照试验或队列研究,洲际行业协会指南和国际会议专家共识,国内地区级学会或协会已发表的指南和共识,以及基于中国人群的上述研究
Ⅲ类	基于病例对照研究、回顾性研究,各国行业协会和国内省级学会或协会已发表的指南和共识,以及基于中国人群的上述类型的研究
Ⅳ类	基于个案报道、科学假设,各国地区专家共识和国内地方级学会或协会已发表的指南和共识,以及基于中国人群的上述类型的研究

2. 推荐强度标准

本指南推荐强度结合 GRADE 系统及国内临床实践特点,纳入证据等级、卫生经济学、产品等效性、可及性 4 个影响因素,根据权重,采用赋分制,由指南编写专家对推荐意见逐一进行评分,根据评分结果将推荐强度分为:A 级(强推荐)、B 级(弱推荐)、C 级(不推荐)(表 2、表 3)。

表 2　推荐强度影响因素及赋值标准

影响因素	权重 / 分	赋值标准
证据等级	60	Ⅰ类:60 分;Ⅱ类:45 分;Ⅲ类:30 分;Ⅳ类:15 分
卫生经济学	10	符合卫生经济学:10 分;不符合卫生经济学:0 分
产品等效性	10	有等效产品或措施:10 分;无等效产品或措施:0 分
可及性	20	中国国情可及性好:20 分;国情不可及:0 分
合计	100	

表 3　推荐强度

推荐强度	赋值标准
A	专家评分 4 个影响因素总分平均 > 80 分
B	专家评分 4 个影响因素总分平均 60~80 分
C	专家评分 4 个影响因素总分 < 60 分

二、指南适用对象

本指南以中国乳腺疾病专业医师为适用对象。

三、利益冲突声明

本指南专家委员会声明无利益冲突。本指南旨在为乳腺疾病专业医师临床工作提供参考。本指南不作为医疗鉴定的依据,不对任何医疗纠纷或争议的处理起仲裁作用,也不具备为患者或非乳腺专业医师提供参考的效能。中华医学会外科学分会乳腺外科学组不对涉及本指南不恰当应用的任何结果承担任何责任,并保留对本指南的解释权和修订权。

| 指南更新概要

《中华医学会乳腺外科临床实践指南(2024 版)》与 2022 版相比,主要更新内容有:

第二章　乳腺癌术前评估临床实践指南

1. 新增推荐意见:"3.4 cTNM 分期评估"。

2. 增加讨论意见:"2023 年 3 月 27 日,国家卫生健康委员会办公厅印发《肿瘤专业医疗质量控制指标(2023 版)》,将乳腺癌患者首次治疗前临床 TNM 分期诊断以及首次治疗前临床 TNM 分期检查评估策略符合率纳入'国考'标准。专家组推荐对乳腺癌患者应进行肿瘤学评估。在治疗前参照 AJCC 乳腺癌 TNM 分期标准确定临床分期,并在此基础上制订治疗决策"。

1. 增加推荐意见："2.3 乳腺癌治疗前临床 TNM 分期诊断" 项目。

2. 增加推荐意见："9. 乳腺癌患者营养支持" 项目。

3. 增加讨论意见："2023 年 3 月 27 日，国家卫生健康委员会办公厅印发《肿瘤专业医疗质量控制指标(2023 版)》，将乳腺癌患者首次治疗前临床 TNM 分期诊断以及首次治疗前临床 TNM 分期检查评估策略符合率纳入'国考'标准。专家委员会一致同意推荐对乳腺癌患者在治疗前参照 AJCC 乳腺癌 TNM 分期标准进行临床分期评价，并在此基础上制订治疗决策"。

4. 增加讨论意见："乳腺癌患者常因肿瘤慢性消耗导致机体的能量 - 蛋白质摄入不足……营养支持治疗期间应定期复查血常规、电解质、肝肾功能、白蛋白、前白蛋白、转铁蛋白等，根据检查结果及时调整治疗策略"。

1. 增加讨论意见："研究表明，妊娠期间接受标准剂量和浓度的麻醉药对胎儿没有明确的致畸作用"。

2. 增加讨论意见："当患者孕 ≥ 25 周进行乳腺癌手术时，建议产科及新生儿科专家在场，随时启动紧急胎儿分娩"。

3. 增加讨论意见："BCP 患者通常较年轻，且处于妊娠这一特殊时期，医护人员应当重视患者的心理健康，必要时进行专业的心理咨询和疏导"。

新增

第一章
乳腺癌风险评估与高危人群筛选临床实践指南

  乳腺癌是中国女性最常见的恶性肿瘤,发病率呈持续快速上升趋势。2015 年中国新发乳腺癌病例 30.4 万,占所有女性新发恶性肿瘤的 17.1%,位居女性恶性肿瘤发病首位,防控形势严峻[1-2]。GLOBOCAN 2020 评估中国新发乳腺癌已达到 416 000 例 / 年。目前,中国乳腺癌预防仍以乳腺超声及乳腺 X 射线摄影等影像学筛查为主,缺乏有效的一级预防措施。美国预防医学工作组(US Preventive Services Task Force,USPSTF)[3] 及美国国立综合癌症网络(National Comprehensive Cancer Network,NCCN)[4] 推荐通过风险评估筛选乳腺癌高危人群,并在此基础上开展乳腺癌筛查和 / 或药物干预,以降低女性乳腺癌罹患风险。为指导乳腺专业医师及公共卫生服务人员合理开展中国女性乳腺癌风险评估及高危人群筛选,中华医学会外科学分会乳腺外科学组通过文献调研与专家讨论确定了乳腺癌风险评估与高危人群筛选的关键临床问题,参照 GRADE 系统对相关证据进行评价,并结合中国国情下的可及性,制定本指南,旨在为中国乳腺专业医师及公共卫生服务人员提供参考借鉴。

一、推荐意见

1. 适宜人群

适宜人群	证据等级	推荐强度
1.1 无乳腺癌(包括导管原位癌)病史且无临床症状的 35 岁及以上女性[3]	I 类	A 级
1.2 具有乳腺小叶原位癌或不典型增生病史的女性[3-4]	II 类	A 级

2. 筛选工具

筛选工具	证据等级	推荐强度
2.1 国际乳腺癌风险评估工具 Gail 模型[5]	I 类	B 级
2.2 中国女性乳腺癌风险线上评估工具*[6-7]	II 类	A 级

注:* http://sd2y.pingjiaxitong.com。

3. *BRCA1/2* 基因检测适应证[*]

适应证	证据等级	推荐强度
3.1 具有显著乳腺癌遗传倾向或家族史的女性[#],应接受专业遗传咨询以指导 *BRCA1/2* 胚系突变检测[8-9]	I 类	A 级
3.2 优先检测家系成员中的肿瘤患者(先证者)[8-9]	I 类	A 级

注:[*]本指南所指适应证仅适用于具有乳腺癌高风险的健康人群,乳腺癌患者的 *BRCA1/2* 基因检测适应证参见《乳腺癌 *BRCA1/2* 检测临床实践指南(2022 版)》。

[#]伴有以下一个或多个家族史特征,可认为具有显著乳腺癌遗传倾向:近亲(具有血缘关系 3 代及以内亲属)中有 *BRCA1/2* 有害突变携带者;多个近亲诊断乳腺癌;男性近亲诊断乳腺癌;有近亲 50 岁以前诊断为乳腺癌;有近亲同时诊断 2 种(如乳腺癌 + 卵巢癌)或 2 个(如双侧乳腺癌或同侧多发乳腺癌)*BRCA1/2* 相关原发恶性肿瘤。

二、讨论

乳腺癌风险评估的目的是识别乳腺癌患病风险高于一般人群平均风险的女性个体,通过风险分层指导个体化风险干预[10]。目前,国际尚无统一、通用的乳腺癌高危人群绝对风险阈值[3]。乳腺癌风险评估模型是一种统计学工具,以流行病学风险因素为基础,预测具有不同风险因素女性未来

（5 年、10 年或终生）罹患乳腺癌的风险[11]。Gail 模型是目前国际上应用最为广泛的乳腺癌风险评估模型[5]，该模型以未来 5 年内乳腺癌发病风险 > 1.67% 作为高危人群的界定阈值，尽管 Gail 模型已针对不同族裔人群（非裔、亚裔或太平洋岛国移民等）进行了优化[12]，但该阈值标准仍然是基于美国女性乳腺癌流行病学特征及人群平均风险而获得[13]。一项 meta 分析显示 Gail 模型显著高估了亚洲女性的乳腺癌发病风险[14]。指南专家组认为需要充分考虑中国女性人口社会学差异及乳腺癌发病率特点，并考虑中国与美国女性乳腺癌相关危险因素谱的差异，制定适应中国国情的乳腺癌高危人群阈值标准。

目前，面向中国女性的乳腺癌风险评估模型较少，本指南共检索到 6 个相关模型（附件 2）[6-7, 15-18]。与国际研究相似[3]，模型区分度有限（c 值：0.61～0.66），纳入单核苷酸多态性（single nucleotide polymorphism, SNP）位点等信息亦未显著提高模型区分度（附件 3）[13-15]。其中，一项发表于 2010 年的乳腺癌风险评估模型，在原始建模人群及验证人群中的区分度分别达到 0.73 和 0.72，该模型纳入的危险因素包括年龄、乳腺良性肿瘤史、糖尿病史、居住地、体重指数（body mass index, BMI）、生活满意度评分及流产次数等[6-7]。其效能高于目前已报道的绝大多数乳腺癌风险评估模型[6-7]。目前该模型已面向公众开放提供线上风险评估服务（http: //sd2y.pingjiaxitong.com）。

参考《USPSTF 药物降低乳腺癌风险指南》[3]及《NCCN 乳腺癌风险降低指南》[4]中推荐的乳腺癌风险评估适宜人群，结合中国国情，指南专家组推荐中国女性乳腺癌风险评估适用于无乳腺癌（包括导管原位癌）病史且无乳腺癌临床症状的 35 岁及以上女性。对于乳腺小叶原位癌及不典型增生，回顾性研究显示两者均不是乳腺癌前病变，而是乳腺癌的重要危险因素[19-20]。因此，指南专家组推荐具有乳腺小叶原位癌或不典型增生病史的女性也是乳腺癌风险评估的适宜人群。此外,专家组建议,对于伴有显著乳腺癌危险因素的女性,如既往接受过胸部放疗或有乳房不典型增生史,可不借助风险评估模型即判定为乳腺癌高危人群。本指南未检索到直接的循证医学证据显示乳腺癌风险评估的最佳起始年龄及评估间期。但是,专家组建议当女性个人乳腺癌危险因素发生重大变化(如近亲确诊乳腺癌、个人因各种原因接受活检或手术治疗等)[3]或接受乳腺癌风险干预(如生活方式调整、体重控制或化学预防)后,应重新进行乳腺癌风险评估,形成动态风险监测。目前国际指南均推荐,评估为乳腺癌高风险的绝经后女性可口服药物(包括他莫昔芬、雷洛昔芬、芳香化酶抑制剂等)降低激素受体阳性乳腺癌风险。但目前并无基于中国人群的相关循证医学证据,因此本指南未做推荐。

乳腺癌具有显著遗传易感性,一项大样本研究显示中国女性散发性乳腺癌中 *BRCA1/2* 总体突变率为 5.37%[21-22]。中国女性人群 *BRCA1* 与 *BRCA2* 基因突变携带者 79 岁前乳腺癌患病风险分别为 37.9% 及 36.5%,显著高于一般人群[22]。目前,国内外权威指南和专家共识均推荐针对符合条件的肿瘤高风险人群进行 *BRCA1/2* 基因突变检测[8-9],同时推荐首先利用家族史风险评估工具(如 BOADICEA 及 BRCAPRO 模型等)协助预测女性个体的乳腺癌家族史是否与携带 *BRCA1/2* 致病突变有关[23]。借鉴国际家族史风险评估工具纳入的预测变量,参考 USPSTF 指南对携带 *BRCA1/2* 有害突变相关因素的表述[8],及《中国抗癌协会乳腺癌诊治指南与规范(2019 版)》对遗传性高危人群的诊断标准[24],本指南对与遗传倾向存在显著相关的家族史特征作出推荐。鉴于 *BRCA* 突变热点在不同人群、不同种族、不同地域之间存在显著差异,而目前面向中国女性的家族史风险评估工具非常有限[25],

专家组认为,对于具有前述家族史特征的女性个体,在接受 *BRCA* 突变检测前应首先接受专业遗传咨询以权衡利弊。*BRCA1/2* 突变携带者可考虑风险降低措施,具体可参见"乳腺癌 *BRCA1/2* 检测临床实践指南(2022 版)"。

专家组强调乳腺癌风险评估是面向健康女性的预防手段。鉴于目前面向中国女性的相关高级别循证医学证据仍相对较少,临床医师及公共卫生服务人员应与被评估者充分沟通风险评估的目的、当前循证医学证据的局限性及未来可能的风险降低手段与其利弊,并做好评估高危人群的心理疏导,降低其心理负担。

(执笔:王 斐 段学宁 凌 瑞 余之刚)

附件 1 投票情况

本指南投票委员会成员共 83 名,其中乳腺外科专业医师 69 人(83.1%),肿瘤内科专业医师 4 人(4.8%),医学影像科专业医师 4 人(4.8%),病理科专业医师 2 人(2.4%),放射治疗专业医师 2 人(2.4%),流行病学专业医师 2 人(2.4%)。

附件 2　中国女性（含华裔）乳腺癌风险评估模型的相关研究

作者, 年度	研究设计	研究人群	样本量	绝对风险参考人群
Matsuno, et al. 2011 (AABCS)	建模: 配对病例对照研究 验证: 前瞻性队列研究	美国, 亚裔 建模人群: 20~55 岁（1983—1987） 验证人群: 50~79 岁（1993—1998）	建模: 589 例乳腺癌 + 952 例对照 验证: 4 031 名健康人（822 名华裔）, 141 例乳腺癌（随访 9.1 年）	监测、流行病学和预后数据库（SEER）
Zheng, et al. 2010	建模: 基于人群的病例对照研究 验证: 未报告	中国上海 建模人群: 25~64 岁；（1996—1998; 2002—2005）	建模: 3 039 例乳腺癌 +3 082 例对照 未报告验证人群	上海市（2002—2003）
Dai, et al. 2012	建模: 基于医院的配对病例对照研究 验证: 基于医院的配对病例对照研究	中国江苏, 汉族 建模及验证人群: 未报告年龄区间（2004—2010）	建模: 878 例乳腺癌 + 900 例对照 验证: 914 例乳腺癌 + 967 例对照	上海市

作者,年度	研究设计	研究人群	样本量	绝对风险参考人群
Wen, et al. 2016	建模:11 项病例对照研究 验证:未报告	亚洲女性(中国、日本、韩国、泰国、马来西亚)	建模:11 905 例乳腺癌 +11 662 例对照(中国人群:7 373 例乳腺癌+6 166 例对照)未报告验证人群	上海市(2002—2003)
Wang, et al. 2019	建模:基于医院的配对病例对照研究 验证:泰兴前瞻性队列研究	中国,汉族 建模人群:25~70 岁(2008—2012) 验证人群:未报告年龄区间(2008)	建模:328 例乳腺癌+656 例对照 验证:13 176 名健康人,34 例乳腺癌(7 年随访)	建模人群
Li, et al. 2019(BRCAM)	建模:基于人群的横断面研究(社交网络) 验证:队列研究	中国,汉族 建模人群:25~70 岁(2008) 验证人群:未报告年龄区间(2015)	建模:320 例乳腺癌+117 000 例无癌症女性 验证:14 040 名健康人,35 例乳腺癌(7 年随访)	未报告

作者,年度	研究设计	研究人群	样本量	绝对风险 参考人群
Liu, et al. 2010 Li, et al. 2019	建模:基于人群的 配对病例对照研究 验证:队列研究	中国,汉族 建模人群:25～70岁 （2006—2008） 验证人群:未报告年龄 区间(2015)	建模:123例乳腺癌+ 123例对照 验证:14 040名健康 人,35例乳腺癌(7年 随访)	未报告

附件 3　中国女性（含华裔）乳腺癌风险评估模型的建模变量及准确性

作者，年度	年龄/岁	初潮年龄/岁	首次生育年龄/岁	乳腺癌家族史	其他变量	模型校准度（O/E，95% CI）	模型区分度（AUC，95% CI）
Matsuno，et al. 2011（AABCS）	< 50/≥ 50	≤ 13/> 13	—	0/1/≥ 2（一级亲属）	既往乳腺活检史（0；1；≥ 2）族裔	1.30（0.86～1.98）[1]	0.61（0.59～0.64）
Zheng，et al. 2010	—	≤ 13/14～15/> 15	< 25/25～29/≥ 30	是/否	乳腺良性肿瘤史（是/否）WHR（< 0.783/0.783～0.829/≥ 0.830）单核苷酸多态性（8 SNPs）	—	0.63（未报告可信区间）
Dai，et al. 2012	—	未报告[2]	未报告	—	单核苷酸多态性（5 SNPs）	—	0.65（0.63～0.67）；0.64（0.62～0.66）；0.66（0.64～0.68）[3]
Wen，et al. 2016	—	—	—	—	单核苷酸多态性（44 SNPs）	—	0.61（未报告可信区间）

作者,年度	年龄/岁	初潮年龄/岁	首次生育年龄/岁	乳腺癌家族史	其他变量	模型校准度(O/E,95% CI)	模型区分度(AUC,95% CI)
Wang, et al. 2019	连续变量	—	<25/25~29/≥30	是/否	乳房良性肿瘤史(是/否)BMI(<24/24~27.9/≥28)生活满意度评分(<13/≥13)流产次数(0/1~2/≥3)	1.03(0.74~1.49)	0.64(0.55~0.72)
Li, et al. 2019 (BRCAM)	未报告	未报告	未报告	未报告	乳腺良性肿瘤史BMI生活满意度评分流产次数	—	0.79(未报告可信区间)

作者,年度	年龄/岁	初潮年龄/岁	首次生育年龄/岁	乳腺癌家族史	其他变量	模型校准度(O/E, 95% CI)	模型区分度(AUC,95% CI)
Liu, et al. 2010 Li, et al. 2019	连续变量	—	<25/25～29/≥30	是/否	乳腺良性肿瘤史(是/否) 糖尿病史(是/否) 居住地(农村/城市) BMI(<24/24～27.9/≥28) 生活满意度评分(<13/≥13) 流产次数(0/1～2/≥3)	—	建模:0.73(0.67～0.79) 验证:0.72(未报告可信区间)

注:[1]O/E 值源于华裔研究对象。所有亚裔研究对象,其 O/E 值为 1.17(0.99～1.38)。

[2] 研究未报告模型中该建模因素的变量处理规则。

[3]c 值分别对应于研究中采用的 3 种不同建模方法。

O/E.observation/expectation, 观察数/预期数;CI.confidence interval, 可信区间;WHR.waist hip ratio, 腰臀比;SNP. single nucleotide polymorphism,单核苷酸多态性;BMI.body mass index,体重指数。

参考文献

[1] FAN L, STRASSER-WEIPPL K, LI J J, et al. Breast cancer in China [J]. Lancet Oncol, 2014, 15(7): e279-e289.

[2] 郑荣寿, 孙可欣, 张思维, 等. 2015 年中国恶性肿瘤流行情况分析 [J]. 中华肿瘤杂志, 2019, 41(1): 19-28.

[3] OWENS D K, DAVIDSON K W, KRIST A H, et al. Medication use to reduce risk of breast cancer: US Preventive Services Task Force Recommendation Statement [J]. JAMA, 2019, 322(9): 857-867.

[4] National Comprehensive Cancer Network. NCCN clinical practice guidelines in oncology: breast cancer risk reduction, Version 1. 2019 [EB/OL]. (2019-12-01) [2020-11-20]. https://www. nccn. org/professionals/physician_gls/pdf/breast_risk. pdf.

[5] National Cancer Institute (NCI). Breast cancer risk assessment tool [EB/OL].[2020-01-31]. https://www. cancer. gov/bcrisktool.

[6] 刘丽媛. 乳腺癌危险因素及高危人群评分筛选模型的初步研究 [D]. 济南: 山东大学, 2010.

[7] WANG L, LIU L, LOU Z, et al. Risk prediction for breast Cancer in Han Chinese women based on a cause-specific Hazard model [J]. BMC Cancer, 2019, 19(1): 128.

[8] OWENS D K, DAVIDSON K W, KRIST A H, et al. Risk assessment, genetic counseling, and genetic testing for BRCA-related cancer: US Preventive Services Task Force Recommendation Statement [J]. JAMA,

2019, 322(7): 652-665.

［9］ 吴焕文. 基于下一代测序技术的 BRCA1/2 基因检测指南(2019 版)[J]. 中华病理学杂志, 2019, 48(9): 670-676.

［10］ NELSON H D, FU R, ZAKHER B, et al. Medication use for the risk reduction of primary breast cancer in women: a systematic review for the U. S. Preventive Services Task Force [M]. Rockville (MD): Agency For Healthcare Research And Quality(US), 2019.

［11］ 黄焰. 个体发生乳腺癌危险的评估模型: 临床应用及研究进展 [J]. 中华乳腺病杂志(电子版), 2012, 6(4): 40-43.

［12］ MATSUNO R K, COSTANTINO J P, ZIEGLER R G, et al. Projecting individualized absolute invasive breast cancer risk in Asian and Pacific Islander American women [J]. J Natl Cancer Inst, 2011, 103(12): 951-961.

［13］ GAIL M H, BRINTON L A, BYAR D P, et al. Projecting individualized probabilities of developing breast cancer for white females who are being examined annually [J]. J Natl Cancer Inst, 1989, 81(24): 1879-1886.

［14］ WANG X, HUANG Y, LI L, et al. Assessment of performance of the Gail model for predicting breast cancer risk: a systematic review and meta-analysis with trial sequential analysis [J]. Breast Cancer Res, 2018, 20(1): 18.

［15］ ZHENG W, WEN W, GAO Y T, et al. Genetic and clinical predictors for breast cancer risk assessment and stratification among Chinese women [J]. J Natl Cancer Inst, 2010, 102(13): 972-981.

[16] DAI J, HU Z, JIANG Y, et al. Breast cancer risk assessment with five independent genetic variants and two risk factors in Chinese women [J]. Breast Cancer Res, 2012, 14(1): R17.

[17] WEN W, SHU X, GUO X, et al. Prediction of breast cancer risk based on common genetic variants in women of East Asian ancestry [J]. Breast Cancer Res, 2016, 18(1): 124.

[18] LI A, WANG R, LIU L, et al. BCRAM: a social-network-inspired breast cancer risk assessment model [J]. IEEE Trans Ind Inf, 2019, 15(1): 366-376.

[19] WARD E M, DESANTIS C E, LIN C C, et al. Cancer statistics: Breast cancer in situ [J]. CA Cancer J Clin, 2015, 65(6): 481-495.

[20] CHUBA P J, HAMRE M R, YAP J, et al. Bilateral risk for subsequent breast cancer after lobular carcinoma-in-situ: analysis of surveillance, epidemiology, and end results data [J]. J Clin Oncol, 2005, 23(24): 5534-5541.

[21] CAMPEAU P M, FOULKES W D, TISCHKOWITZ M D. Hereditary breast cancer: new genetic developments, new therapeutic avenues [J]. Hum Genet, 2008, 124(1): 31-42.

[22] YAO L, SUN J, ZHANG J, et al. Breast cancer risk in Chinese women with BRCA1 or BRCA2 mutations [J]. Breast Cancer Res Treat, 2016, 156(3): 441-445.

[23] TERRY M B, LIAO Y, WHITTEMORE A S, et al. 10-year performance of four models of breast cancer risk: a validation study [J]. Lancet Oncol, 2019, 20(4): 504-517.

［24］ 中国抗癌协会乳腺癌专业委员会. 中国抗癌协会乳腺癌诊治指南与规范(2019 版)[J]. 中国癌症杂志 , 2019, 29(8) : 609-680.

［25］ RAO N Y, HU Z, YU J M, et al. Evaluating the performance of models for predicting the BRCA germline mutations in Han Chinese familial breast cancer patients [J]. Breast Cancer Res Treat, 2009, 116(3) : 563-750.

第二章
乳腺癌术前评估临床实践指南

　　乳腺癌是中国女性最常见的恶性肿瘤。自 Halsted 创立乳腺癌根治术以来,外科治疗始终是乳腺癌治疗的基石[1]。在外科治疗前应进行全面、规范的术前评估,并明确是否存在增加手术危险性或对恢复不利的因素,以及可能影响整个病程的潜在风险。中华医学会外科学分会乳腺外科学组针对乳腺癌术前规范评估相关问题进行文献收集与专家讨论,参照 GRADE 系统对相关证据进行评价,并结合中国国情下的可及性,制定本指南,旨在为中国乳腺外科医师提供借鉴和参考。

一、推荐意见

1. 一般评估

方法	证据等级	推荐强度
1.1 生命体征评估[2-3]	I 类	A 级
1.2 实验室检查评估[3-4]	I 类	A 级
1.3 辅助检查评估[3-4]	I 类	A 级
1.4 血压监测及术前管理[5]	I 类	A 级
1.5 血糖监测及术前管理[6]	I 类	A 级
1.6 乳腺癌患者术前合并疾病的评估		
1.6.1 已知存在心脑血管疾病或危险因素的患者[2,7]	I 类	A 级
1.6.2 呼吸系统疾病、吸烟、阻塞性睡眠呼吸暂停综合征[2-3]	I 类	A 级
1.6.3 肝脏疾病[3-4]	I 类	A 级
1.6.4 肾脏疾病[2-3]	I 类	A 级
1.6.5 糖尿病[2-3]	I 类	A 级

方法	证据等级	推荐强度
1.6.6 老年患者[2,8]	I 类	A 级
1.6.7 肥胖[2,8]	I 类	A 级
1.6.8 贫血[2-3]	I 类	A 级
1.6.9 凝血功能障碍[2-3]	I 类	A 级
1.6.10 血栓形成危险因素评估[2,9]	I 类	A 级
1.6.11 电解质紊乱[2-3]	I 类	A 级

2. 麻醉评估

方法	证据等级	推荐强度
2.1 术前用药评估[2]	I 类	A 级
2.2 术前气道评估[2,8]	I 类	A 级
2.3 麻醉安全综合评估[2-3]	I 类	A 级

3. 肿瘤相关评估

方法	证据等级	推荐强度
3.1　原发肿瘤评估		
3.1.1　乳腺超声[10]	Ⅰ类	A级
3.1.2　乳腺 X 射线摄影[11]	Ⅰ类	A级
3.1.3　乳腺 MRI		
a. 临床或 X 射线摄影 / 超声检查的不确定发现[11]	Ⅱ类	A级
b. 确定同侧乳腺肿瘤的范围、是否存在多灶或多中心性肿瘤[11]	Ⅱ类	A级
c. 腋淋巴结转移性病变的隐匿性原发性乳腺癌[11]	Ⅱ类	A级
3.1.4　明确肿瘤雌 / 孕激素受体及 HER2 状态[11]	Ⅰ类	A级
3.2　区域淋巴结评估		
可疑淋巴结行穿刺活检[12]	Ⅰ类	A级
3.3　远处病灶的评估		
3.3.1　伴局部骨痛或碱性磷酸酶升高的患者,行骨扫描[11]	Ⅱ类	A级

	方法	证据等级	推荐强度
3.3.2	出现肺部症状行胸部强化 CT[11]	Ⅱ类	A 级
3.3.3	肝功能异常、碱性磷酸酶升高、腹部不适症状 / 查体异常,行腹部 ± 盆腔强化 CT 或 MRI 检查[11]	Ⅱ类	A 级
3.3.4	常规影像学检查结果可疑或不确定、ⅢA 期及以上的局部晚期或转移性患者,行 PET/CT 检查[11]	Ⅱ类	B 级
3.4 cTNM 分期评估		Ⅰ类	A 级
3.5 乳腺癌患者的伴随评估			
3.5.1	对有罹患遗传性乳腺癌风险的患者,行遗传学咨询[10]	Ⅱ类	A 级
3.5.2	对所有具有生育潜能的女性进行妊娠检测[11]	Ⅱ类	A 级
3.5.3	评估心理状态[11]	Ⅱ类	A 级
3.6 新辅助治疗相关评估			
3.6.1	新辅助治疗前病灶标记[13]	Ⅱ类	A 级

方法	证据等级	推荐强度
3.6.2　每两个周期通过影像学评估[13]	Ⅱ类	A级
3.6.3　新辅助治疗后原发肿瘤评估		
a. 乳腺超声[13-14]	Ⅰ类	A级
b. 乳腺 MRI[14]	Ⅱ类	A级
c. 新辅助治疗前乳腺 X 射线摄影检查示病灶明确,新辅助治疗 　　　　后可再次行乳腺 X 射线摄影检查[14]	Ⅱ类	A级
3.6.4　新辅助治疗后区域淋巴结评估		
a. 乳腺超声[14]	Ⅰ类	A级
b. 乳腺 MRI[14]	Ⅱ类	A级

注:PET/CT.positron emission tomography and computed tomography,正电子发射计算机体层显像仪。

二、讨论

术前评估是乳腺癌外科治疗的重要环节，是手术顺利实施的基本保证，在很大程度上关系到手术的成败与疗效。外科医师应高度重视术前评估工作，对年老体弱或者合并其他严重疾病的患者尤为重要[2-4]。专家组认为，乳腺癌患者术前应详细询问病史，并进行全面体格检查[3]。除常规实验室检查外，还需要进行涉及心、肺、肝、肾等重要器官功能的检查和全身营养状况评价[2-3]。并排除患者有无骨骼和远隔脏器转移。术前应了解患者既往服药情况，评价患者服用药物和麻醉用药、手术风险之间可能出现的多种相互作用[2]。建议评估影响维持呼吸道通畅以及顺利完成气管内插管的因素，如病态肥胖、颌关节活动受限或颈椎病等[3,8]。同时，建议排除呼吸系统感染、心功能不全或其他可能没有被诊断的疾病[2,15]。推荐术前访视，对患者合并的高血压、糖尿病、冠心病或慢性阻塞性肺疾病的严重程度进行评估，通过多学科综合治疗协作组（multiple disciplinary treatment，MDT）会诊提出治疗意见并制订适宜的麻醉方案。

2023年3月27日，国家卫生健康委员会办公厅印发《肿瘤专业医疗质量控制指标（2023版）》，将乳腺癌患者首次治疗前临床TNM分期诊断以及首次治疗前临床TNM分期检查评估策略符合率纳入"国考"标准。专家组推荐对乳腺癌患者应进行肿瘤学评估，在治疗前参照AJCC乳腺癌TNM分期标准确定临床分期，并在此基础上制订治疗决策。

推荐合理选用乳腺超声、乳腺X射线摄影、乳腺MRI等检查手段对肿瘤数目、位置、大小、区域淋巴结状况及远处病灶进行描述[10,16-17]。并参考美国癌症联合委员会（American Joint Committee on Cancer, AJCC）编写的《常见肿瘤 AJCC 癌症分期手册（第 8 版）》[18]进行 TNM 分期。专家组认为，应充分认识乳腺 MRI 的应用价值，乳腺 MRI 检查敏感度高，能显示多病灶、多中心或隐匿性肿瘤，并能同时显示肿瘤与胸壁的关系、腋淋巴结转移情况等，为制订手术方案提供更可靠的依据；但其特异度中等，对微小钙化性病变显示不满意，且有一定的假阳性结果，不能仅凭 MRI 的发现决定手术[10-12,16-17]。

乳腺癌病理学评价至关重要，专家组推荐优先选择超声引导下空芯针穿刺活检（core needle biopsy, CNB）[10-12]。推荐选择超声引导下 CNB 或细针抽吸活检（fine needle aspiration biopsy, FNAB）对怀疑恶性的区域淋巴结进行穿刺检查[19]。推荐参照我国《乳腺癌雌、孕激素受体免疫组织化学检测指南（2015 版）》[20]及《乳腺癌 HER2 检测指南（2019 版）》[21]的检测标准，对乳腺癌病灶进行雌激素受体（estrogen receptor, ER）、孕激素受体（progesterone receptor, PR）、人表皮生长因子受体 2（human epidermal growth factor receptor 2, HER2）及 Ki-67 的检测。

专家组推荐确诊乳腺癌的患者在出现骨痛、病理性骨折、碱性磷酸酶升高或高钙血症等可疑骨转移时选择骨扫描检查[10-12,22]，推荐临床分期 IIIA 期以上患者进行筛查[11-12]。推荐确诊乳腺癌患者行胸部低剂量 CT 筛查[11-12]，在必要时行胸部强化 CT 检查[10-11,22]。推荐确诊乳腺癌患者行腹部超声筛查[11,22]，对于肝功能异常、碱性磷酸酶升高、腹部不适症状/查体异常的患者，推荐行腹部 ± 盆腔强化 CT 或 MRI 检查[10-12,22]。在常规影像学检查结果可疑或不确定，特别是临床分期 III A 期及以上的局部晚期或转移性患者中，推荐行 PET/CT 检查联合常规检查[10-12,22]。不推荐 PET/CT 常规用于临床 I、II

期乳腺癌的分期诊断[23]。

　　具有显著乳腺癌遗传倾向或家族史的女性，推荐接受专业遗传咨询[10,24]，并在必要时进行BRCA1/2胚系突变检测。推荐对所有具有生育潜能的女性进行妊娠检测[11]，妊娠与非妊娠患者的手术、化疗、内分泌治疗及放疗的选择和使用时机不同。推荐对确诊乳腺癌患者行心理状态评估[10-11,25]，了解患者的心理变化特点及心理状态，以提供必要的心理和社会支持。

　　新辅助治疗过程中的病灶评估对手术方式的选择至关重要。新辅助治疗前应对原发灶采用超声引导下金属标记物植入或表皮文身的方式进行标记[12,25]。建议新辅助治疗期间每2个周期采用相同的影像学方法对肿瘤径线进行评价[12-13]，并参考实体瘤疗效评价标准（RECIST 1.1）评价疗效。专家组推荐优先选择超声、MRI进行评价[12-14]，其中，MRI对判断新辅助治疗后肿瘤退缩模式具有优势，有助于客观评估残余肿瘤范围，合理选择新辅助治疗后的手术方式。

（执笔：郑　超　余之刚）

附件　投票情况

　　本指南投票委员会成员共84名，其中乳腺外科医师71人（84.52%），肿瘤内科医师4人（4.76%），医学影像科医师4人（4.76%），病理科医师2人（2.38%），放疗科医师2人（2.38%），流行病学专家1人（1.19%）。

参考文献

[1] ZURRIDA S, VERONESI U. Milestones in breast cancer treatment [J]. Breast J, 2015, 21 (1): 3-12.

[2] DE HERT S, STAENDER S, FRITSCH G, et al. Pre-operative evaluation of adults undergoing elective noncardiac surgery: Updated guideline from the European Society of Anaesthesiology [J]. Eur J Anaesthesiol, 2018, 35 (6): 407-465.

[3] APFELBAUM JL, CONNIS RT, NICKINOVICH DG, et al. Practice advisory for preanesthesia evaluation: an updated report by the American Society of Anesthesiologists Task Force on preanesthesia evaluation [J]. Anesthesiology, 2012, 116 (3): 522-538.

[4] Routine preoperative tests for elective surgery: © NICE (2016) Routine preoperative tests for elective surgery [J]. BJU Int, 2018, 121 (1): 12-16.

[5] 中国高血压防治指南修订委员会 . 中国高血压防治指南(2018 年修订版) [J]. 中国心血管杂志 , 2019, 24 (1): 24-56.

[6] 中华医学会糖尿病学分会 . 中国 2 型糖尿病防治指南(2017 年版) [J]. 中华糖尿病杂志 , 2018, 10 (1): 4-67.

[7] FLEISHER L A, FLEISCHMANN K E, AUERBACH A D, et al. 2014 ACC/AHA guideline on perioperative cardiovascular evaluation and management of patients undergoing noncardiac surgery: executive summary: a report of the American College of Cardiology/American Heart Association Task Force

on Practice Guidelines [J]. Circulation, 2014, 130(24): 2215-2245.

[8] QASEEM A, SNOW V, FITTERMAN N, et al. Risk assessment for and strategies to reduce periopera-tive pulmonary complications for patients undergoing noncardiothoracic surgery: a guideline from the American College of Physicians [J]. Ann Intern Med, 2006, 144(8): 575-580.

[9] 刘凤林, 张太平, 中华医学会外科学分会. 中国普通外科围手术期血栓预防与管理指南 [J]. 中华外科杂志, 2016, 54(5): 321-327.

[10] CARDOSO F, KYRIAKIDES S, OHNO S, et al. Early breast cancer: ESMO clinical practice guide-lines for diagnosis, treatment and follow-up† [J]. Ann Oncol, 2019, 30(8): 1194-1220.

[11] National Comprehensive Cancer Network. NCCN clinical practice guidelines in oncology: breast cancer. Version 1, 2021 [EB/OL]. (2021-01-15)[2021-02-01]. https: //www.nccn.org/professionals/physician_gls/default.aspx.

[12] 中国临床肿瘤学会指南工作委员会. 中国临床肿瘤学会(CSCO)乳腺癌诊疗指南(2020)[M]. 北京: 人民卫生出版社, 2020.

[13] 邵志敏, 江泽飞, 李俊杰, 等. 中国乳腺癌新辅助治疗专家共识(2019年版)[J]. 中国癌症杂志, 2019, 29(5): 390-400.

[14] SLANETZ P J, MOY L, BARON P, et al. ACR Appropriateness Criteria® monitoring response to neoadjuvant systemic therapy for breast cancer [J]. J Am Coll Radiol, 2017, 14(11S): S462-S475.

[15] GARCÍA-MIGUEL F J, SERRANO-AGUILAR P G, LÓPEZ-BASTIDA J. Preoperative assessment

[J]. Lancet, 2003, 362(9397): 1749-1757.

[16] DITSCH N, UNTCH M, THILL M, et al. AGO recommendations for the diagnosis and treatment of patients with early breast cancer: update 2019 [J]. Breast care(Basel), 2019, 14(4): 224-245.

[17] MOY L, HELLER SL, BAILEY L, et al. ACR Appropriateness Criteria® palpable breast masses [J]. J Am Coll Radiol, 2017, 14(5S): S203-S224.

[18] AMIN M B, EDGE S B, GREENE F L, et al. AJCC cancer staging manual [M]. 8th ed. New York: Springer, 2017.

[19] EVANS A, TRIMBOLI RM, ATHANASIOU A, et al. Breast ultrasound: recommendations for information to women and referring physicians by the European Society of Breast Imaging [J]. Insights Imaging, 2018, 9(4): 449-461.

[20] 《乳腺癌雌、孕激素受体免疫组织化学检测指南》编写组. 乳腺癌雌、孕激素受体免疫组织化学检测指南(2015 版)[J]. 中华病理学杂志, 2015, 44(4): 237-239.

[21] 《乳腺癌 HER2 检测指南》编写组. 乳腺癌 HER2 检测指南(2019 版) [J]. 中华病理学杂志, 2019, 48(3): 169-175.

[22] CARDOSO F, SENKUS E, COSTA A, et al. 4th ESO-ESMO international consensus guidelines for advanced breast cancer(ABC 4)[J]. Ann Oncol, 2018, 29(8): 1634-1657.

[23] BERNSDORF M, BERTHELSEN A K, WIELENGA V T, et al. Preoperative PET/CT in early-stage breast cancer [J]. Ann Oncol, 2012, 23(9): 2277-2282.

［24］ DALY M B, PAL T, BERRY M P, et al. Genetic/familial high-risk assessment: breast, ovarian, and pancreatic, Version 2. 2021, NCCN clinical practice guidelines in oncology [J].J Natl Compr Canc Netw, 2021, 19（1）: 77-102.

［25］ 中国抗癌协会乳腺癌专业委员会 . 中国抗癌协会乳腺癌诊治指南与规范（2019 年版）[J]. 中国癌症杂志 , 2019, 29（8）: 609-680.

第三章
乳腺增生诊治临床实践指南

乳腺增生是一种非炎症性、非肿瘤性病变[1]，是由于乳腺实质和间质不同程度地增生及复旧不全所致的乳腺正常结构紊乱。其命名存在诸多差异，国外文献通常将之称为乳腺腺病（mastopathy）、纤维囊性乳腺病（fibroadenosis）、乳腺纤维囊性病（fibrocystic breast disease）、乳痛症（mastalgia）、乳腺纤维囊性改变（fibrocystic change）、良性乳腺结构不良（benign mammary dysplasia）、硬化性腺病（sclerosing adenosis）等。

由于对乳腺增生认识的局限性，以及其临床表现与影像学、组织病理学表现不一致，乳腺增生的诊疗模式还是缺乏规范性和科学性。尤其我国受西方医学和传统医学的共同影响，如何做到乳腺增生诊治理念与流程的规范化越来越引起专业医师的关注。本指南在复习国内外文献基础上，参照GRADE 系统，对乳腺增生诊断与治疗相关临床问题进行证据质量评价，并结合中国乳腺外科临床实践的可及性，制定本指南，为国内乳腺专科医师临床工作提供参考。

一、推荐意见

1. 定义

定义	证据等级	推荐强度
乳腺腺体非炎症、非肿瘤性病变 [a][1]	Ⅱ类	A级

注：[a] 乳腺增生常见于育龄妇女，是由于女性体内激素代谢障碍使乳腺实质和间质增生过度和复旧不全或乳腺实质成分中女性激素受体的质和量异常使乳房各部分增生程度参差不齐，进而导致的乳腺正常结构紊乱，以乳房周期性/非周期性疼痛、结节状态或肿块为临床表现，少数患者可合并乳头溢液[1]。

2. 临床表现

症状与体征	证据等级	推荐强度
2.1 乳房周期/非周期性疼痛[1]	Ⅱ类	A级
2.2 乳房结节状态或腺体弥漫性增厚[1]	Ⅱ类	A级
2.3 少数患者可有乳头溢液[1]	Ⅱ类	A级

3. 诊断方法

诊断方法	证据等级	推荐强度
3.1 病史采集 [a][2]	I 类	A 级
3.2 系统查体 [b][2]	I 类	A 级
3.3 乳腺超声 [c][2]	I 类	A 级
3.4 乳腺 X 射线摄影 [d][2]	I 类	A 级
3.5 乳腺磁共振成像 [e][2]	I 类	A 级
3.6 组织病理学检查 [f][2]	I 类	A 级

注:[a] 病史采集包括症状类型、伴随症状、持续时间、加重和缓解因素、既往是否患有乳腺或卵巢相关疾病及评估乳腺癌风险需要的家族史等信息。如果伴随乳房疼痛者需要了解疼痛类型、与月经的关系、持续时间、位置、程度、目前是否服用激素类 / 避孕药物等。

[b] 乳腺查体可采用患者直立和仰卧两个体位对乳房进行视诊和触诊。

[c] 乳腺超声对乳腺致密腺体中的结节和囊、实性肿物的分辨率远优于乳腺 X 射线摄影。

[d] 乳腺 X 射线摄影是发现早期癌和微小癌的重要手段,对于发现微钙化灶具有优势。

[e] 乳腺磁共振成像具有更高的检查敏感性,可以作为高危人群者乳腺超声及乳腺 X 射线摄影的补充。

[f] 活检方式包括空芯针穿刺活检(CNB)、真空辅助乳腺活检(VABB)及切除活检。

4. 治疗原则

治疗原则	证据等级	推荐强度
4.1 定期随访[2-3]	Ⅰ类	A级
4.2 非药物治疗(包括心理疏导、调整饮食和生活习惯)[2-3]	Ⅰ类	A级
4.3 对症治疗[1,4-5]	Ⅱ类	A级

二、讨论

由于乳腺增生的病理学形态多样、复杂且缺乏特异性,因此其命名较为混乱,定义也存在着分歧。专家组经讨论和投票后推荐其命名为乳腺增生,是指乳腺腺体非炎症、非肿瘤性病变,其本质是乳腺实质和间质不同程度地增生及复旧不全所致的乳腺正常结构紊乱[6]。

乳腺增生主要症状是乳房周期性/非周期性疼痛、结节状态,少数患者可合并乳头溢液[1,6]。乳腺结节状态包括颗粒状结节、条索状结节、肿块状物,以及局限性或弥漫性腺体增厚等。查体一侧或双侧乳房内触及单发或多发质韧结节,可与周围组织分界不清,质地、大小可随月经发生周期性变化。乳腺增生的诊断是建立在排除相关疾病的基础上,详细的病史采集、系统的查体,同时结合患者的临床表现、辅助检查及病理诊断做出[6]。

影像学检查是诊断乳腺增生的重要步骤,目的是排除其他相关疾病尤其是乳腺癌。我国女性乳腺腺体较西方女性致密,乳房体积较小,考虑到超声检查的无创性和可及性,专家组优先推荐年轻女性或腺体丰富者选择超声检查。乳腺增生的超声表现多为回声增粗、增强,内可见低回声结节,结节边界不规则,界限欠清晰,后方回声无衰减或有轻度增强,彩色多普勒仅见少量点状或短棒状血流信号[7]。研究证实乳腺 X 射线摄影检查用于乳腺癌筛查能够有效降低乳腺癌患者死亡率[8],因此,在乳腺癌的筛查和诊断中具有重要的作用。可触及明确肿块的乳腺增生患者中超过半数 X 线检查表现为无明显边界的片状密度增高影或结节影,可伴有钙化灶[9]。但是致密乳腺组织降低了乳腺 X 射线摄影检测病变的敏感性,并可能掩盖潜在小病灶。对于不适合行乳腺超声或乳腺 X 射线摄影检查者,或两者检查为阴性且为乳腺癌高危风险的女性可将乳腺磁共振作为其补充性检查[10]。

乳腺增生的组织病理学形态复杂多样,其分类也因此存在分歧。文献报道将其分为两类[6]:①乳腺腺病,包括小叶增生型、纤维腺病型、硬化性腺病型;②乳腺囊性增生病(症),分为 4 个亚型,即囊肿、导管上皮增生、盲管型腺病、顶泌汗腺样化生。以上几种类型可单独存在,也可同时出现在同一患者的乳腺小叶内,各小叶的增生发展也不完全一致。

不同病理学表现的乳腺增生发生乳腺癌的危险性不同[11]。其中,乳腺囊性增生癌变率为 1%~5%,只有组织病理活检证实为伴有非典型增生时其发生乳腺癌的危险性才会明显增加[12-16]。因此,乳腺增生的治疗应针对不同的临床表现及病理学类型予以区分。

乳腺增生以定期随访和非药物治疗为主要治疗手段。对于伴随轻至中度疼痛的乳腺增生患者以心理疏导及生活习惯干预为主[4,17];严重疼痛持续性存在的患者,可考虑给予药物治疗[11]。文献提示溴隐亭[18-19]、达那唑[20]及他莫昔芬对于严重的乳房疼痛治疗效果良好[21-23]，但是，目前尚缺少证据支持药物治疗可以缓解乳腺增生的病理改变，因此，需要充分考虑药物的副作用，权衡利弊。有关中国传统医学治疗乳腺增生的临床作用缺少高级别证据，本指南未做推荐。

乳腺增生病变多弥漫，局部手术切除不能解决根本问题。该病本身并无手术治疗的指征，外科干预主要是为了避免漏诊、误诊乳腺癌，穿刺活检或切除可疑病变及避免临床低估。当乳腺增生患者伴有非典型增生或一级亲属中有乳腺癌家族史等高风险因素时，应将其视为乳腺癌高风险人群，医师应对其实施临床预防策略，常用的预防方法包括密切随访、药物干预和手术干预。

随着新的循证医学证据不断出现，乳腺增生的相关理念也在不断更新，并影响具体的临床实践，建立乳腺增生诊断、治疗规范化体系，能够避免乳腺良性疾病的恶变风险评估被扩大，避免部分患者受到过度治疗，造成医疗资源的浪费和受治者不必要的身心损害。

（执笔：马 薇 金紫凝 王 旭 傅芳萌 郭雯珲 徐莹莹 陈 波 金 锋 王 川 姚 凡）

附件 1　投票情况

本指南投票委员会成员共 85 名，其中乳腺外科医师 71 人 (83.53%)，肿瘤内科医师 4 人 (4.71%)，医学影像科医师 3 人 (3.53%)，超声诊断科医师 1 人 (1.18%)，病理科医师 2 人 (2.35%)，放疗科医师 2 人 (2.35%)，流行病学专家 2 人 (2.35%)。

附件 2 影像学及病理学诊断方法推荐意见

1. 乳腺超声

乳腺超声检查应参照《乳腺疾病超声检查质量控制专家共识(2019 版)》[24]进行乳腺超声标准化存图及结构化报告。该项检查适应于所有年龄段女性,是年轻、孕期及哺乳期、腺体致密患者的优选影像学检查方法,尤其是临床怀疑为囊性病变或良性病变者,超声检查是其首选[2,24-25]。

2. 乳腺 X 射线摄影

乳腺 X 射线摄影检查诊断准确度高、操作简便,可以显示乳腺内肿块和微小钙化,但对致密型乳腺、近胸壁肿块的显示不佳。因此,中国抗癌协会推荐乳腺 X 射线摄影作为年龄大于 40 岁、一般风险女性的主要乳腺癌筛查方法[26]。对于临床怀疑恶性病变或可疑钙化者,推荐乳腺 X 射线摄影检查。但乳腺炎急性期、乳腺术后或外伤后伤口未愈者、妊娠期或巨大肿瘤难以压迫乳房、恶性肿瘤皮肤破溃面积大的患者不适合该项检查[27]。

3. 乳腺 MRI

乳腺 MRI 组织分辨率高,可应用多序列、多参数、动态增强扫描方法等,显示病灶大小、形态、数量优于其他影像检查方法,但检查费时、费用较高、对钙化显示不佳、假阳性率高,因此不作为常规检查,可以作为高危人群超声及乳腺 X 射线摄影的补充。此外,乳腺 MRI 在良恶性病变鉴别、乳腺癌患者术前评估、隐匿性乳腺癌(伴腋下淋巴结转移)的诊断、乳腺癌新辅助化疗疗效监测等方面具有重要价值[28]。

4. 组织病理学检查

组织病理学检查的适应证和操作等详见《超声引导乳腺病灶和区域淋巴结穿刺活检临床实践指南(2022版)》中乳腺病灶穿刺活检的相关内容,对于可能出现病理学低估者可考虑进行切除活检。

参考文献

［1］赵玉沛,陈孝平. 外科学 [M]. 3 版. 北京:人民卫生出版社,2015.

［2］National Comprehensive Cancer Network. NCCN clinical practice guidelines in oncology: breast cancer screening and diagnosis, Version 1. 2020[EB/OL].(2020-09-17)[2021-02-01]. https://www. nccn. org/professionals/physician_gls/pdf/breast. pdf.

［3］ROSOLOWICH V, SAETTLER E, SZUCK B, et al. Mastalgia [J]. J Obstet Gynaecol Can, 2006, 28(1): 49-57.

［4］LOCHNER J, LARSON M, TORELL E, et al. How best to address breast pain in nonbreastfeeding women [J]. J Fam Pract, 2019, 68(7): 379, 382, 384, 388.

［5］Committee on Practice Bulletins-Gynecology. Practice Bulletin No. 164 Summary: diagnosis and management of benign breast disorders [J]. Obstet Gynecol, 2016, 127(6): 1181-1183.

［6］中华预防医学会妇女保健分会乳腺保健与乳腺疾病防治学. 乳腺增生症诊治专家共识 [J]. 中国实用外科杂志, 2016, 36(7): 759-762.

［7］张建兴. 乳腺超声诊断学 [M]. 北京:人民卫生出版社,2012.

[8] HOFVIND S, URSIN G, TRETLI S, et al. Breast cancer mortality in participants of the Norwegian Breast Cancer Screening Program [J]. Cancer, 2013, 119(17): 3106-3112.

[9] 张保宁. 乳腺肿瘤学 [M]. 北京：人民卫生出版社, 2013.

[10] SASLOW D, BOETES C, BURKE W, et al. American Cancer Society guidelines for breast screening with MRI as an adjunct to mammography [J]. CA Cancer J Clin, 2007, 57(2): 75-89.

[11] RUNGRUANG B, KELLEY J L 3RD. Benign breast diseases: epidemiology, evaluation, and management [J]. Clin Obstet Gynecol, 2011, 54(1): 110-124.

[12] COLLINS L C, ARONER S A, CONNOLLY J L, et al. Breast cancer risk by extent and type of atypical hyperplasia: an update from the Nurses'Health Studies [J]. Cancer, 2016, 122(4): 515-520.

[13] DEGNIM A C, VISSCHER D W, BERMAN H K, et al. Stratification of breast cancer risk in women with atypia: a Mayo cohort study [J]. J Clin Oncol, 2007, 25(19): 2671-2677.

[14] MORROW M, SCHNITT S J, NORTON L. Current management of lesions associated with an increased risk of breast cancer [J]. Nat Rev Clin Oncol, 2015, 12(4): 227-238.

[15] KABAT G C, JONES J G, OLSON N, et al. A multi-center prospective cohort study of benign breast disease and risk of subsequent breast cancer [J]. Cancer Causes Control, 2010, 21(6): 821-828.

[16] HARTMANN L C, SELLERS T A, FROST M H, et al. Benign breast disease and the risk of breast cancer [J]. N Engl J Med, 2005, 353(3): 229-237.

[17] IDDON J, DIXON J M. Mastalgia [J]. BMJ, 2013, 347: f3288.

[18] NAZLI K, SYED S, MAHMOOD M R, et al. Controlled trial of the prolactin inhibitor bromocriptine (Parlodel) in the treatment of severe cyclical mastalgia [J]. Br J Clin Pract, 1989, 43 (9): 322-327.

[19] MANSEL R E, DOGLIOTTI L. European multicentre trial of bromocriptine in cyclical mastalgia [J]. Lancet, 1990, 335 (8683): 190-193.

[20] O'BRIEN P M, ABUKHALIL I E. Randomized controlled trial of the management of premenstrual syndrome and premenstrual mastalgia using luteal phase-only danazol [J]. Am J Obstet Gynecol, 1999, 180 (1 Pt 1): 18-23.

[21] SRIVASTAVA A, MANSEL R E, ARVIND N, et al. Evidence-based management of mastalgia: a meta-analysis of randomised trials [J]. Breast, 2007, 16 (5): 503-512.

[22] GHASSAB-ABDOLLAHI N, MIRGHAFOURVAND M, OSOULI TABRIZI S. The effect of centchroman on mastalgia: a systematic review [J]. Eur J Contracept Reprod Health Care, 2019, 24 (1): 71-79.

[23] ORTÍZ-MENDOZA C M, LUCAS FLORES M A, DOMVILLE EDE G. Mastalgia treatment with tamoxifen [J]. Ginecol Obstet Mex, 2003, 71: 502-507.

[24] 姜玉新. 乳腺疾病超声检查质量控制专家共识(2019 版)[J]. 中华超声影像学杂志, 2020, 29 (1): 1-5.

[25] SHEN S, ZHOU Y, XU Y, et al. A multi-centre randomised trial comparing ultrasound vs mammography for screening breast cancer in high-risk Chinese women [J]. Br J Cancer, 2015, 112 (6):

998-1004.

［26］中国抗癌协会, 国家肿瘤临床医学研究中心 (天津医科大学肿瘤医院). 中国女性乳腺癌筛查指南 [J]. 中国肿瘤临床, 2019 (9): 429-431.

［27］中华医学会影像技术分会, 中华医学会放射学分会. 乳腺影像检查技术专家共识 [J]. 中华放射学杂志, 2016, 50 (8): 561-565.

［28］中华医学会放射学分会乳腺学组. 乳腺 MRI 检查共识 [J]. 中华放射学杂志, 2014, 48 (9): 723-725.

第四章
非哺乳期乳腺炎诊治临床实践指南

　　非哺乳期乳腺炎（non-puerperal mastitis，NPM）是一组发生在女性非哺乳期、病因不明的乳腺良性疾病。其病理类型主要包括导管周围乳腺炎（periductal mastitis，PDM），肉芽肿性小叶乳腺炎（granulomatous lobular mastitis，GLM）。临床以乳腺肿块及乳腺脓肿为主要表现，后期形成周围瘘管、窦道或溃疡而迁延不愈，自然病程为 9～12 个月且易复发。目前缺乏标准治疗方案。为帮助临床医师选择相对合理的诊治方案，中华医学会外科学分会乳腺外科学组通过文献查阅与专家讨论确定了非哺乳期乳腺炎临床实践指南的关键临床问题，并参照 GRADE 系统对相关证据进行评价，制定本指南，为乳腺专业临床医师提供参考。

一、推荐意见

1. 诊断方法

诊断方法	证据等级	推荐强度
1.1　诊断方法		
1.1.1　乳腺超声[1]	Ⅰ类	A级
1.1.2　病原微生物检查[2]	Ⅱ类	A级
1.1.3　组织病理诊断 *[1]	Ⅰ类	A级
1.2　活检方式		
1.2.1　空芯针穿刺活检（CNB）[3-4]	Ⅰ类	A级
1.2.2　真空辅助乳腺活检（VABB）[5]	Ⅱ类	B级

注：* 导管周围乳腺炎镜下可见病变导管高度扩张，管腔内充满粉红色颗粒状浓稠物质，并常见脂肪酸结晶，扩张导管周围可见淋巴细胞、浆细胞和中性粒细胞浸润；肉芽肿性小叶乳腺炎镜下表现为以乳腺小叶单位为中心的非干酪样肉芽肿，呈多灶性分布，主要由上皮样细胞、朗汉斯巨细胞、中性粒细胞和淋巴细胞构成，大小不等，伴或不伴微脓肿。

2. 药物治疗

药物选择	证据等级	推荐强度
2.1 肉芽肿性小叶乳腺炎		
类固醇激素 a[6]	Ⅲ类	B级
2.2 导管周围乳腺炎		
2.2.1 炎症急性期抗感染治疗 b[2]	Ⅱ类	A级
2.2.2 反复发作形成窦道或皮肤溃疡经病理确诊为 PDM 者采用抗分枝杆菌治疗 c[7-8]	Ⅲ类	B级

注：a 类固醇激素可选择泼尼松或甲泼尼龙，通常给药剂量按泼尼松 0.75mg/(kg·d) 计算，建议维持治疗 2 周，出现临床症状缓解后开始逐渐减量，达到完全缓解的时间因人而异(1.5～20 个月)。

b 广谱抗生素用于急性期控制炎症反应，单独使用抗生素治疗并不能完全缓解病情。

c 方案可选择异烟肼(300mg/d)、利福平(450mg/d)联合乙胺丁醇(750mg/d)或吡嗪酰胺(750mg/d)。文献建议平均疗程为9～12 个月。

3. 手术治疗

手术治疗	证据等级	推荐强度
3.1　脓肿型		
3.1.1　脓肿切开引流术[9]	Ⅰ类	A级
3.1.2　< 3cm、单房脓肿行超声引导下脓肿穿刺引流[10-11]	Ⅱ类	A级
3.2　窦道、瘘管型		
瘘管切除术[12]	Ⅲ类	B级

二、讨论

NPM 病因不清,循证医学证据匮乏。本指南主要基于回顾性研究,结合临床诊治经验对 NPM 诊断方法、活检方式、病理分类、药物治疗、手术治疗等方面提出临床建议。

NPM 需结合临床表现、辅助检查和组织病理学进行综合分析,在排除乳腺结核和特异性肉芽肿性病变的基础上作出诊断。专家组推荐乳腺超声是诊断 NPM 的首选影像学检查方法,可用于评价病灶的性质和脓肿的范围[13]。对于乳腺 X 射线摄影对 NPM 诊断的价值证据有限。乳腺磁共振成像具有较高的检查特异性,弥散加权成像(diffusion-weighted imaging,DWI)可以为 PDM 和 GLM 鉴别提供部分参考依据[14]，但证据有限，专家组并不推荐 MRI 作为常规的影像学检查手段。

导管周围乳腺炎和肉芽肿性小叶乳腺炎临床表现相似，但治疗方案及预后不同。专家组推荐对 NPM 患者应进行病理分类诊断。组织病理的获取方式优先选择空芯针穿刺活检，对于切开引流的患者也可以切取脓腔壁进行活检。细针抽吸活检（fine-needle aspiration biopsy，FNAB）取材量少，专家组不推荐其作为 NPM 病理活检的常规手段。

类固醇激素在 GLM 药物治疗中的地位受到关注，回顾性研究显示口服类固醇激素治疗 GLM 有效率为 72%～86%，同侧复发率为 4%，对侧复发率为 0.97%[15-16]。meta 分析显示药物治疗与手术治疗 GLM 复发率相似[17]，但药物治疗创伤小，专家组同意肿块型 GLM 可以考虑类固醇激素治疗。手术治疗能够提供准确的病理诊断，有效切除病变组织，研究显示有效率为 79%～91.7%，复发率为 1%～50%[18-19]。手术并发症包括切口愈合延迟、影响美观、乳腺瘘管、乳头内陷、皮瓣坏死、血肿、感染、疼痛等。有关免疫抑制剂相关治疗方案缺乏高级别证据，专家组未提出推荐意见。

对病理学确诊 PDM 且反复发作形成窦道者，可能存在非结核分枝杆菌（nontuberculous mycobacteria，NTM）感染，文献报道，9～12 个月抗分枝杆菌治疗可以获益[8]。由于缺少明确的病原学证据，专家组同意对怀疑 NPM 患者留取病原学标本，通过镜检、细菌培养寻找病原微生物证据，有条件者可行核酸测序鉴定病原菌。专家组认为 PDM 手术治疗应根据患者的临床分期和类型不同选择适宜的手术时机和手术方式，单纯乳房切除术应慎重选择。

以脓肿为主要临床表现的 NPM，引流脓液是基本的治疗原则。超声引导下脓肿穿刺引流和脓肿切开引流均能有效引流脓液。由于缺乏高级别证据，专家组经讨论认为 < 3cm、单房脓肿，可试行超

声引导下穿刺引流（ultrasound-guided aspiration）；＞3cm、多房脓肿或反复穿刺抽吸无效者仍需行脓肿切开引流术。

（执笔：周 飞　商星辰　田兴松　余之刚）

附件 1　投票情况

本指南投票委员会成员共 79 名，其中乳腺外科专业医师 66 人（83.5%），肿瘤内科专业医师 4 人（5.1%），医学影像科专业医师 4 人（5.1%），病理科专业医师 2 人（2.5%），放射治疗专业医师 1 人（1.3%），流行病学专业医师 2 人（2.5%）。

附件 2　导管周围乳腺炎和肉芽肿性小叶乳腺炎的病理特征[20-22]

一、导管周围乳腺炎

1. 大体检查

乳头及乳晕下肿块，质地硬韧，无包膜，肿块切面呈灰白或灰黄色，可见数量不等的扩张导管，管壁增厚，内含棕黄或淡黄色黏稠物。

2. 镜下改变

（1）隐匿期：乳头及乳晕下输乳管和终末集合管呈不同程度扩张，管腔增大，横径最高可达3～4cm，正常皱襞消失，内衬上皮呈扁平、立方状或消失，管腔内有脱落上皮、脂质性分泌物、胆固醇结晶、钙化物及泡沫状组织细胞，导管周围纤维化，部分玻璃样变，并可有轻度炎症反应，局部可发现少量淋巴细胞、浆细胞。

（2）肿块期：导管内积聚物较隐匿期明显增多，继而可出现导管壁的破坏。导管壁周围炎性细胞浸润，如淋巴细胞、浆细胞和巨噬细胞明显增多，偶尔可见中性粒细胞及嗜酸性粒细胞，此期有病例表现为以浆细胞聚集为主而被称为"浆细胞性乳腺炎"。

（3）脓肿期：导管结构消失，可见多个脓肿区，淋巴细胞数量与肿块期相当，破碎的中性粒细胞和泡沫细胞明显增多且数量相当，浆细胞仍然存在，但较肿块期略减少，间质纤维组织增生更加明显。

（4）窦道期：脓肿破溃后出现窦道口，镜下脓肿区消失，破碎的中性粒细胞和组织细胞数量与脓肿期相当，但不再聚集，浆细胞和嗜酸性粒细胞减少。

二、肉芽肿性小叶乳腺炎

1. 大体检查

肿块无包膜，质地韧，与周围组织分界不清，极少数病例边界清。切面呈灰白或灰黄，可见粟粒至黄豆大小不等的黄色结节，部分结节中心可见小囊腔。

2. 镜下改变

病变以乳腺小叶为中心,呈多灶性分布,一般局限在乳腺小叶内,少数亦可累及乳腺小叶外。主要特点是以小叶为中心的肉芽肿性炎症灶,肉芽肿性病灶的数量不等,部分病例可伴有微脓肿或中央坏死灶。肉芽肿由上皮样组织细胞、多核巨细胞(异物型和朗汉斯型)组成,周围伴有混合炎性细胞浸润,以淋巴细胞和中性粒细胞为主,偶见浆细胞、嗜酸性粒细胞。病变中的终末导管可扩张并出现导管周围炎,导管上皮破坏或增生,管腔内含分泌物、坏死及渗出物。病变广泛者肉芽肿相互融合,常导致原乳腺小叶内腺管减少或消失。肉芽肿无干酪样坏死。部分肉芽肿中央可见空的囊泡(常被认为脂质溶解空泡),囊泡外为窄或宽的中性粒细胞聚集带,其外周区可见多少不等的淋巴细胞、浆细胞、中性粒细胞、类上皮样组织细胞及多核巨细胞浸润。部分病例肉芽肿中央区无囊泡,或仅见中性粒细胞聚集形成的微脓肿而无肉芽肿形成。

参考文献

[1] Nonmalignant conditions of the breast. ACOG Technical Bulletin Number 156—June 1991 (Replaces No. 71, September 1983)[J]. Int J Gynaecol Obstet, 1992, 39(1): 53-58.

[2] RUSSELL S P, NEARY C, ABD E S, et al. Breast infections-microbiology and treatment in an era of antibiotic resistance [J]. Surgeon, 2020, 18(1): 1-7.

[3] VERKOOIJEN H M, PEETERS P H, BUSKENS E, et al. Diagnostic accuracy of large-core needle biopsy for nonpalpable breast disease: a meta-analysis [J]. Br J Cancer, 2000, 82(5): 1017-1021.

［4］COLLINS L C, CONNOLLY J L, PAGE D L, et al. Diagnostic agreement in the evaluation of image-guided breast core needle biopsies: results from a randomized clinical trial [J]. Am J Surg Pathol, 2004, 28(1): 126-131.

［5］HAHN M, KRAINICK-STROBEL U, TOELLNER T, et al. Interdisciplinary consensus recommendations for the use of vacuum-assisted breast biopsy under sonographic guidance: first update 2012 [J]. Ultraschall Med, 2012, 33(4): 366-371.

［6］ÇETIN K, SIKAR H E, GÖRET N E, et al. Comparison of topical, systemic, and combined therapy with steroids on idiopathic granulomatous mastitis: a prospective randomized study [J]. World J Surg, 2019, 43(11): 2865-2873.

［7］周飞, 刘璐, 余之刚. 非哺乳期乳腺炎诊治专家共识 [J]. 中国实用外科杂志, 2016(7): 755-758.

［8］于海静, 王颀, 杨剑敏, 等. 抗分枝杆菌药物治疗窦道型导管周围乳腺炎 [J]. 中华外科杂志, 2013, 50(11): 971-974.

［9］RIZZO M, GABRAM S, STALEY C, et al. Management of breast abscesses in nonlactating women [J]. Am Surg, 2010, 76(3): 292-295.

［10］CHANDIKA A B, GAKWAYA A M, KIGULI-MALWADDE E, et al. Ultrasound guided needle aspiration versus surgical drainage in the management of breast abscesses: a Ugandan experience [J]. BMC Res Notes, 2012, 5: 12.

［11］NAEEM M, RAHIMNAJJAD M K, RAHIMNAJJAD N A, et al. Comparison of incision and drainage against needle aspiration for the treatment of breast abscess [J]. Am Surg, 2012, 78 (11): 1224-1227.

[12] TAFFURELLI M, PELLEGRINI A, SANTINI D, et al. Recurrent periductal mastitis: surgical treatment [J]. Surgery, 2016, 160 (6): 1689-1692.

[13] CO M, VCC C, WEI J, et al. Idiopathic granulomatous mastitis: a 10-year study from a multicentre clinical database [J]. Pathology, 2018, 50 (7): 742-747.

[14] ZHANG L, HU J, GUYS N, et al. Diffusion-weighted imaging in relation to morphology on dynamic contrast enhancement MRI: the diagnostic value of characterizing non-puerperal mastitis [J]. European Radiology, 2018, 28 (3): 992-999.

[15] AGHAJANZADEH M, HASSANZADEH R, ALIZADEH S S, et al. Granulomatous mastitis: presen-tations, diagnosis, treatment and outcome in 206 patients from the north of Iran [J]. Breast, 2015, 24 (4): 456-460.

[16] UYSAL E, SORAN A, SEZGIN E, et al. Factors related to recurrence of idiopathic granulomatous mastitis: what do we learn from a multicentre study? [J]. ANZ J Surg, 2018, 88 (6): 635-639.

[17] ZHOU F, LIU L, LIU L, et al. Comparison of conservative versus surgical treatment protocols in treating idiopathic granulomatous mastitis: a meta-analysis [J]. Breast Care (Basel), 2020, 15 (4): 415-420.

[18] WILSON J P, MASSOLL N, MARSHALL J, et al. Idiopathic granulomatous mastitis: in search of a

第四章 非哺乳期乳腺炎诊治临床实践指南

therapeutic paradigm [J]. Am Surg, 2007, 73(8): 798-802.

[19] HUR S M, CHO D H, LEE S K, et al. Experience of treatment of patients with granulomatous lobular mastitis [J]. J Korean Surg Soc, 2013, 85(1): 1-6.

[20] JIANG L, LI X, SUN B, et al. Clinicopathological features of granulomatous lobular mastitis and mammary duct ectasia [J]. Oncol Lett, 2020, 19(1): 840-848.

[21] TSE GM, POON CS, RAMACHANDRAM K, et al. Granulomatous mastitis: a clinicopathological review of 26 cases [J]. Pathology, 2004, 36(3): 254-257.

[22] 陈玲, 张晓云, 王延文, 等. 肉芽肿性小叶性乳腺炎 300 例临床病理学分析 [J]. 中华病理学杂志, 2019, 48(3): 231-236.

第五章
乳腺纤维腺瘤诊治临床实践指南

乳腺纤维腺瘤是女性最常见的乳腺良性肿瘤,各年龄段女性均可发病,发病高峰年龄为15～35岁[1]。大多数纤维腺瘤自然病程较长,临床诊断主要依据临床触诊及乳腺超声,确诊依靠病理学检查。为规范乳腺纤维腺瘤临床诊治,中华医学会外科学分会乳腺外科学组通过查阅文献和意见征集,确定乳腺纤维腺瘤临床关键问题,参照 GRADE 系统,对相关证据进行评价,并结合中国国情的可及性,制定本指南,为中国乳腺外科专业医师提供参考。

一、推荐意见

1. 诊断方法

诊断方法	证据等级	推荐强度
1.1 临床触诊[2]	II类	A
1.2 乳腺超声[3-8]	I类	A
1.3 组织病理学[2,9-11]	I类	A

2. 手术治疗

手术治疗	证据等级	推荐强度
2.1 适应证		
2.1.1 肿瘤增长迅速[12]	II类	A级
2.1.2 肿瘤长径＞3cm[12]	II类	A级
2.1.3 BI-RADS分类升高[2,12]	I类	A级
2.1.4 穿刺病理提示合并非典型增生或不能除外叶状肿瘤[12]	I类	A级
2.2 手术方式		
2.2.1 开放切除[2]	I类	A级
2.2.2 真空辅助乳腺活检（VABB）*[2,13-15]	II类	A级

注:* 计划采取真空辅助乳腺活检的纤维腺瘤具体请参考本指南第十二章。

3. 非手术治疗

非手术治疗	证据等级	推荐强度
3.1　适应证		
3.1.1　影像学分类 BI-RADS 3 类[2,16]	Ⅰ类	A 级
3.1.2　超声影像典型的年轻患者[7-8,17]	Ⅱ类	A 级
3.2　随访时间		
6 个月[16]	Ⅰ类	A 级
3.3　随访方式		
3.3.1　触诊结合超声[2,16]	Ⅰ类	A 级
3.3.2　乳腺 X 射线摄影（≥ 40 岁，每年 1 次）[16]	Ⅰ类	A 级

二、讨论

　　纤维腺瘤是女性最常见的乳腺良性肿瘤，大多数纤维腺瘤为单发病灶，约 15% 为多发病灶[18]。临床触诊多为卵圆形、质韧、边界清楚、活动度良好的肿物。25%～35% 的纤维腺瘤临床上不可触及[19-21]。

纤维腺瘤临床诊断主要依据触诊及影像学检查。影像学检查包括乳腺超声、乳腺 X 射线摄影和乳腺 MRI。文献报道乳腺超声对纤维腺瘤诊断的准确率可达 78.8%～99.5%[3-8]；乳腺 X 线摄影对纤维腺瘤诊断的特异度为 83.9%，低于超声的特异度 88.2%[22]，但对钙化的良恶性鉴别具有突出优势；乳腺磁共振成像可以进一步提高纤维腺瘤诊断的准确性[23]。针对中国女性乳腺结构特点，专家组优先推荐乳腺超声检查；年龄 ≥ 40 岁、可疑钙化或不除外恶性时可选择乳腺 X 线摄影检查；考虑卫生经济学因素，专家组不推荐乳腺磁共振成像作为纤维腺瘤的常规影像学诊断方法，对于多发病灶、乳腺超声及 X 射线摄影检查后仍不能明确诊断的，可酌情选择磁共振成像检查。

病理学检查是纤维腺瘤的确诊方法。细针抽吸活检、空芯针穿刺活检、真空辅助乳腺活检及切除活检均可作为获得病理学诊断的方法。文献报道，细针抽吸细胞学诊断对于纤维腺瘤的诊断准确性在 36.3%～91.7%[24-27]。空芯针穿刺活检诊断准确性可高达 93.4%～98.28%[9-11]，且操作简便、组织损伤小。因此，专家组推荐空芯针穿刺活检作为纤维腺瘤的首选病理学诊断方法。

纤维腺瘤的癌变风险极低。因此对于绝大多数纤维腺瘤患者来说，空芯针穿刺确诊后规律随访是安全的。对于 BI-RADS 分类 3 类的纤维腺瘤，参照 BI-RADS 分类随访标准，专家组推荐的随访方式为每 6 个月进行触诊结合超声检查，规律随访 2 年且病灶稳定者，参照 BI-RADS 分类随访标准，可延长随访间隔至每 12 个月一次。其中对于 ≥ 40 岁的患者，参考乳腺癌筛查指南及美国放射学院标准，推荐加入乳腺 X 射线摄影检查作为随访影像检查手段[16]。对于超声影像典型的年轻纤维腺瘤患者，仅超声影像进行诊断即可与病理学诊断具有较好的吻合性，极少造成恶性疾病的漏诊。因此不进行穿刺活检,仅使用超声随访观察也是安全可行的[7-8,17]。

传统开放手术是纤维腺瘤最有效的外科干预手段,适用于各种纤维腺瘤,尤其适用于较大的肿瘤。超声引导下经皮真空辅助乳腺活检对于大小、位置适宜的纤维腺瘤也是安全有效的,尤其适用于有体表微创需求的患者[2,13-15]。但随着肿瘤的增大,病变残留的可能性越大,通常不建议用于大于3cm的纤维腺瘤切除。叶状肿瘤与纤维腺瘤在超声和乳腺 X 射线摄影上表现相似,难以区分。鉴于术前穿刺不足以区分纤维腺瘤与叶状肿瘤[28],存在病理低估的可能性[29-30],参照 NCCN 指南中相关章节,专家组推荐将肿瘤长径 > 3cm 作为纤维腺瘤外科干预的指征[12]。肿瘤增长迅速也是外科干预的指征。增长迅速的判断标准为:①< 50 岁的患者肿瘤体积每月增长 ≥ 16%;②≥ 50 岁患者肿瘤体积每月增长 ≥ 13%;③ 6 个月内肿瘤径线平均增长 > 20%[31]。此外,随访过程中 BI-RADS 分类升高、穿刺明确提示伴有非典型增生或怀疑叶状肿瘤也是外科干预的指征。

(执笔:彭 媛 谢 菲 赵 毅 王 殊)

附件 投票情况

本指南投票委员会成员共 79 名,其中乳腺外科医师 67 人(84.8%),肿瘤内科医师 3 人(3.8%),医学影像科医师 4 人(5.1%),病理科医师 2 人(2.5%),放疗科医师 1 人(1.3%),流行病学专家 2 人(2.5%)。

［1］ EI-WAKEEL H, UMPLEBY H C. Systematic review of fibroadenoma as a risk factor for breast cancer [J]. Breast, 2003, 12(5): 302-307.

［2］ 中华预防医学会妇女保健分会乳腺保健与乳腺疾病防治学组. 乳腺纤维腺瘤诊治专家共识 [J]. 中国实用外科杂志, 2016, 36(7): 752-754.

［3］ STAVROS A T, THICKMAN D, RAPP C L, et al. Solid breast nodules: use of sonography to distinguish between benign and malignant lesions [J]. Radiology, 1995, 196(1): 123-134.

［4］ SKAANE P, ENGEDAL K. Analysis of sonographic features in the differentiation of fibroadenoma and invasive ductal carcinoma [J]. AJR Am J Roentgenol, 1998, 170(1): 109-114.

［5］ COLE-BEUGLET C, SORIANO R Z, KURTZ A B, et al. Fibroadenoma of the breast sonomammography correlated with pathology in 122 patients [J]. AJR Am J Roentgenol, 1983, 140(2): 369-375.

［6］ BAN K, TSUNODA H, SUZUKI S, et al. Verification of recall criteria for masses detected on ultrasound breast cancer screening [J]. J Med Ultrason(2001), 2018, 45(1): 65-73.

［7］ TAYLOR K, LOWES L, STANLEY E, et al. Evidence for avoiding the biopsy of typical fibroadenomas in women aged 25-29 years [J]. Clin Radiol, 2019, 74(9): 676-681.

［8］ CANT P J, MADDEN M V, CLOSE P M, et al. Case for conservative management of selected fibroadenomas of the breast [J]. Br J Surg, 1987, 74(9): 857-859.

［9］ LEE S, MERCADO C L, CANGIARELLA J F, et al. Frequency and outcomes of biopsy-proven fibro-adenomas recommended for surgical excision [J]. Clin Imaging, 2018, 50: 31-36.

［10］ HUBBARD J L, CAGLE K, DAVIS J W, et al. Criteria for excision of suspected fibroadenomas of the breast [J]. Am J Surg, 2015, 209 (2): 297-301.

［11］ NEVILLE G, O'NEILL C, MURPHY R, et al. Is excision biopsy of fibroadenomas based solely on size criteria warranted？ [J]. Breast J, 2018, 24 (6): 981-985.

［12］ National Comprehensive Cancer Network. NCCN clinical practice guidelines in oncology: breast cancer, Version 6. 2020 [EB/OL]. (2020-09-08) [2021-01-30]. https://www. nccn. org/professionals/physician_gls/pdf/breast.pdf.

［13］ FINE R E, WHITWORTH P W, KIM J A, et al. Low-risk palpable breast masses removed using a vacuum-assisted hand-held device [J]. Am J Surg, 2003, 186 (4): 362-367.

［14］ GRADY I, GORSUCH H, WILBURN-BAILEY S. Long-term outcome of benign fibroadenomas treated by ultrasound-guided percutaneous excision [J]. Breast J, 2008, 14 (3): 275-278.

［15］ PARK H L, KIM K Y, PARK J S, et al. Clinicopathological analysis of ultrasound-guided vacuum-assisted breast biopsy for the diagnosis and treatment of breast disease [J]. Anticancer Res, 2018, 38 (4): 2455-2462.

［16］ HARVEY J A, MAHONEY M C, NEWELL M S, et al. ACR appropriateness criteria palpable breast masses [J]. J Am Coll Radiol, 2016, 13 (11S): e31-e42.

［17］ HAMILTON L, EVANS A, CORNFORD E. Ultrasound diagnosis of fibroadenoma--is biopsy always necessary？[J]. Clin Radiol, 2008, 63（9）: 1070-1071.

［18］ FERRARA A. Benign breast disease [J]. Radiol Technol, 2011, 82（5）: 447M-462M.

［19］ WILKINSON S, ANDERSON T J, RIFKIND E, et al. Fibroadenoma of the breast: a follow-up of conservative management [J]. Br J Surg, 1989, 76（4）: 390-391.

［20］ PRUTHI S. Detection and evaluation of a palpable breast mass [J]. Mayo Clin Proc, 2001, 76（6）: 641-647.

［21］ MÜHLBERGER G, LAUTH G. Value of palpation findings in breast examination [J]. Geburtshife Frauenheilkd, 1993, 53（11）: 772-775.

［22］ ZIMMERMANN N, OHLINGER R. Diagnostic value of palpation, mammography, and ultrasonography in the diagnosis of fibroadenoma: impact of breast density, patient age, ultrasonographic size, and palpability [J]. Ultraschall Med, 2012, 33（7）: e151-e157.

［23］ XIANG W, HUANG Z H, TANG C H, et al. Use of ultrasound combined with magnetic resonance imaging for diagnosis of breast masses and fibroids [J]. J Int Med Res, 2019, 47（7）: 3070-3078.

［24］ PILLAY S, CHEDDIE S, MOODLEY Y. Fibroadenoma of the breast in a South African population--a pilot study of the diagnostic accuracy of fine needle aspirate cytology and breast ultrasonography [J]. Afr Health Sci, 2018, 18（2）: 273-280.

［25］ WALTERS T K, ZUCKERMAN J, NISBET-SMITH A, et al. Fine needle aspiration biopsy in the diagnosis and management of fibroadenoma of the breast [J]. Br J Surg, 1990, 77(11): 1215-1217.

[26] MALBERGER E, YERUSHALMI R, TAMIR A, et al. Diagnosis of fibroadenoma in breast fine needle aspirates devoid of typical stroma [J]. Acta Cytol, 1997, 41(5): 1483-1488.

[27] KOLLUR SM, HAG IAEI. FNA of breast fibroadenoma: observer variability and review of cytomorphology with cytohistological correlation [J]. Cytopathology, 2006, 17(5): 239-244.

[28] SALVADORI B, CUSUMANO F, BO R D, et al. Surgical treatment of phyllodes tumors of the breast [J]. Cancer, 1989, 63(12): 2532-2536.

[29] TAN P H, THIKE A A, TAN W J, et al. Predicting clinical behaviour of breast phyllodes tumours: a nomogram based on histological criteria and surgical margins [J]. J Clin Pathol, 2012, 65(1): 69-76.

[30] SLODKOWSKA S, NOFECH-MOZES S, XU B, et al. Fibroepithelial lesions of the breast: a comprehensive morphological and outcome analysis of a large series [J]. Mod Pathol, 2018, 31(7): 1073-1084.

[31] GORDON P B, GAGNON F A, LANZKOWSKY L. Solid breast masses diagnosed as fibroadenoma at fine-needle aspiration biopsy: acceptable rates of growth at long-term follow-up [J]. Radiology, 2003, 229(1): 233-238.

第六章
乳腺导管内乳头状瘤诊治临床实践指南

乳腺导管内乳头状瘤是一种常见的乳腺良性病变,占乳腺全部良性病变的 5.3%[1]。因其易复发并可能伴随导管上皮不典型增生和 / 或癌变等病理改变,且穿刺活检诊断的低估率高[2-3],所以在诊断和治疗方法上具有一定特殊性,尚有一些临床问题存在争议。为规范乳腺导管内乳头状瘤的诊断和治疗,为乳腺专科医师的临床工作提供指导,中华医学会外科学分会乳腺外科学组通过收集文献和专家讨论确定了乳腺导管内乳头状瘤临床实践指南的关键临床问题,参照 GRADE 系统对相关证据进行评价,制定本指南。

一、推荐意见

1. 诊断方法

诊断方法	证据等级	推荐强度
1.1　临床表现：血性或浆液性乳头溢液和 / 或乳房肿物[4]	Ⅰ类	A级
1.2　乳腺超声检查 a [5-6]	Ⅱ类	A级
1.3　乳腺 X 射线摄影 b [5-6]	Ⅱ类	A级
1.4　乳管镜[7-8]	Ⅰ类	A级
1.5　乳头溢液脱落细胞学检查[5]	Ⅱ类	A级
1.6　空芯针穿刺活检（CNB）c [2]	Ⅰ类	A级

注：a 对于中央型乳腺导管内乳头状瘤，超声检查以排除乳腺其他肿瘤为目的，对于外周型可以发现肿瘤部位。
b 乳腺 X 射线摄影检查可以作为辅助检查，除外乳腺其他肿瘤。
c CNB 对于外周型具有诊断价值。

2. 手术适应证

手术适应证	证据等级	推荐强度
临床和/或病理诊断导管内乳头状瘤,且无手术禁忌证[4]	I 类	A 级

3. 手术方式

手术方式	证据等级	推荐强度
3.1　开放手术 a[4,9]	I 类	A 级
3.2　真空辅助乳腺活检(VABB)b[4,9-11]	I 类	A 级

注: a 单纯肿物切除术或以乳头溢液为主要表现的包括病变导管在内的小叶或象限切除术。
b 适用于影像学上可见的导管内乳头状瘤。

二、讨论

专家组复习文献,重申 2003 年 WHO 乳腺肿瘤组织学分类定义标准。根据解剖学部位和组织学特征,导管内乳头状瘤可以分为中央型(单发)和外周型(多发)[12]。中央型起源于大导管,通常位于乳晕下,不累及终末导管小叶单位;外周型则起源于终末导管小叶单位[12]。本病多为中央型,常见于

30～50岁的女性;外周型乳头状瘤仅占10%左右[13]。中央型导管内乳头状瘤多以单侧乳头溢液为主要表现,常为血性或浆液性。部分患者查体时可触及乳腺肿物,多位于乳晕周边,挤压肿瘤所在区域,乳头相应乳管开口处可有血性或浆液性液体溢出[4]。外周型导管内乳头状瘤临床表现多隐匿,可有乳头溢液或乳腺肿块,影像学检查可发现肿物存在。无论是中央型或外周型导管内乳头状瘤,其典型临床表现为血性或浆液性乳头溢液伴或不伴有乳腺肿物。

除临床表现以外,常用乳腺影像学检查方法对导管内乳头状瘤缺乏特异性征象,不同影像学检查方法对导管内乳头状瘤诊断的敏感度和特异度差异较大[5-7, 14-16]。文献报道,超声检查的敏感度为67.3%～82.9%,特异度为17.9%～61.5%;乳腺 X 射线摄影检查的敏感度为57.1%～62.9%[5-6]。但是,导管内乳头状瘤恶变可见钙化,乳腺 X 射线摄影检查对于良恶性病变鉴别有一定意义[5-6]。一项包括10项研究921例病例的 meta 分析显示,针对乳腺超声和 X 射线摄影检查结果阴性患者,MRI 诊断价值优于乳管造影[16]。对于乳腺超声和 X 射线摄影无特异发现的乳头溢液患者,乳管镜是一种敏感度较高的诊断手段,尤其是中央型导管内病变,meta 分析提示,乳管镜的敏感度为94%,特异度为47%,检出肿瘤的效果优于乳管造影[7-8]。乳头溢液脱落细胞学检查也是一项可采用的诊断方法,但其敏感度仅为22.8%,而特异度高达85.5%[5]。根据中国国情和中国女性乳腺解剖学特点,专家组推荐超声检查为首选影像学检查,必要时结合乳腺 X 射线摄影和 MRI 检查,以鉴别恶变的导管内乳头状瘤和其他类型的恶性肿瘤。中央型导管内乳头状瘤多存在乳头溢液的临床表现,推荐进行乳管镜或乳头溢液脱落细胞学检查明确诊断;外周型导管内乳头状瘤多以乳腺肿物为主要临床表现,推荐影像学检查结合 CNB/VABB 以获得组织病理学诊断。文献报道,乳腺导管造影检查缺少高级别研究证据[17],

专家组未做诊断方法推荐。

CNB 和 VABB 对导管内乳头状瘤低估率分别为 15.7%～19.1% 和 5%[2-3, 18]，且无论中央型还是外周型导管内乳头状瘤均有恶变的风险[1]。一项包含 915 例患者的研究结果显示，对于病理性乳头溢液患者施行病变导管在内的小叶切除或象限切除术是最准确的诊断方法（敏感度 100%，特异度 100%）[9]。专家组推荐临床诊断导管内乳头状瘤均应接受外科治疗，并要求达到肿瘤完全切除。2016 年第一届针对乳腺不确定的潜在恶性病变的国际共识会议推荐[10]：影像学上可见的乳头状瘤应该接受 VABB 切除，之后接受随诊监测。伴有导管不典型增生（atypical ductal hyperplasia, ADH）病变者首选进行开放性手术切除。如果 VABB 发现的单病灶 ADH 病变已被完全切除，可以进行随访监测，否则仍推荐进行开放性手术切除。2018 年第二届类针对乳腺不确定的潜在恶性病变国际共识会议推荐[11]：影像学可见的乳头状瘤应该接受 VABB 切除。不能被 VABB 完全切除的、较大的病变需要接受开放性外科手术。根据单发导管内乳头状瘤的部位，以及 CNB 和 VABB 在国内基层医院的可及性和费用情况，对于单发、不伴有乳头溢液的导管内乳头状瘤，专家组将开放性手术切除和超声引导下使用 VABB 进行完全切除做出同等推荐。

以乳头溢液为主要表现的中央型导管内乳头状瘤，建议施行开放性手术，包括病变导管在内的小叶切除或象限切除术[4,9]；以肿物为主要表现的外周型导管内乳头状瘤，可施行开放性手术或 VABB[4,9-11]。当病变多发且涉及全乳腺时，可以考虑施行乳房预防性切除或乳房皮下切除 ± 假体重建[4]。专家组认为，CNB/VABB 诊断为中央型或外周型乳腺导管内乳头状瘤同时伴发 ADH 患者，应根据具体情况分别对待，如为单发病灶且影像学确认已完全切除者，可以进行随访监测；对于不能确定完全切除者,建议进行开放性扩大切除手术[10-11]。

有文献报道,通过 VABB 切除的导管内乳头状瘤,即使从影像学上确认病灶已完全切除,也需要至少 5 年的定期随访监测[3],但缺乏高级别的循证医学证据明确各种术后需要随访的频率和时长,因此未给予相关内容的推荐。

(执笔:吴 迪　石爱平　宋爱琳　范志民)

附件　投票情况

本指南投票委员会成员共 76 名,其中乳腺外科专业医师 63 人(82.9%),肿瘤内科专业医师 3 人(3.9%),医学影像科专业医师 4 人(5.3%),病理科专业医师 2 人(2.6%),放射治疗专业医师 2 人(2.6%),流行病学专业医师 2 人(2.6%)。

参考文献

[1] LEWIS J T, HARTMANN L C, VIERKANT R A, et al. An analysis of breast cancer risk in women with single, multiple, and atypical papilloma [J]. Am J Surg Pathol, 2006, 30(6): 665-672.

[2] WEN X, CHENG W. Nonmalignant breast papillary lesions at core-needle biopsy: a meta-analysis of underestimation and influencing factors [J]. Ann SurgOncol, 2013, 20(1): 94-101.

[3] YAMAGUCHI R, TANAKA M, TSE G M, et al. Management of breast papillary lesions

diagnosed in ultrasound-guided vacuum-assisted and core needle biopsies [J]. Histopathology, 2015, 66(4): 565-576.

[4] 吴迪, 石爱平, 范志民. 乳腺导管内乳头状瘤诊治共识[J]. 中华外科杂志, 2015, 53(12): 910-913.

[5] OHLINGER R, STOMPS A, PAEPKE S, et al. Ductoscopic detection of intraductal lesions in cases of pathologic nipple discharge in comparison with standard diagnostics: the German multicenter study [J]. Oncol res treat, 2014, 37(11): 628-632.

[6] KAMALI S, BENDER O, KAMALI G H, et al. Diagnostic and therapeutic value of ductoscopy in nipple discharge and intraductal proliferations compared with standard methods [J]. Breast Cancer, 2012, 21(2), 154-161.

[7] WAAIJER L, SIMONS J M, BOREL RINKES I H, et al. Systematic review and meta-analysis of the diagnostic accuracy of ductoscopy in patients with pathological nipple discharge [J]. Br J Surg, 2016, 103(6): 632-643.

[8] YANG X, LI H, GOU J, et al. The role of breast ductoscopy in evaluation of nipple discharge: a Chinese experience of 419 patients [J]. Breast J, 2014, 20(4): 388-393.

[9] MONTRONI I, SANTINI D, ZUCCHINI G, et al. Nipple discharge: is its significance as a risk factor for breast cancer fully understood? Observational study including 915 consecutive patients who underwent selective duct excision [J]. Breast Cancer Res Treat, 2010, 123(3): 895-900.

［10］ RAGETH C J, O'FLYNN E A, COMSTOCK C, et al. First International Consensus Conference on lesions of uncertain malignant potential in the breast（B3 lesions）[J]. Breast Cancer Res Treat, 2016, 159（2）: 203-213.

［11］ RAGETH C J, O'FLYNN E A M, PINKER K, et al. Second International Consensus Conference on lesions of uncertain malignant potential in the breast（B3 lesions）[J]. Breast Cancer Res Treat, 2019, 174（2）: 279-296.

［12］ TAVASSOLI F A, DEVILEE P. WHO classification of tumors. Pathology and genetics, tumors of the breast and female genital organs [M]. Lyon: IARC Press, 2003.

［13］ AL SARAKBI W, WORKU D, ESCOBAR P F, et al. Breast papillomas: current management with a focus on a new diagnostic and therapeutic modality [J]. Int Semin Surg Oncol, 2006, 3（1）: 1.

［14］ GRUNWALD S, HEYER H, PAEPKE S, et al. Diagnostic value of ductoscopy in the diagnosis of nipple discharge and intraductal proliferations in comparison to standard methods [J]. Onkologie, 2007, 30（5）: 243-248.

［15］ BERGER N, LUPARIA A, LEO G D, et al. Diagnostic performance of MRI versus galactography in women with pathologic nipple discharge: a systematic review and meta-analysis [J]. AJR Am J Roentgenol, 2017, 209（2）: 465-471.

［16］ LAM W W, CHU W C W, TANG A P Y, et al. Role of radiologicl features in management of papillary lesions of the breast [J]. AJR Am J Roentgenol, 2006, 186（5）: 1322-1327.

[17] ISTOMIN A, MASARWAH A, PITKÄNEN M, et al. Galactography is not an obsolete investigation in the evaluation of pathological nipple discharge [J]. PLOS ONE, 2018, 13 (10): e0204326.

[18] SEELY J M, VERMA R, KIELAR A, et al. Benign papillomas of the breast diagnosed on large-Gauge vacuum biopsy compared with 14 Gauge core needle biopsy-Do they require surgical excision? [J]. Breast J, 2017, 23 (2): 146-153.

第七章
早期乳腺癌多基因检测临床实践指南

多基因检测（multigene profiling assays）在早期浸润性乳腺癌患者制订辅助化疗决策中的地位已经获得广泛共识。2017 年 7 月美国临床肿瘤学会（American Society of Clinical Oncology，ASCO）多基因检测临床指南重点提高了 MammaPrint® 临床应用的推荐强度[1]。2018 年 1 月正式使用的美国癌症联合委员会（American Joint Committee on Cancer，AJCC）第 8 版癌症分期系统首次建立了预后分期的理念，增加非解剖学信息对预后进行评价，首次以 I 类证据推荐适应证人群选择 Oncotype Dx® 多基因检测，并正式纳入 Oncotype Dx®、MammaPrint®、EndoPredict®、PAM 50® 及 Breast Cancer Index（BCI）5 种检测技术[2]。为帮助乳腺肿瘤专业医师合理选择多基因检测适应证人群及检测方法，参考多基因检测结果制订辅助治疗决策，中华医学会外科学分会乳腺外科学组通过文献调研与专家讨论，提出多基因检测临床实践指南的关键临床问题，参照 GRADE 系统对相关证据进行评价，并结合中国临床可及性，制定本指南，旨在为中国乳腺疾病专业临床医师提供借鉴参考。

一、推荐意见

1. 检测方法

检测方法	证据等级	推荐强度
1.1　70 基因（MammaPrint®）NGS 二代测序[3]	I 类	A 级
1.2　21 基因（Oncotype Dx®）RT-PCR[4-5]	I 类	B 级

2. 适宜人群

适宜人群	证据等级	推荐强度
2.1　70 基因（MammaPrint®） $T_1 \sim T_2$、0~3 枚淋巴结阳性、激素受体阳性、HER2 阴性[3]	I 类	A 级
2.2　21 基因（Oncotype Dx®） $T_1 \sim T_2$、pN_0、激素受体阳性、HER2 阴性[5]	I 类	B 级

3. 临床推荐

推荐意见		证据等级	推荐强度
3.1 70 基因(Mammaprint®)检测推荐意见			
3.1.1 临床低风险、基因高风险	患者化疗获益较小。但不能作为是否化疗的参考[3]	I 类	A 级
3.1.2 临床高风险、基因低风险	考虑免除化疗[3,6]	I 类	A 级
3.2 21 基因(Oncotype Dx®)检测推荐意见			
3.2.1 RS ≤ 25 分	$T_{1b/c}$~T_2,评分介于 0~25 分者,考虑免除化疗。年龄 ≤ 50 岁,评分介于 16~25 分者,推荐内分泌联合化疗[5,7]	I 类	B 级
3.2.2 RS 26~30 分	T_1~T_2 患者,免除化疗的方案尚未经过前瞻性研究验证,决定是否联合化疗时应考虑其他的临床和病理因素[5]	I 类	B 级
3.2.3 RS ≥ 31 分	T_{1b}~T_2 患者,推荐内分泌治疗基础上联合化疗[8]	I 类	B 级

注:RS.Oncotype Dx® 复发风险评分(Recurrence Score)。

二、讨论

近年来,美国食品药品管理局(Food and Drug Administration,FDA)和众多国际指南分别批准并以高级别证据推荐 70 基因(MammaPrint®)及 21 基因(Oncotype Dx®)进入临床实践[1,9-12]。专家组一致同意多基因检测对制订临床辅助治疗决策具有重要价值,97% 的专家投票对 70 基因(MammaPrint®)检测进行强推荐,73% 的专家投票对 21 基因(Oncotype Dx®)检测进行弱推荐。

MINDACT 临床试验(microarray in node-negative and one to three positive lymph node disease may avoid chemotherapy, MINDACT)的结果为 70 基因(MammaPrint®)检测有助于制订辅助化疗决策提供了高级别的证据[3]。该研究是由欧洲癌症治疗研究组织(European Organization for Research on Treatment of Cancer, EORTC)批准的一项随机前瞻性Ⅲ期临床试验,自 2007 年至 2011 年纳入 9 个国家、112 个医疗机构的 6 693 例患者。所有患者均确诊早期浸润性乳腺癌,伴 0~3 枚淋巴结转移,根据 Adjuvant!Online 系统评价临床风险及 MammaPrint® 多基因检测系统评价基因风险。患者分为临床低风险 + 基因低风险组 2 745 例(41.0%),临床低风险 + 基因高风险组 592 例(8.8%),临床高风险 + 基因低风险组 1 550 例(23.2%)和临床高风险 + 基因高风险组 1 806 例(27.0%)。其中临床低风险 + 基因低风险组不接受辅助化疗,根据激素受体状态决定是否接受辅助内分泌治疗,临床高风险 + 基因高风险组患者均接受辅助化疗。而临床风险与基因风险评价不一致的(临床高风险 + 基因低风险和临床低风险 + 基因高风险)患者随机分组决定是否选用辅助化疗。预设的主要终点是在临床高风险＋基因低风险组不接受化疗患者的 5 年无转移生存率（survival without distant metastasis，DMFS）的 95% CI 下限是否达到 92% 及以上，次要终点是两组风险不一致患者 DMFS、无病生存（disease free survival，DFS）及总生存时间（overall survival，OS）的差异。

2016 年的中位初次分析中，有 60% 患者随访时间超过 5 年。结果显示临床高风险＋基因低风险组患者的 5 年 DMFS 率为 94.7%（95% CI，92.5%～96.2%），达到了主要终点。对意向性治疗（intent to treat，ITT）人群患者的分析显示，接受化疗组 5 年 DMFS 为 95.9%（95% CI，94.0%～97.2%），未接受化疗组为 94.4%（95% CI，92.3%～95.9%）。说明临床高风险患者，基因检测判定低复发风险而不接受化疗仅降低 1.5% 的 5 年疾病控制获益，提示基因低风险患者可以免除辅助化疗。2020 年 ASCO 大会报告了中位随访 8.7 的二次分析结果，90% 的患者至少随访 5 年，70% 的患者至少随访 8 年，显示该组未化疗患者 5 年 DMFS 率高达 95.1%（95% CI，93.1%～96.6%），已远超预设的阈值。探索性分析提示该组年龄＞50 岁患者豁免化疗是安全的（8 年 DMFS 相差 0.2%±2.1%），对于年龄≤50 岁的患者，接受化疗相较未接受化疗其 8 年 DMFS 提高了 5%±2.8%[6]。虽然此结果仅是探索性分析，不是该研究的主要对象，也不能排除次效应是否与化疗引起的卵巢功能抑制所带来的获益有关，但我们还是应慎重对待年龄≤50 岁的临床高风险＋基因低风险患者免于化疗的决策。临床低风险＋基因高风险患者意向性治疗分析提示接受化疗组 5 年 DMFS 为 95.8%（95% CI，92.9%～97.6%），未接受化疗组为 95%（95% CI，91.8%～97%），提示临床低风险乳腺癌患者依据基因检测结果判定高风险患者选择辅助化疗不能得到临床获益，但不能作为是否化疗的参考。

对于该研究，还有以下三点需要注意：①该试验中 T_3 及以上患者仅占入组患者的 1.2%，专家组

建议适应证患者以 T_1~T_2 为宜。②入组患者多数为淋巴结阴性(79%),1~3 枚淋巴结阳性患者分别占 14.1%、4.5% 及 2.3%,提示本研究结论主要适用于 0~3 枚淋巴结阳性患者。激素受体阳性患者高达 88.4%,HER2 阴性高达 90.3%,提示本研究结论主要适用于激素受体阳性、HER2 阴性患者。③本研究的临床"危险"分层,是基于改良的 Adjuvant!Online 工具,里面包含肿瘤大小、淋巴结状态、组织学分级、激素受体状态及 HER2 状态,但并没有纳入年龄、癌栓等因素,因此所谓临床"低危"或"高危"有别于 St.Gallen 专家共识乳腺癌术后复发风险的分组[13],临床应用中要个体化分析。

21 基因检测(Oncotype Dx®)是目前在美国应用最广泛的激素受体阳性乳腺癌患者多基因检测预后分析方法。2004 年,Paik 等首先提出乳腺癌 21 基因检测的概念,利用 RT-PCR 技术,采用了 16 个肿瘤相关的基因和 5 个管家基因来计算 RS 评分,分值为 1~100。将乳腺癌分为低复发风险(RS < 18)、中复发风险(RS 为 18~31)和高复发风险(RS ≥ 31)3 个阈值范围。随后,以 NSABP B14 试验入组患者为对象加以验证,获得 3 组 10 年远处转移风险分别是 6.8%、14.3% 及 30.5%[4]。以 NSABP B20 试验入组患者分析显示高复发风险组(RS ≥ 31)化疗获益明显[8],NCCN 指南也推荐此类患者应接受化疗[9]。

TAILORx 研究对三个风险组采用了比传统 RS 临界值更低的临界值:RS < 11 为低危组,RS 11~25 为中危组,RS ≥ 26 为高危组。从 2006 年 4 月 7 日至 2010 年 10 月 6 日,研究最终纳入 10 253 例年龄在 18~75 岁的肿瘤大小为 1.1~5cm 或 0.6~1cm 的中高级别、激素受体阳性、HER2 阴性、腋淋巴结阴性的早期乳腺癌患者。低危组仅行内分泌治疗,中危组随机分为仅接受内分泌治疗组与化疗联合内分泌治疗组,高危组均行化疗联合内分泌治疗,主要研究终点为无侵袭性疾病进展生存期(invasivedisease free survival, iDFS)。低危患者,5 年的 iDFS 低于 1%,任何复发风险低于 2%,提示 RS < 11 的低危组患者仅行内分泌治疗已经足够[7]。经过 7.5 年的随访,研究达到了预设主要终点,发现在 RS 评分 11~25 分的人群中,单纯内分泌治疗非劣效于内分泌联合化疗(9 年 iDFS 83.3% vs. 84.3%)。两组的 9 年 DFS 率、远处复发率和总生存率均相似。从总体人群看,中风险患者化疗获益不明显,可考虑免除化疗。进一步亚组分析显示,≤ 50 岁 RS ≤ 15 患者,仅行内分泌治疗复发风险较低,化疗获益不明显,而 RS 16~25 的患者能从化疗中部分获益。大于 50 岁患者辅助化疗获益不明显。RS ≥ 26 的患者即使接受了内分泌治疗联合化疗,复发率仍高达 13%,这提示,这部分患者仍需探索更加有效的治疗方法[5]。该研究结论为临床应用 21 基因(OncotypeDx®)指导临床实践提供了高级别证据。

近年来,EndoPredict[14]、PAM50®[15-16]及 Breast Cancer Index[17]三项乳腺癌检测系统也受到广泛推荐,由于这些检测方法尚不能预测能否在辅助化疗中获益,且在中国不可及,专家组未作讨论。

专家组明确推荐乳腺癌多基因检测适应证包括 T_1~T_2 且 ER/PR 阳性、HER2 阴性、淋巴结阴性或有限转移(1~3 枚),同时具有临床高风险的乳腺癌患者。专家组强调在进行多基因检测前应该确定 ER、PR、HER2 状态。不推荐用于三阴性(triple negative breast cancer, TNBC)及 HER2 阳性患者,不推荐用于淋巴结转移 > 3 枚的患者,也不推荐用于雌激素受体(estrogen receptor, ER)/孕激素受体(progesterone receptor, PR)阳性、HER2 阴性、淋巴结阴性、临床低风险患者制订辅助化疗决策。也不建议根据基因表达检测结果来确定是否延长辅助内分泌治疗。因并发症或肿瘤分期、危险程度等不适于辅助化疗及明确需要辅助化疗的患者,也无须常规进行基因检测。

包括 70 基因（Mammaprint®）和 21 基因（OncotypeDx®）在内的多基因检测具有统一严格的检测技术标准。生物学数据分析解读保持独家专享，为检测结果严谨、可信提供重要保证，奠定了在临床合理应用的基础。专家组强调，任何未标注 Mammaprint® 和 OncotypeDx® 的 70 基因检测和 21 基因检测均有别于 Mammaprint® 和 OncotypeDx® 检测，临床医师应谨慎评价其临床价值。

专家组讨论认为乳腺癌多基因检测应注意以下事项：

第一，准确的多基因检测信息有助于在临床和病理资料基础上帮助临床医师制订治疗决策；多基因检测信息可能与临床病理存在分歧，临床医师应结合基因检测及临床病理结果，合理制订治疗方案，必要时进行 MDT。

第二，多基因检测样本是具有适应证的乳腺癌患者的原发灶侵袭性癌组织。检测的准确性与组织量、组织代表性和病理固定等情况密切相关。具体切片要求可能根据不同的检测技术有所不同，建议医师在进行检测前应对癌组织的取材方法、组织切片要求有详细的了解。

第三，不同多基因检测工具结果的一致性问题存在争议[18-19]。OPTIMA 研究对相同的肿瘤进行了 6 项技术检测分析：OncotypeDx®、PAM50® 和 MammaPrint®、MammaTyper 及 NexCourseBreast（IHC4-AQUA）和传统的 IHC4。在这项比较研究中，39.4% 的肿瘤样本被统一分类为低 / 中风险或高风险，而 60.6% 的肿瘤样本划分为不同的风险类别[20]。ATAC 转化研究分析报告了 OncotypeDx®、Endopredict®、PAM50® 及 BCI 等 4 种检测技术评分之间的相关性，显示 OncotypeDx® 评分与 PAM50® 及 BCI 评分的相关性较弱[18]。即同一患者，利用不同的多基因检测方法，具体结果可能不尽相同。医师应慎重选择合适的多基因检测项目。

第四，必须客观地认识到，目前的多基因检测研究主要基于西方人群的研究结果，有关华裔人群的多基因分析研究仍然较少。专家组建议在国家政策支持下，通过开展多中心研究制定适宜中国国情的多基因检测技术国家标准。

第五，由于多基因检测费用较为昂贵，且各种检测方法具有可能结果不一致等特点，医师需结合临床具体情况进行个体化选择。

（执笔：朱久俊　焦得闯　闫　敏　郭旭辉　赵亚杰　陈秀春

王承正　卢振铎　李连方　崔树德　刘真真）

附件　投票情况

本指南投票委员会成员共 81 名，其中乳腺外科专业医师 70 人（86.4%），肿瘤内科专业医师 2 人（2.5%），医学影像科专业医师 4 人（4.9%），病理科专业医师 2 人（2.5%），放射治疗专业医师 2 人（2.5%），流行病学专业医师 1 人（1.2%）。

参考文献

[1] KROP I, ISMAILA N, STEARNS V. Use of biomarkers to guide decisions on Adjuvant Systemic Therapy for women with early-stage invasive breast cancer: American Society of Clinical Oncology clinical practice focused update guideline summary [J]. J Oncol Pract, 2017, 13 (11): 763-766.

[2] FREDERICK L, DAVID L, IRVIN D. AJCC cancer staging manual [M]. 8th ed. New York: Springer, 2016.

[3] CARDOSO F, VAN'T VEER L J, BOGAERTS J, et al. 70-gene signature as an aid to treatment decisions in early-stage breast cancer [J]. N Engl J Med, 2016, 375 (8): 717-729.

[4] PAIK S, SHAK S, TANG G, et al. A multigene assay to predict recurrence of tamoxifen-treated, node-negative breast cancer [J]. N Engl J Med, 2004, 351 (27): 2817-2826.

[5] SPARANO J A, GRAY R J, MAKOWER D F, et al. Adjuvant chemotherapy guided by a 21-gene expression assay in breast cancer [J]. N Engl J Med, 2018, 379 (2): 111-121.

[6] FATIMA C, LAURA VAN'T L, CORALIE P, et al. MINDACT: long-term results of the large prospective trial testing the 70-gene signature MammaPrint as guidance for adjuvant chemotherapy in breast cancer patients [J]. J Clin Oncol, 2020, 38 (suppl 15): 506.

[7] SPARANO J A, GRAY R J, MAKOWER D F, et al. Prospective validation of a 21-gene expression assay in breast cancer [J]. N Engl J Med, 2015, 373 (21): 2005-2014.

[8] PAIK S, TANG G, SHAK S, et al. Gene expression and benefit of chemotherapy in women with node-negative, estrogen receptor-positive breast cancer [J]. J Clin Oncol, 2006, 24 (23): 3726-3734.

[9] GRADISHAR W J, ANDERSON B O, ABRAHAM J, et al. Breast Cancer, Version 3. 2020, NCCN Clinical Practice Guidelines in Oncology [J]. J Natl Compr Canc Netw, 2020, 18 (4): 452-478.

[10] DUFFY M J, HARBECK N, NAP M, et al. Clinical use of biomarkers in breast cancer: updated

guidelines from the European Group on Tumor Markers (EGTM) [J]. Eur J Cancer, 2017, 75 (2): 84-98.

[11] CARDOSO F, KYRIAKIDES S, OHNO S, et al. Early breast cancer: ESMO Clinical Practice Guidelines for diagnosis, treatment and follow-up [J]. Ann Oncol, 2019, 30 (8): 1194-1220.

[12] BURSTEIN H J, CURIGLIANO G, LOIBL S, et al. Estimating the benefits of therapy for early-stage breast cancer: the St. Gallen International Consensus Guidelines for the primary therapy of early breast cancer 2019 [J]. Ann Oncol, 2019, 30 (10): 1541-1557.

[13] GOLDHIRSCH A, WOOD W C, GELBER R D, et al. Progress and promise: highlights of the international expert consensus on the primary therapy of early breast cancer 2007 [J]. Ann Oncol, 2007, 18 (7): 1133-1144.

[14] SESTAK I, MARTIN M, DUBSKY P, et al. Prediction of chemotherapy benefit by EndoPredict in patients with breast cancer who received adjuvant endocrine therapy plus chemotherapy or endocrine therapy alone [J]. Breast Cancer Res Treat, 2019, 176 (2): 377-386.

[15] LAENKHOLM A V, JENSEN M B, ERIKSEN J O, et al. PAM50 risk of recurrence score predicts 10-year distant recurrence in a comprehensive danish cohort of postmenopausal women allocated to 5 years of endocrine therapy for hormone receptor-positive early breast cancer [J]. J Clin Oncol, 2018, 36 (8): 735-740.

[16] SESTAK I, BUUS R, CUZICK J, et al. Comparison of the performance of 6 prognostic signatures

for estrogen receptor-positive breast cancer: a secondary analysis of a randomized clinical trial [J]. JAMA oncology, 2018, 4(4): 545-553.

[17] BARTLETT J M S, SGROI D C, TREUNER K, et al. Breast Cancer Index and prediction of benefit from extended endocrine therapy in breast cancer patients treated in the Adjuvant Tamoxifen-To Offer More? (aTTom) trial [J]. Ann Oncol, 2019, 30(11): 1776-1783.

[18] BUUS R, SESTAK I, KRONENWETT R, et al. Molecular drivers of Onco type DX, Prosigna, Endo-Predict, and the Breast Cancer Index: a TransATAC study [J]. J Clin Oncol, 2020, 39(2): 126-135.

[19] VARGA Z, SINN P, SEIDMAN A D. Summary of head-to-head comparisons of patient risk classifications by the 21-gene Recurrence Score®(RS) assay and other genomic assays for early breast cancer [J]. Int J Cancer, 2019, 145(4): 882-893.

[20] BARTLETT J M, BAYANI J, MARSHALL A, et al. Comparing breast cancer multiparameter tests in the OPTIMA prelim trial: no test is more equal than the others [J]. J Natl Cancer Inst, 2016, 108(9): djw050.

第八章
乳腺癌 *BRCA1/2* 检测临床实践指南

  乳腺癌是女性最常见的恶性肿瘤,5%～10% 的乳腺癌为遗传性乳腺癌[1],其中 15% 由乳腺癌易感基因(breast cancer susceptibility gene)*BRCA* 突变造成[2-4]。*BRCA* 是重要的抑癌基因,包括 *BRCA1* 和 *BRCA2*,在 DNA 同源重组修复中起到重要作用。携带 *BRCA1/2* 胚系突变的女性乳腺癌、卵巢癌等发病风险显著提高[5]。*BRCA1/2* 突变携带者可通过一系列干预措施降低乳腺癌患病风险[6-7],同时 *BRCA1/2* 也可作为抗肿瘤药物治疗靶点[8]和铂类药物敏感性的预测指标[9]。为提高乳腺肿瘤专业医师鉴别 *BRCA1/2* 突变高风险人群、提供合理的遗传风险评估建议、给予高风险人群遗传咨询导向的能力,中华医学会外科学分会乳腺外科学组通过意见征集与专家讨论确定了 *BRCA1/2* 检测临床实践指南的关键临床问题,参照 GRADE 系统对相关证据进行评价,并结合中国乳腺外科临床实践的可及性,制定本指南。

一、推荐意见

1. *BRCA1/2* 检测适应证

BRCA1/2 检测适应证 [a]	证据等级	推荐强度
1.1　年轻乳腺癌患者(≤ 45 岁) [10-14]	Ⅰ类	A级
1.2　年龄46~50 岁乳腺癌患者且满足以下 ≥ 1 项:		
1.2.1　既往有乳腺癌病史 [10,14-15]	Ⅰ类	A级
1.2.2　≥ 1 位近亲 [b] 有乳腺癌病史 [10,14-15]	Ⅰ类	A级
1.2.3　未知或有限的家族史 [10]	Ⅱ类	A级
1.3　年龄 ≤ 60 岁的三阴性乳腺癌 [10,15]	Ⅰ类	A级
1.4　任何年龄乳腺癌患者且满足以下 ≥ 1 项:		
1.4.1　≥ 1 位近亲 ≤ 50 岁时患乳腺癌 [10,15]	Ⅰ类	A级
1.4.2　≥ 1 位近亲患有卵巢癌 [c]/ 转移性前列腺癌 / 胰腺癌 / 男性乳腺癌 [10,14-15]	Ⅰ类	A级
1.4.3　≥ 2 位近亲患有乳腺癌 [10,14-15]	Ⅰ类	A级
1.4.4　卵巢癌 [c]/ 胰腺癌病史 [10,14]	Ⅰ类	A级

BRCA1/2 检测适应证 [a]	证据等级	推荐强度
1.5　男性乳腺癌 [10,14-15]	I 类	A 级
1.6　HER2 阴性复发转移性乳腺癌患者 [10]	II 类	A 级
1.7　肿瘤组织中检测到 *BRCA1/2* 有害突变 [10]	I 类	A 级
1.8　已知近亲中有人携带 *BRCA1/2* 有害突变 [10,14-15]	I 类	A 级
1.9　卵巢癌 c [10,14]	I 类	A 级
1.10　前列腺癌(Gleason 分值 ≥ 7 分)且满足以下 ≥ 1 项:		
1.10.1　≥ 1 位近亲确诊卵巢癌 c/ 胰腺癌 / 转移性前列腺 / ≤ 50 岁的乳腺癌 [10]	I 类	A 级
1.10.2　≥ 2 位近亲确诊乳腺癌 / 前列腺癌(任何级别) [10]	I 类	A 级

注:[a] 高危健康人群检测适应证参见《乳腺癌风险评估与高危人群筛选临床实践指南》。

[b] 近亲指三级及以内有血缘关系的亲属。

[c] 包括卵巢上皮癌、输卵管癌、原发性腹膜癌。

2. *BRCA1/2* 突变携带者风险控制

BRCA1/2 突变携带者风险控制 [a]	证据等级	推荐强度
2.1　18 岁开始进行乳房自检, 25 岁开始每 6～12 个月乳腺检查[10-11, 16-18]	Ⅰ 类	A 级
2.2　30 岁以后每年增强磁共振检查 [b][10-11, 19-21]	Ⅰ 类	A 级
2.3　如近亲中有人在 30 岁前确诊乳腺癌, 25 岁以后每年乳腺增强磁共振(优先)或乳房 X 射线摄影检查[10, 16-18]	Ⅱ 类	B 级
2.4　男性携带者 35 岁以后每年乳腺体检[10-11]	Ⅱ 类	A 级
2.5　男性 *BRCA2* 携带者 40 岁以后前列腺癌筛查[10]	Ⅰ 类	A 级
2.6　预防性乳房切除 [c] 联合重建 [d][10-11, 22-37]	Ⅱ 类	B 级
2.7　妇科遗传咨询 [e][10-11]	Ⅰ 类	A 级
2.8　胰腺肿瘤、皮肤科肿瘤遗传咨询[10]	Ⅱ 类	A 级

注: [a] 75 岁以上 *BRCA1/2* 突变携带者个体化制订随访策略。

[b] 对于没有条件进行增强磁共振检查的地区或人群, 可考虑超声联合乳腺 X 射线摄影检查。

[c] 包括保留乳头、乳晕 / 皮肤的皮下腺体切除术。

[d] 手术时机选择可参考家族中最年轻乳腺癌的发病年龄。手术应在充分告知手术的意义、重建方式的选择、手术风险、术后并发症以及残留腺体患病风险的前提下实施。

[e] 限女性。

3. *BRCA1/2* 突变乳腺癌患者手术方式选择

BRCA1/2 突变乳腺癌患者的手术方式选择	证据等级	推荐强度
3.1　保乳手术联合全乳放疗 [10,12-15]	Ⅰ 类	A 级
3.2　乳房切除术 [10-11,14-15]	Ⅰ 类	A 级
3.3　乳房切除 ᵃ 联合重建 [10-11,14-15]	Ⅰ 类	A 级
3.4　对侧乳房预防性切除 ᵃ 联合 / 不联合重建 ᵇ [10,28-30]	Ⅱ 类	B 级

注:ᵃ 包括保留乳头、乳晕 / 皮肤的皮下腺体切除术。

ᵇ 手术应在充分告知手术的意义、重建方式的选择、手术风险、术后并发症及残留腺体患病风险的前提下实施。

二、讨论

本指南参考国内外相关指南与专家共识中推荐的 *BRCA1/2* 检测适应证 [10-15],结合中国国情,制订 *BRCA1/2* 检测适宜人群推荐。近亲指三级及以内有血缘关系的亲属 [10](附件 2)。*BRCA1/2* 基因突变分为胚系突变和体系突变,前者是指生殖细胞突变,导致机体所有细胞都携带突变,可以遗传给后代;后者为体细胞突变,指突变发生于肿瘤细胞中,为非遗传性突变。本指南中所述 *BRCA1/2* 突变如无特殊说明,均指胚系突变。*BRCA1/2* 基因突变按照发病风险由高至低分为以下 5 类:致病性突变

（5类，致病可能性＞99%）、可能致病性突变（4类，致病可能性为95%～99%）、意义未明突变（3类，致病可能性为5%～94.9%）、可能良性突变（2类，致病可能性为0.1%～0.49%）和良性突变（1类，致病可能性＜0.1%）[31-32]。本指南中所述 BRCA1/2 有害突变指5类及4类突变。

　　具有 BRCA1/2 检测适应证的乳腺癌患者和高危人群应接受专业的肿瘤遗传咨询。致病突变携带者可考虑降低风险措施。包括生活方式改变、加强乳腺癌筛查、预防性切除联合重建等方法。推荐采用临床体检结合影像学检查方式进行乳腺癌筛查。BRCA1/2 突变携带者筛查相关研究所纳入受试者的起始年龄多为25岁[16-18]。因此，多数指南推荐携带者25岁开始进行影像学筛查，或在较家族中患者最早发病年龄提前5年开始进行影像学检查[10]。超声、乳腺 X 射线摄影及乳腺增强磁共振均可作为影像筛查手段。前瞻性研究结果显示，临床体检的敏感性为18%，超声和乳腺 X 射线摄影的敏感性分别为33%～52% 和40%～65%，二者结合的敏感性为49%～63%，而增强磁共振的敏感性为91%～94%，磁共振和 X 射线摄影的特异性分别为97.2% 和96.8%[19-21]。另外，X 射线辐射暴露是否增加年轻女性乳腺癌风险尚无定论[33]。专家组认为，中国女性腺体较为致密，年轻患者比例较欧美女性更高，超声是更加适宜的影像学初检手段。专家组同意推荐乳腺增强磁共振作为25～29岁年龄段 BRCA1/2 突变携带者的优选筛查手段。对于没有条件进行增强磁共振检查的地区或人群，可以考虑超声联合乳腺 X 射线摄影检查。

　　化学预防对于降低 BRCA1/2 突变携带者乳腺癌罹患风险的循证医学证据非常有限，仅 NSABP-P1 研究19例 BRCA1/2 突变携带者中，他莫昔芬使11例 BRCA2 基因突变携带者乳腺癌发生风险降低了50%（8例口服安慰剂，3例口服他莫昔芬），而在8例 BRCA1 突变携带者中并未观察到他莫昔芬的预防效果[34]。目前尚无芳香化酶抑制剂在 *BRCA1/2* 突变携带者中降低乳腺癌发病风险的循证医学证据。因此专家组不推荐 *BRCA1/2* 致病性突变携带者接受化学预防。

　　双侧乳腺切除是 *BRCA1/2* 致病性突变携带者降低乳腺癌发病风险最有效的措施,最高可降低90% 的乳腺癌发病风险[22-25],可考虑保留皮肤的腺体切除术(skin-sparing mastectomy,SSM)及保留乳头的腺体切除术(nipple-sparing mastectomy,NSM)作为传统乳房切除术的替代手术方式[26-27]。如进行预防性切除,推荐联合即刻乳房重建术。但是,预防性乳房切除并不降低携带者的全因死亡率[22-25],并且手术并发症也不容忽视[35]。专家组推荐预防性切除联合重建手术应在充分告知手术的意义、重建方式的选择、手术风险、术后并发症、残留腺体患病风险及对全因死亡率无改善的前提下实施。*BRCA1/2* 基因突变与乳腺癌淋巴结转移之间并无显著相关性[36],因此不推荐预防性乳房切除同时行前哨淋巴结活检术。

　　BRCA1/2 突变的乳腺癌患者保乳手术后同侧乳腺癌复发风险是否增高尚无定论。一项随访12 年的研究结果提示 *BRCA1/2* 突变乳腺癌患者保乳手术后同侧乳房复发风险为49%,显著高于*BRCA1/2* 野生型患者(21%,P=0.007)[37]。另一项纳入 160 例 *BRCA1/2* 突变乳腺癌患者和 445 例野生型对照患者的结果则提示,10 年和 15 年同侧乳房复发率两组分别为 12% 和 24%、9% 和 17%[38]。2019 年,一项前瞻性研究结果也提示,尽管 *BRCA1/2* 突变乳腺癌患者相比于 *BRCA1/2* 野生型患者对侧乳腺癌发病率显著提高,但是 10 年同侧乳房复发率在 *BRCA1* 突变乳腺癌患者、*BRCA2* 突变患者和 *BRCA1/2* 野生型患者中分别为 8.7%、14.1% 和 20%[39]。因此,指南推荐具有保乳适应证的首诊*BRCA1/2* 突变乳腺癌患者在保证辅助治疗的前提下接受保乳手术[10,12-15]。

BRCA1/2 突变的乳腺癌患者对侧乳腺癌发病风险显著高于野生型患者[39]，有证据支持对侧乳房预防性切除可能降低 BRCA1/2 突变乳腺癌患者的对侧乳腺癌发生率及相关死亡风险[28-30]。专家组同意针对 BRCA1/2 突变乳腺癌患者进行对侧乳房预防性切除手术。SSM 或 NSM 是可选术式，并考虑联合即刻乳房重建术。

男性 BRCA1/2 突变携带者建议 35 岁以后每年进行乳腺临床体检。NCCN 指南提出伴男性乳房发育的 BRCA1/2 突变携带者考虑在 50 岁以后，或较家族中男性乳腺癌最早发病年龄提前 10 岁开始每年进行乳腺 X 射线摄影检查。由于乳腺 X 射线摄影用于男性乳腺癌筛查证据有限[40]，专家组建议男性 BRCA1/2 突变携带者慎重选择乳腺 X 射线摄影进行筛查。由于 BRCA1/2 突变携带者除乳腺癌、卵巢癌／输卵管癌／腹膜癌风险增加以外，胰腺癌、前列腺癌及黑色素瘤等发病风险也有所增加，专家组推荐进行妇科（限女性）、泌尿外科（限男性）、普通外科及皮肤科等相关肿瘤遗传咨询和必要的筛查。

（执笔：谢 菲 王 殊）

附件 1 投票情况

本指南投票委员会成员共 87 名，其中乳腺外科专业医师 72 人(82.8%)，肿瘤内科专业医师 6 人(6.9%)，医学影像科专业医师 5 人(5.7%)，病理科专业医师 1 人(1.1%)，妇产科专业医师 1 人(1.1%)，流行病学专业医师 2 人(2.3%)。

附件2 亲缘关系级别图

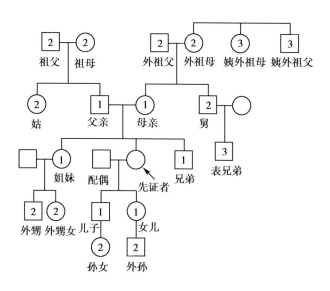

参考文献

［1］ ELLISEN L W, HABER D A. Hereditary breast cancer [J]. Annu Rev Med, 1998, 49: 425-436.

［2］ CASTÉRA L, KRIEGER S, ROUSSELIN A, et al. NEXT-generation sequencing for the diagnosis of hereditary breast and ovarian cancer using genomic capture targeting multiple candidate genes [J]. Eur J Hum Genet, 2014, 22(11): 1305-1313.

［3］ NIELSEN F C, VAN OVEREEM HANSEN T, SØRENSEN C S. Hereditary breast and ovarian cancer: new genes in confined pathways [J]. Nat Rev Cancer, 2016, 16(9): 599-612.

［4］ WOOSTER R, WEBER B L. Breast and ovarian cancer [J]. N Engl J Med, 2003, 348(23): 2339-2347.

［5］ KUCHENBAECKER K B, HOPPER J L, BARNES D R et al. Risks of breast, ovarian, and contralateral breast cancer for BRCA1 and BRCA2 mutation carriers [J]. JAMA, 2017, 317(23): 2402-2416.

［6］ ELSAYEGH N, KUERER H M, LIN H, et al. Predictors that influence contralateral prophylactic mastectomy election among women with ductal carcinoma in situ who were evaluated for BRCA genetic testing [J]. Ann Surg Oncol, 2014, 21(11): 3466-3672.

［7］ REBBECK T R, LYNCH H T, NEUHAUSEN S L, et al. Prophylactic oophorectomy in carriers of BRCA1 or BRCA2 mutations [J]. N Engl J Med, 2002, 346(21): 1616-1622.

［8］ ROBSON M E, TUNG N, CONTE P, et al. OlympiAD final overall survival and tolerability results: Olaparib versus chemotherapy treatment of physician's choice in patients with a germline

BRCA mutation and HER2-negative metastatic breast cancer [J]. Ann Oncol, 2019, 30(4): 558-566.

[9] CARAMELO O, SILVA C, CARAMELO F et al. The effect of neoadjuvant platinum-based chemo-therapy in BRCA mutated triple negative breast cancers-systematic review and meta-analysis [J]. Hered Cancer Clin Pract, 2019, 17: 11.

[10] Genetic/familial high-risk assessment: breast, ovarian, and pancreatic, Version 1.2020 [EB/OL]. (2019-12-04)[2020-09-08]. http://www. NCCN. org/professionals/physician_gls/pdf/genetics-bop.pdf.

[11] PALUCH-SHIMON S, CARDOSO F, SESSA C, et al. Prevention and screening in BRCA mutation carriers and other breast/ovarian hereditary cancer syndromes: ESMO Clinical Practice Guidelines for cancer prevention and screening [J]. Ann Oncol, 2016, 27(suppl 5): v103-v110.

[12] TUNG N M, BOUGHEY J C, PIERCE L J, et al. Management of hereditary breast cancer: American Society of Clinical Oncology, American Society for Radiation Oncology, and Society of Surgical Oncology Guideline [J]. J Clin Oncol, 2020, 38(18): 2080-2106.

[13] MANAHAN E R, HENRY M K, MOLLY S, et al. Consensus guidelines on genetic` testing for hereditary breast cancer from the American Society of Breast Surgeons [J]. Ann Surg Oncol, 2019, 26(10): 3025-3031.

[14] 中国抗癌协会乳腺癌专业委员会 . 中国抗癌协会乳腺癌诊治指南与规范(2019 年版)[J]. 中国癌症杂志 , 2019, 29(8): 609-680.

[15] 王红霞 , 盛湲 , 刘赟 , 等 . 中国乳腺癌患者 BRCA1/2 基因检测与临床应用专家共识(2018 年

版)[J]. 中国癌症杂志 , 2018, 28(10): 787-800.

[16] KRIEGE M, BREKELMANS C T, BOETES C, et al. Efficacy of MRI and mammography for breast-cancer screening in women with a familial or genetic predisposition [J]. N Engl J Med, 2004, 351(5): 427-437.

[17] LEHMAN C D, BLUME J D, WEATHERALL P, et al. Screening women at high risk for breast cancer with mammography and magnetic resonance imaging [J]. Cancer. 2005, 103(9): 1898-1905.

[18] WARNER E, PLEWES D B, HILL K A, et al. Surveillance of BRCA1 and BRCA2 mutation carriers with magnetic resonance imaging, ultrasound, mammography, and clinical breast examination [J]. JAMA, 2004, 292(11): 1317-1325.

[19] KUHL C K, SCHRADING S, LEUTNER C C, et al. Mammography, breast ultrasound, and magnetic resonance imaging for surveillance of women at high familial risk for breast cancer [J]. J Clin Oncol, 2005, 23(33): 8469-8476.

[20] SARDANELLI F, PODO F, SANTORO F, et al. Multicenter surveillance of women at high genetic breast cancer risk using mammography, ultrasonography, and contrast-enhanced magnetic resonance imaging(the high breast cancer risk italian 1 study): final results [J]. Invest Radiol, 2011, 46(2): 94-105.

[21] RIEDL C C, PONHOLD L, FLÖRY D, et al. Magnetic resonance imaging of the breast improves detection of invasive cancer, preinvasive cancer, and premalignant lesions during surveillance of

women at high risk for breast cancer [J]. Clin Cancer Res, 2007, 13 (20): 6144-6152.

[22] NIEMEYER M, PAEPKE S, SCHMID R, et al. Extended indications for nipple-sparing mastectomy [J]. Breast J, 2011, 17 (3): 296-299.

[23] CHUNG A P, SACCHINI V. Nipple-sparing mastectomy: where are we now ? [J]. Surg Oncol, 2008, 17 (4): 261-266.

[24] MORROW M, MEHRARA B. Prophylactic mastectomy and the timing of breast reconstruction [J]. Br J Surg, 2009, 96 (1): 1-2.

[25] KIELY B E, JENKINS M A, Mckinley J M et al. Contralateral risk-reducing mastectomy in BRCA1 and BRCA2 mutation carriers and other high-risk women in the Kathleen Cuningham Foundation Consortium for Research into Familial Breast Cancer (kConFab) [J]. Breast Cancer Res Treat, 2010, 120 (3): 715-723.

[26] RICHARDS S, AZIZ N, BALE S, et al. Standards and guidelines for the interpretation of sequence variants: a joint consensus recommendation of the American College of Medical Genetics and Genomics and the Association for Molecular Pathology [J]. Genet Med, 2015, 17 (5): 405-424.

[27] LI M M, DATTO M, DUNCAVAGE E J, et al. Standards and guidelines for the interpretation and reporting of sequence variants in cancer: a joint consensus recommendation of the Association for Molecular Pathology, American Society of Clinical Oncology, and College of American Pathologists [J]. J Mol Diagn, 2017, 19 (1): 4-23.

[28] HARTMANN L C, SCHAID D J, WOODS J E, et al. Efficacy of bilateral prophylactic mastectomy

in women with a family history of breast cancer [J]. N Engl J Med, 1999, 340(2): 77-84.

[29] HARTMANN L C, SELLERS T A, SCHAID D J et al. Efficacy of bilateral prophylactic mastectomy in BRCA1 and BRCA2 gene mutation carriers [J]. J Natl Cancer Inst, 2001, 93(21): 1633-1637.

[30] HEEMSKERK-GERRITSEN B A, BREKELMANS C T, MENKE-PLUYMERS M B, et al. Prophylacticmastectomy in BRCA1/2 mutation carriers and women at risk of hereditary breast cancer: long-term experiences at the Rotterdam Family Cancer Clinic [J]. Ann Surg Oncol, 2007, 14(12): 3335-3344.

[31] RICHARDS S, AZIZ N, BALE S, et al. Standards and guidelines for the interpretation of sequence variants: a joint consensus recommendation of the American College of Medical Genetics and Genomics and the Association for Molecular Pathology [J]. Genet Med, 2015, 17(5): 405-424.

[32] RICHARDS C S, BALE S, BELLISSIMO D B, et al. ACMG recommendations for standards for interpretation and reporting of sequence variations: revisions 2007 [J]. Genet Med, 2008, 10(4): 294-300.

[33] PIJPE A, ANDRIEU N, EASTON D F, et al. Exposure to diagnostic radiation and risk of breast cancer among carriers of BRCA1/2 mutations: retrospective cohort study (GENE-RAD-RISK) [J]. BMJ, 2012, 345: e5660.

[34] KING M C, WIEAND S, HALE K, et al. Tamoxifen and breast cancer incidence among women with inherited mutations in BRCA1 and BRCA2: National Surgical Adjuvant Breast and Bowel Project (NSABP-P1) breast cancer prevention trial [J]. JAMA, 2001, 286(18): 2251-2256.

[35] CONTANT C M, MENKE-PLUIJMERS M B, SEYNAEVE C, et al. Clinical experience of prophy-lactic mastectomy followed by immediate breast reconstruction in women at hereditary risk of breast cancer [HB(O)C] or a proven BRCA1 and BRCA2 germ-line mutation [J]. Eur J Surg Oncol, 2002, 28(6): 627-632.

[36] NOORI S F, GANGI A, NELSON M E, et al. Comparison of nodal metastasis between BRCA mutation carriers and non-BRCA mutation carriers with breast cancer [J]. Ann Surg Oncol, 2014, 21(10): 3324-3329.

[37] HAFFTY B G, HARROLD E, KHAN A J, et al. Outcome of conservatively managed early-onset breast cancer by BRCA1/2 status [J]. Lancet, 2002, 359(9316): 1471-1477.

[38] PIERCE L J, LEVIN A M, REBBECK T R, et al. Ten-year multi-institutional results of breast-con-serving surgery and radiotherapy in BRCA1/2-associated stage I / II breast cancer [J]. J Clin Oncol, 2006, 24(16): 2437-2443.

[39] KYUNG-HWAK Y, SUMIN C, EUNYOUNG K, et al. Contralateral breast cancer and ipsilateral breast tumor recurrence in BRCA1/2 carriers and non-carriers at high-risk of hereditary breast cancer [J]. J Breast Cancer, 2019, 22(4): 587-598.

[40] YIMING G, JULIA E G, TREVOR K Y, et al. Breast cancer screening in high-risk men: a 12-year longitudinal observational study of male breast imaging utilization and outcomes [J]. Radiology, 2019, 293(2): 282-291.

第九章
乳腺导管原位癌诊治临床实践指南

　　乳腺导管原位癌（ductal carcinoma in situ of the breast, DCIS）又称导管内癌，是局限于乳腺导管内的原位癌。目前，有关 DCIS 诊断和治疗等方面问题一直存在争议。为规范开展 DCIS 诊断与治疗，中华医学会外科学分会乳腺外科学组参照 GRADE 系统重新对 DCIS 相关的临床研究证据质量进行评价，并结合中国乳腺外科临床实践的可行性，制定本指南，为国内乳腺外科医师临床工作提供参考。

一、推荐意见

1. 影像学诊断方法

影像学诊断方法	证据等级	推荐强度
1.1　乳腺超声[1-2]	I 类	A 级
1.2　乳腺 X 射线摄影检查[3-4]	I 类	A 级
1.3　乳腺增强 MRI[5]	I 类	A 级

2. 确诊方式

确诊方式	证据等级	推荐强度
术后组织病理诊断[6]	I 类	A 级

3. 乳房外科治疗

乳房外科治疗	证据等级	推荐强度
3.1　保乳手术[7]	I 类	A 级
3.2　乳房单纯切除术[8]	I 类	A 级
3.3　乳房单纯切除术 + 重建手术[9]	I 类	A 级

4. 其他处理

治疗方式	证据等级	推荐强度
4.1 保乳手术后辅助放疗[10-13]	I 类	A 级
4.2 激素受体阳性患者使用内分泌药物[14-15]	I 类	A 级

二、讨论

本指南针对 DCIS 临床实践,并非假定为纯粹的 DCIS。专家组一致认为术后组织病理诊断是 DCIS 确诊的唯一方式。在临床实践中,对于术前穿刺病理诊断为 DCIS 的患者,仍要考虑病理低估的可能性[1]。

专家组推荐乳腺超声检查和乳腺 X 射线摄影检查作为 DCIS 患者优选影像学检查方法[1-2,16-17]。国内乳腺超声应用更加广泛。乳腺增强 MRI 检查也作为 I 类证据进行推荐[5,18-20]。

研究表明对 98% 的 DCIS 患者,乳房单纯切除术可以成为治愈性的方法[8]。专家组认为,对于无保乳意愿的 DCIS 患者,可考虑行乳房单纯切除术(或联合乳房重建)[9]。保乳手术辅助放疗与乳房单纯切除术有相似的生存率[7,16]。循证医学证据显示,切缘阳性与局部复发密切相关[17-18,20]。因此,DCIS 患者接受保乳手术时达到切缘阴性是最基本要求,切缘阳性应再次扩大切除,仍不能达到切缘阴性时推荐行全乳房切除(或联合乳房重建)。术中冰冻病理评估切缘有助于降低由于切缘阳性而导致的二次手术率[21]。专家组认为,术中冰冻病理评估切缘更符合中国临床实践实情。DCIS 的切缘阴性定义为肿瘤距染色缘 ≥ 2mm[22],考虑到在我国实际临床工作中很少采用墨染切缘法进行评估,故本指南专家组不将该标准做常规推荐。

空芯针穿刺活检(core needle biopsy,CNB)或真空辅助乳腺活检(vacuum assusted breast biopsy,VABB)穿刺诊断为 DCIS 的患者术后病理可能发现浸润性癌或伴有局灶微浸润[6]。专家组推荐 CNB 或 VABB 穿刺诊断 DCIS 的患者在实施乳腺手术同时进行前哨淋巴结活检(sentinel lymph node biopsy,SLNB)以预防乳腺病灶的病理学低估。但是,不推荐对未获得浸润性乳腺癌证据的 DCIS 行腋淋巴结清扫。由于 DCIS 的非浸润性定义,理论上并不需要进行 SLNB。但在临床实践中,鉴于穿刺诊断的病理低估问题和国内大部分医院不能做连续切片的实际情况,相当比例医师坚持行 SLNB。指南与目前临床实践之间的差异一定程度上反映出医师对 DCIS 治疗中的不确定性存有顾虑,需要更多研究证据支持 SLNB 的规范化及选择性原则。因此,本指南未将其列在推荐意见中。

前瞻性随机临床研究表明,与不放疗相比,DCIS 患者保乳手术后辅助放疗能减少 50%~60% 的复发风险[10-12]。一项纳入 3 729 例 DCIS 患者保乳手术后辅助放疗研究的随访 10 年数据表明,放疗可降低 15.2% 的同侧乳腺绝对复发风险[13]。低复发风险 DCIS 患者保乳手术后可以豁免放疗则缺少高级别证据证实[23-25]。即使在低危患者或应用内分泌治疗的患者中,放疗仍可降低 DCIS 的局部复发率[26]。专家组认为,原则上 DCIS 接受保乳手术的患者术后均需要接受放疗。

结合国内外多项指南共识,专家组不推荐对明确诊断为 DCIS 的患者行化疗和靶向治疗[16-18,20,27]。NSABP-B24 纳入了 2 061 例接受保乳手术的 DCIS 患者,辅助他莫昔芬较安慰剂治疗 5 年乳腺癌累积发生风险显著降低;中位随访 13.6 年,他莫昔芬组同侧乳腺癌绝对复发风险降低 3.4%,对侧复发风险降低 3.2%[15]。多中心随机双盲安慰剂对照试验 IBIS-Ⅱ从 14 个国家 236 家中心招募 2 980 例激素受体阳性绝经后 DCIS 患者,平均随访 7.2 年后,阿那曲唑与他莫昔芬两组的复发及死亡风险无统计学差异[14]。专家组参考预防性治疗和降低乳腺癌风险的国内外指南,认为激素受体阳性、绝经前/后接受保乳手术联合放疗或乳房单纯切除术的 DCIS 患者,可考虑服用他莫昔芬 5 年。绝经后 DCIS 患者术后可使用雷洛昔芬或芳香化酶抑制剂(依西美坦、阿那曲唑)以预防和降低乳腺癌风险[19,27]。

(执笔:郑　昂　金紫凝　崔梦遥　陈　波　姚　凡　金　锋　徐莹莹)

附件　投票情况

本指南投票委员会成员共 84 名,其中乳腺外科专业医师 70 人(82.4%),肿瘤内科专业医师 4 人(4.7%),医学影像科专业医师 4 人(4.7%),病理科专业医师 2 人(2.4%),放射治疗专业医师 2 人(2.4%),流行病学专业医师 2 人(2.4%)。

参考文献

[1] NICHOLSON S, HANBY A, CLEMENTS K, et al. Variations in the management of the axilla in screen-detected ductal carcinoma in situ: evidence from the UK NHS breast screening programme audit of screen detected DCIS [J]. Eur J Surg Oncol, 2015, 41(1): 86-93.

[2] SOOD R, ROSITCH A F, SHAKOOR D, et al. Ultrasound for breast cancer detection globally: a systematic review and meta-analysis [J]. J Glob Oncol, 2019, 5: 1-17.

[3] MYERS E R, MOORMAN P, GIERISCH J M, et al. Benefits and harms of breast cancer screening: a systematic review [J]. JAMA, 2015, 314(15): 1615-1634.

[4] SHEN S, ZHOU Y, XU Y, et al. A multi-centre randomised trial comparing ultrasound vs mammography for screening breast cancer in high-risk Chinese women [J]. Br J Cancer, 2015, 112(6): 998-1004.

[5] LORD S J, LEI W, CRAFT P, et al. A systematic review of the effectiveness of magnetic resonance imaging(MRI)as an addition to mammography and ultrasound in screening young women at high risk of breast cancer [J]. Eur J Cancer, 2007, 43(13): 1905-1917.

[6] BRENNAN M E, TURNER R M, CIATTO S, et al. Ductal carcinoma in situ at core-needle biopsy: meta-analysis of underestimation and predictors of invasive breast cancer [J]. Radiology, 2011, 260(1): 119-128.

[7] NAROD S A, IQBAL J, GIANNAKEAS V, et al. Breast cancer mortality after a diagnosis of ductal

carcinoma in situ [J]. JAMA Oncol, 2015, 1 (7): 888-896.

[8] LAKHANI S R. In-situ lobular neoplasia: time for an awakening [J]. Lancet, 2003, 361 (9352): 96.

[9] National Institute for Clinical Excellence (NICE). Guidance on cancer services: improving outcomes in breast cancer--manual update [EB/OL]. (2002-08-28) [2021-03-01]. https://www. nice. org. uk/guidance/csg1.

[10] JULIEN J P, BIJKER N, FENTIMAN I S, et al. Radiotherapy in breast-conserving treatment for ductal carcinoma in situ: first results of the EORTC randomised phase III trial 10853. EORTC Breast Cancer Cooperative Group and EORTC Radiotherapy Group [J]. Lancet, 2000, 355 (9203): 528-533.

[11] HOUGHTON J, GEORGE W D, CUZICK J, et al. Radiotherapy and tamoxifen in women with completely excised ductal carcinoma in situ of the breast in the UK, Australia, and New Zealand: randomised controlled trial [J]. Lancet, 2003, 362 (9378): 95-102.

[12] FISHER E R, DIGNAM J, TAN-CHIU E, et al. Pathologic findings from the National Surgical Adjuvant Breast Project (NSABP) eight-year update of Protocol B-17: intraductal carcinoma [J]. Cancer, 1999, 86 (3): 429-438.

[13] EARLY BREAST CANCER TRIALISTS'COLLABORATIVE G, CORREA C, MCGALE P, et al. Overview of the randomized trials of radiotherapy in ductal carcinoma in situ of the breast [J]. J Natl Cancer Inst Monogr, 2010, 2010 (41): 162-177.

[14] FORBES J F, SESTAK I, HOWELL A, et al. Anastrozole versus tamoxifen for the prevention of

locoregional and contralateral breast cancer in postmenopausal women with locally excised ductal carcinoma in situ (IBIS‑Ⅱ DCIS) : a double-blind, randomised controlled trial [J]. Lancet, 2016, 387 (10021) : 866-873.

[15] WAPNIR I L, DIGNAM J J, FISHER B, et al. Long-term outcomes of invasive ipsilateral breast tumor recurrences after lumpectomy in NSABP B-17 and B-24 randomized clinical trials for DCIS [J]. J Natl Cancer Inst, 2011, 103 (6) : 478-488.

[16] 孙强, 徐兵河, 邵志敏. 乳腺原位癌诊疗专家共识 [J]. 中华肿瘤杂志, 2016, 38 (12) : 942-947.

[17] GRADISHAR W J, ANDERSON B O, ABRAHAM J, et al. Breast Cancer, Version 3. 2020, NCCN Clinical Practice Guidelines in Oncology [J]. J Natl Compr Canc Netw, 2020, 18 (4) : 452-478.

[18] CARDOSO F, KYRIAKIDES S, OHNO S, et al. Early breast cancer: ESMO Clinical Practice Guidelines for diagnosis, treatment and follow-up [J]. Ann Oncol, 2019, 30 (8) : 1194-1220.

[19] National Comprehensive Cancer Network. NCCN clinical practice guidelines in oncology: breast cancer screening and diagnosis, Version 1. 2020 [EB/OL]. (2020-09-17) [2021-02-01]. https:// www. nccn. org/professionals/physician_gls/pdf/breast. pdf.

[20] The American Society of Breast Surgeons. Performance and practice guidelines for breast-conserving surgery/partial mastectomy [EB/OL]. (2015-02-22) [2021-02-01]. https://www. breastsurgeons. org/ resources/statements.

[21] ESBONA K, LI Z, WILKE L G. Intraoperative imprint cytology and frozen section pathology for

margin assessment in breast conservation surgery: a systematic review [J]. Ann Surg Oncol, 2012, 19 (10): 3236-3245.

[22] 中华医学会外科学分会乳腺外科学组. 早期乳腺癌保留乳房手术中国专家共识(2019 版)[J]. 中华外科杂志, 2019, 57(2): 81-84.

[23] GILLEARD O, GOODMAN A, COOPER M, et al. The significance of the Van Nuys prognostic index in the management of ductal carcinoma in situ [J]. World J Surg Oncol, 2008, 6: 61.

[24] SILVERSTEIN M J, LAGIOS M D, CRAIG P H, et al. A prognostic index for ductal carcinoma in situ of the breast [J]. Cancer, 1996, 77(11): 2267-2274.

[25] LYMAN G H, GIULIANO A E, SOMERFIELD M R, et al. American Society of Clinical Oncology guideline recommendations for sentinel lymph node biopsy in early-stage breast cancer [J]. J Clin Oncol, 2005, 23(30): 7703-7720.

[26] MCCORMICK B, WINTER K, HUDIS C, et al. RTOG 9804: a prospective randomized trial for good-risk ductal carcinoma in situ comparing radiotherapy with observation [J]. J Clin Oncol, 2015, 33(7): 709-715.

[27] 中国抗癌协会乳腺癌专业委员会. 中国抗癌协会乳腺癌诊治指南与规范(2019 年版)[J]. 中国癌症杂志, 2019, 29(8): 609-680.

第十章
浸润性乳腺癌诊治临床实践指南

　　乳腺癌是中国女性最常见的恶性肿瘤,发病率呈逐年上升趋势,手术、放疗、系统治疗相结合的综合治疗模式极大改善了乳腺癌患者的生存及预后,其中手术治疗依旧占据非常重要的地位[1]。乳腺外科医师不仅需要掌握娴熟的手术技巧,同时应具备乳腺癌患者全程管理和综合治疗的能力。为提高我国乳腺外科医师早期诊断乳腺癌、提供合理手术治疗、给予综合治疗导向的能力,中华医学会外科学分会乳腺外科学组通过意见征集与专家讨论确定了浸润性乳腺癌诊治临床实践的关键问题,参照 GRADE 系统对相关证据进行评价,并结合中国乳腺外科临床实践的可及性,对《中华医学会乳腺外科临床实践指南(2022 版)》浸润性乳腺癌诊治临床实践指南部分[2]进行修订,旨在为国内乳腺外科医师临床工作提供参考。

一、推荐意见

1. 乳腺癌筛查

推荐内容	证据质量	推荐强度
1.1　一般风险人群筛查		
1.1.1　40 岁开始进行乳腺筛查[3]	I 类	A 级
1.1.2　1 次乳腺 X 射线摄影 / 年[4-6]	I 类	A 级
1.1.3　1 次乳腺超声 / 年[7-10]	I 类	A 级
1.2　乳腺癌高危人群筛查[11]		
1.2.1　< 40 岁起始进行乳腺筛查[3]	I 类	A 级
1.2.2　1 次乳腺 X 射线摄影 / 年[4-6]	I 类	A 级
1.2.3　1 次乳腺超声 / 年[7-10]	I 类	A 级
1.2.4　1 次乳腺增强 MRI/ 年[3,12-13]	I 类	A 级

2. 乳腺癌诊断

诊断方法	证据质量	推荐强度
2.1 乳腺癌影像诊断		
2.1.1 乳腺 X 射线摄影检查[14]	I 类	A 级
2.1.2 乳腺超声[14]	I 类	A 级
2.1.3 乳腺增强 MRI[15-18]	I 类	A 级
2.2 乳腺癌病理诊断		
2.2.1 影像引导下乳腺组织学活检		
a. 空芯针穿刺活检[14,19]	I 类	A 级
b. 真空辅助微创旋切活检[14,19]	I 类	A 级
c. 导丝定位手术活检[19]	I 类	A 级
2.2.2 影像引导下淋巴结穿刺活检		
a. 细针抽吸活检[14,19]	I 类	A 级
b. 空芯针穿刺活检[14,19]	I 类	A 级
2.3 乳腺癌治疗前临床 TNM 分期诊断	I 类	A 级

3. 乳腺癌根治性手术

肿瘤根治性手术是以治愈为目的的一大类手术[20]。1894年Halsted首次报道[21]通过切除患侧乳房、胸大肌、胸小肌联合腋淋巴结清扫，使乳腺癌的5年生存率达到40%，并命名该术式为乳腺癌的标准根治术。由于该术式严重影响患者生活质量，已经被临床淘汰。1948年，Patey提出的改良根治术通过保留胸大肌，切除乳房及胸小肌联合腋淋巴结清扫，取得了与Halsted术式同样的疗效[22]。1951年，Auchincloss提出同时保留胸大肌、胸小肌，仅采用单纯乳房切除联合腋淋巴结清扫术也达到相同获益[23]。两种改良根治性手术在获得肿瘤根治的基础上，使患者生活质量得到提高。目前，中国约70%的乳腺癌患者接受Auchincloss改良根治术。20世纪70年代，Bernard Fisher提出乳腺癌是全身性疾病的理论，推动了乳腺癌临床实践的进步与发展，判定达到治愈目的的乳腺癌根治性手术标准也在不断改进。1985年，NSABP-B06研究论证了早期乳腺癌保乳手术联合放疗的临床价值，推动了乳腺癌保乳手术比例的明显提高[24]，随后20年的随访结果证实了保乳手术的安全性[25]。2010年，NSABP-B32研究证实了腋窝前哨淋巴结活检（sentinel lymph node biopsy，SLNB）阴性豁免腋淋巴结清扫术的临床价值[26]。目前，乳房单纯切除术、保乳手术和SLNB手术已经作为乳腺癌根治性手术方式获得临床广泛认同。

根治性手术方式	证据质量	推荐强度
3.1 乳腺联合腋淋巴结手术		
3.1.1 Halsted 根治术[21]	I 类	
3.1.2 Patey 改良根治术[22]	I 类	
3.1.3 Auchincloss 改良根治术[23]	I 类	
3.1.4 保乳手术 + 前哨淋巴结活检手术[24,26]	I 类	
3.1.5 保乳手术 + 腋淋巴结清扫术[24]	I 类	
3.1.6 乳腺单纯切除 + 前哨淋巴结活检手术[14,26]	I 类	
3.1.7 保留皮肤乳房切除 + 前哨淋巴结活检手术[26-27]	II 类	
3.1.8 保留皮肤乳房切除 + 腋淋巴结清扫术[14,27]	II 类	
3.1.9 保留乳头乳晕皮下腺体切除 + 前哨淋巴结活检手术[26,28]	II 类	
3.1.10 保留乳头乳晕皮下腺体切除 + 腋淋巴结清扫术[14,28]	II 类	
3.2 单纯乳腺手术		
3.2.1 保乳手术[24]	I 类	A 级
3.2.2 单纯乳房切除术[14]	I 类	A 级

根治性手术方式	证据质量	推荐强度
3.2.3 保留皮肤乳房切除术[27]	II 类	A 级
3.2.4 保留乳头乳晕皮下腺体切除术[28]	II 类	A 级
3.3 单纯腋窝手术		
3.3.1 前哨淋巴结活检手术[26]	I 类	A 级
3.3.2 腋淋巴结清扫术[14]	I 类	A 级

4. 乳腺癌整形与重建手术

推荐内容	证据质量	推荐强度
4.1 保乳手术联合肿瘤整形技术[14,19]	II 类	A 级
4.2 乳房切除术后重建		
4.2.1 乳房重建时机		
a. 即刻乳房重建[14,19]	II 类	A 级
b. 延时乳房重建[14,19]	II 类	A 级

推荐内容	证据质量	推荐强度
c. 即刻 - 延时乳房重建[14,19]	II类	A级
4.2.2　乳房重建方式		
a. 植入物重建[14,19]	II类	A级
b. 自体组织重建[14,19]	II类	A级
c. 植入物联合自体组织重建[14,19]	II类	A级

5. 乳腺癌术后放疗

推荐内容	证据质量	推荐强度
5.1　保乳手术后全乳放疗[29]	I类	A级
5.2　乳房切除术后,N_2 及以上,胸壁与区域淋巴结放疗[30]	I类	A级
5.3　乳房切除术后,N_1,胸壁与区域淋巴结放疗[31]	I类	A级
5.4　乳房切除术后,T_3 及以上,胸壁放疗[32]	II类	A级

6. 乳腺癌系统治疗

推荐内容	证据质量	推荐强度
6.1　辅助治疗		
6.1.1　激素受体阳性患者接受内分泌治疗[14,33]	I类	A级
6.1.2　HER2阳性患者接受靶向治疗[14,33]	I类	A级
6.1.3　具有高危因素的患者接受化疗[14,33]	I类	A级
6.2　新辅助治疗		
6.2.1　适应证		
a. 不可手术乳腺癌(T₄或N₂及以上)[14,33]	I类	A级
b. 肿瘤相对较大不具备保乳条件拟行保乳手术[14,33]	I类	A级
c. 在体评价药物敏感性以指导后续治疗[14,33]	I类	A级
6.2.2　策略		
a. 治疗前明确临床分期、病理诊断、组织学分级和分子特征[14,31]	I类	A级
b. 治疗前进行瘤床标记定位[14,33]	I类	A级
c. 治疗中密切监控治疗反应[14,33]	I类	A级
d. 治疗后进行原发灶和淋巴结的病理评估[14,33]	I类	A级

7. 乳腺癌术后随访

推荐内容	证据质量	推荐强度
7.1　时间间隔		
7.1.1　5 年内,1 ~ 4 次 / 年[14]	Ⅱ类	A 级
7.1.2　5 年后,1 次 / 年[14]	Ⅱ类	A 级
7.2　随访内容		
7.2.1　乳腺及区域淋巴结		
a. 乳腺及区域淋巴结超声[14]	Ⅱ类	A 级
b. 乳腺 X 射线摄影[14,34]	Ⅰ类	A 级
7.2.2　远隔部位		
a. 不推荐无症状远处转移筛查[35-36]	Ⅰ类	A 级
b. 肿瘤标志物	Ⅲ类	C 级
c. 胸部 CT	Ⅲ类	C 级
d. 腹部超声 /CT/MRI	Ⅲ类	C 级
e. 骨扫描	Ⅲ类	C 级

推荐内容	证据质量	推荐强度
f. PET/CT	Ⅲ类	C级
7.2.3 手术相关并发症		
上肢淋巴水肿[14]	Ⅱ类	A级
7.2.4 药物治疗相关并发症		
a. 他莫昔芬治疗后子宫内膜评估[14]	Ⅰ类	A级
b. 芳香化酶抑制剂治疗后骨密度、血脂评估[14]	Ⅰ类	A级
7.2.5 生活方式评估及指导[14]	Ⅰ类	A级

8. 复发转移性乳腺癌治疗

推荐内容	证据质量	推荐强度
8.1 复发灶/转移灶活检并完善免疫组织化学评估[14,33]	Ⅱ类	A级
8.2 局部/区域复发在可切除情况下行 R_0 切除 ± 放疗[14,19]	Ⅱ类	A级
8.3 结合免疫组织化学分型进行系统治疗[14,33]	Ⅰ类	A级

9. 乳腺癌患者营养支持[37]

推荐内容	证据质量	推荐强度
9.1 营养风险筛查及营养不良评估		
9.1.1 乳腺癌患者一经确诊,均应进行营养风险筛查和营养不良评估。	Ⅰ类	A级
9.1.2 恶性肿瘤营养筛查工具首选 NRS 2002。	Ⅰ类	A级
9.1.3 恶性肿瘤营养不良评估工具选择 PG-SGA。	Ⅱ类	A级
9.2 能量与营养素需求		
9.2.1 每日能量需求:卧床患者 20 ~ 25kcal/(kg·d);活动患者 25 ~ 30kcal/(kg·d)。	Ⅰ类	A级
9.2.2 蛋白质摄入需求:应在 1g/(kg·d) 以上,建议 1.5 ~ 2g/(kg·d)。	Ⅰ类	A级
9.2.3 水电解质需求:全天摄水量 30 ~ 40ml/(kg·d);电解质维持在正常范围内。	Ⅰ类	A级
9.2.4 其他营养素:注意补充微量营养素、维生素、支链氨基酸等。	Ⅰ类	A级
9.3 乳腺癌营养治疗五阶梯策略		
9.3.1 饮食＋营养教育:适合仅存在营养不良风险或轻度营养不良患者,根据每个患者营养不良的产生原因及膳食情况,提出针对性的营养宣教和饮食指导。	Ⅰ类	A级

	推荐内容	证据质量	推荐强度
9.3.2	饮食 + 口服营养补充剂：采取日常膳食和经口补充摄入特殊医学用途配方食品结合的方式，全面满足患者每日能量 - 营养素生理需求量。	I 类	A 级
9.3.3	全肠内营养：在患者的进食过程出现障碍，而肠道功能基本正常的前提下，通过管饲方式将膳食匀浆、特殊医学用途配方食品和 / 或肠内营养制剂注入十二指肠或者胃，以提供能量 - 营养素。	I 类	A 级
9.3.4	肠内营养 + 肠外营养：因为胃肠道功能障碍导致上一阶段治疗不能满足患者能量 - 营养素生理需要量时，选择在肠内营养基础上补充性增加肠外营养。	I 类	A 级
9.3.5	全肠外营养：胃肠道功能完全障碍情况下的唯一能量 - 营养素来源途径。推荐以全合一的方式输注，模拟生理摄入方式以减少代谢并发症的发生，提高营养素的吸收和利用率。	I 类	A 级

注：NRS 2002.nutritional risk screening 2002，营养风险筛查 2002 ；PG-SGA.patient-generated subjective global assessment，患者参与的主观全面评定。

二、讨论

针对适应证女性进行乳腺癌筛查已经获得广泛共识。文献报道,乳腺X射线摄影是唯一可以降低乳腺癌死亡率的筛查手段[4]。美国HIP研究[5]及瑞典TWO-COUNTY研究[6]以40岁以上健康女性为对象开展的乳腺癌X射线摄影筛查大规模随机对照研究,长期随访结果显示乳腺X射线摄影筛查可以降低乳腺癌死亡率。

荟萃分析显示乳腺超声筛查的灵敏度高于乳腺X射线摄影[7]。日本J-START研究在72 998例受试者中开展了随机对照研究,乳腺超声联合乳腺X射线摄影筛查组与乳腺X射线摄影筛查组乳腺癌检出的灵敏度分别为91.1%和77%,联合筛查可检出更多的乳腺癌患者及早期(0、I期)患者[8];国内一项纳入13 339例高危女性的研究表明,乳腺X射线摄影、超声及二者联合筛查的检出率分别为0.72/1 000、1.51/1 000、2.02/1 000,且乳腺超声筛查每检出1例乳腺癌患者所需费用最低[9];另一项28万余例中国女性的筛查研究提示乳腺超声联合查体补充乳腺X射线摄影检查的灵敏度为97.35%[10]。尽管尚缺乏超声筛查可以降低乳腺癌死亡率的高级别证据,但是基于亚裔女性乳房结构特点,乳腺X射线摄影检查的优势可能有别于西方国家,因此,亚洲的研究都体现了乳腺超声筛查的临床价值,专家组根据中国国情特点,推荐乳腺超声作为中国女性乳腺癌筛查的优选手段。

乳腺增强MRI对一般风险人群乳腺癌筛查的价值尚缺乏证据支持。但是,针对乳腺癌高危人群应用乳腺增强MRI筛查较乳腺X射线摄影及联合超声筛查灵敏度更高[12]。专家组不推荐乳腺增强

MRI 用于一般风险人群筛查。同意乳腺癌高危人群接受乳腺增强 MRI 筛查[3,13]。

乳腺超声和乳腺 X 射线摄影检查是诊断乳腺癌的基本检查。乳腺增强 MRI 可以提高乳腺癌病灶检出率[15]。COMICE[38]及 MONET[39]两项前瞻性研究表明,在乳腺超声及乳腺 X 射线摄影检查基础上,乳腺增强 MRI 的应用并不能降低保乳患者因为切缘阳性的二次手术率。专家组推荐乳腺增强 MRI 可以作为腺体致密导致乳腺 X 射线摄影检出困难[17]、多灶或多中心乳腺癌[15]、隐匿性乳腺癌[16]、浸润性小叶癌患者[17]及拟行新辅助治疗患者的补充检查手段[18]。

2023 年 3 月 27 日,国家卫生健康委员会办公厅印发《肿瘤专业医疗质量控制指标(2023 版)》,将乳腺癌患者首次治疗前临床 TNM 分期诊断以及首次治疗前临床 TNM 分期检查评估策略符合率纳入"国考"标准。专家委员会一致同意推荐对乳腺癌患者在治疗前参照 AJCC 乳腺癌 TNM 分期标准进行临床分期评价,并在此基础上制订治疗决策。

1894 年,Halsted 报道了切除乳房、胸大肌、胸小肌联合腋淋巴结清扫术的根治术术式,为早期乳腺癌患者带来了生存获益[21],使得该术式成为当时的标准根治性切除术式。随着综合治疗手段的不断进步,乳腺癌总体预后得到改善,患者对于生活质量要求不断提高,1948 年,Patey 报道了保留胸大肌的术式[22],1951 年,Auchincloss 报道了同时保留胸大肌、胸小肌的术式[23]。两种改良根治术在获得相同疗效的基础上有效提高了患者的生活质量。NSABP B04 研究也证实更大切除范围的 Halsted 术式未能给患者带来更多生存获益[40]。尤其是 Auchincloss 术式具有减少胸肌支配神经损伤的优点,使其在临床获得更为广泛的应用[23]。而 Halsted 术式由于对患者生活质量造成的严重影响已经被临床淘汰。20 世纪 70 年代,Bernard Fisher 提出乳腺癌是全身性疾病的理论推动了乳腺癌临床实践的进步与发展,免除全乳房切除的手术术式得到进一步的探索。NSABP B06 研究[24]及 Milan 研究[41]证实了保乳手术联合放疗与乳房切除术之间总生存差异无统计学意义,而且保乳手术可以减少术后并发症、改善患者生活质量。专家组一致推荐 Auchincloss 手术和保乳手术应作为中国早期乳腺癌外科临床实践的主流术式。同时,专家组一致认为,随着时代发展和对疾病认识理念的进步,应该重新理解和定义乳腺癌根治性手术的术式标准。目前,高级别循证医学证据已经证实 Auchincloss 手术、乳房单纯切除手术、保乳手术、前哨淋巴结活检手术符合乳腺癌根治性手术的标准。中华医学会外科学分会 CSBrS-005 研究显示,中国早期乳腺癌保乳手术仅占 14.6%[42],远低于发达国家比例。鉴于保乳手术具有创伤小、术后生活质量高的优点,专家组强烈推荐具备保乳条件的乳腺癌患者首选保乳手术。乳腺癌腋淋巴结状态评价可以判断预后并指导后续治疗。NSABP-B32 研究结果表明前哨淋巴结阴性患者可以豁免腋窝清扫[28,43]。专家组强烈推荐前哨淋巴结活检手术作为 cN_0 早期乳腺癌腋窝分期的首选术式。对于乳房切除术后拟行乳房重建的患者,保留皮肤的乳房切除术(skin-sparing mastectomy,SSM)以及保留乳头乳晕的乳房切除术(nipple-sparing mastectomy,NSM)可以为后续乳房重建提供足够的皮肤覆盖,而且可以获得更好的外观。一项纳入 20 项研究的荟萃分析表明 NSM 并不影响乳腺癌患者的肿瘤安全性,在早期乳腺癌患者中是一种安全的手术方式[28]。鉴于 NSM、SSM 手术的安全性数据多基于回顾性分析,对于有乳房重建需求的患者,专家组推荐在严格把握适应证的前提下可以考虑选择 NSM/SSM。对于拟行乳房切除术且有乳房重建需求的患者,根据患者病情、乳房外观、身体情况选择最佳的重建方式[44],重建时机需要综合术后辅助治疗与重建乳房之间的相互影响。放疗与乳房重建顺序备受争议,不同的治疗顺序各有利弊[14],专家组认为肿瘤安全性应该作为制订治疗决策的第一考量要素。

EBCTCG 荟萃分析显示,保乳患者术后放疗在降低疾病复发风险的同时可以降低乳腺癌死亡风险[29]。DBCG 82 b&c 研究及 EBCTCG 荟萃分析的数据结果表明,对于淋巴结阳性的乳房切除患者,放疗不仅可以降低区域复发的风险,而且可以带来生存获益,包括 1 ~ 3 枚淋巴结阳性的患者也可以获益[30-31]。因此,专家组推荐淋巴结阳性的患者术后予以放疗。

新辅助治疗是乳腺癌综合治疗的重要组成部分。NSABP B18、NSABP B27 研究及 EBCTCG 荟萃分析的长期随访结果显示,早期乳腺癌新辅助治疗组与辅助治疗组相比,OS 及 DFS 均差异无统计学意义[45-46]。因此,专家组同意推荐不可手术乳腺癌及因肿块较大无法保乳的乳腺癌选择新辅助治疗。对于 T_2 及以上或 N_1 及以上的可手术乳腺癌,建议参考分子分型制订治疗方案。新辅助治疗前进行瘤床标记定位,明确临床分期、病理诊断、组织学分级和分子特征[14]。治疗中监测新辅助治疗疗效是新辅助治疗安全实施的重要保障[14]。专家组推荐对患者进行乳腺超声、乳腺 X 射线摄影、乳腺增强 MRI 评估[18,47]。荟萃分析的数据结果表明,新辅助治疗后病理完全缓解(pathological complete response,pCR)患者预后优于非 pCR 患者[48-49],针对非 pCR 患者的后续强化辅助治疗可以降低复发风险[50-51]。专家组推荐接受新辅助治疗后采用 Miller/Payne 分级或 RCB 分级方法对原发灶和淋巴结进行病理疗效评估[52-53]。

乳腺癌术后规律复查可以了解患者的生存状况、监测疾病复发转移,也可以监管术后并发症及辅助治疗的不良反应,指导患者健康的生活方式和心理状态。既往荟萃分析结果表明,规律的局部影像检查有助于早期发现复发病灶,降低乳腺癌死亡率[34]。

考虑到原发灶与复发/转移灶之间可能存在的异质性[54]，专家组推荐完善复发/转移灶的病理评估以指导复发/转移患者的后续治疗。对于局部区域复发的患者，专家组推荐尽可能获得 R_0 切除，参照既往放疗情况决定是否予以放疗，对于初始无法 R_0 切除的患者，可以考虑系统治疗病情缓解后行手术治疗[14,19]。

乳腺癌患者常因肿瘤慢性消耗导致机体的能量-蛋白质摄入不足、吸收障碍和/或消耗增加，致其发生能量-氮量缺乏为主，伴或不伴及其他营养素缺乏的营养代谢状况，对机体功能及临床结局造成不良影响。因此，需对乳腺癌患者进行肠内或肠外营养支持，以改善营养代谢状况。乳腺癌患者一经确诊，均应进行营养风险筛查和营养不良评估。营养风险筛查应于入院后 24 小时内完成，恶性肿瘤营养筛查工具首选 NRS 2002，营养不良评估工具选择 PG-SGA。评估结果分为无营养不良、可疑营养不良、中度营养不良及重度营养不良四类。当患者正常进食不能达到能量需求或存在营养不良及营养风险时，应接受营养支持治疗。开始营养支持治疗后应每周评估营养状态，直至营养状态改善。

专家组推荐遵循五阶梯原则依次选择合适的营养支持方案。当目前营养支持方案不能满足目标需要量 70% 能量需求时，应该选择下一阶梯治疗方案。肠内营养常用的喂养途径有鼻胃管、鼻肠管、胃造瘘、空肠造瘘等，对于预计肠内营养超过 1 个月和上消化道梗阻的患者建议采用胃造瘘、空肠造瘘置管的方式。肠内营养制剂按剂型、氮源、临床用途、组件类型等进行分类，包括提供大分子聚合物（整蛋白）型、小分子聚合物（氨基酸、短肽）型肠内营养制剂，以及特殊医学配方食品、均浆膳食和普通食物等。肠外营养输注途径有外周静脉、经外周静脉穿刺的中心静脉导管（peripherally inserted central venous catheter，PICC）、中心静脉导管（central venous catheter，CVC）及中心静脉输液港。预计肠外营养持续超过 4 周时推荐使用静脉输液港。肠外营养制剂提供包括氨基酸、脂肪、糖类、维生素、矿物质、水等全面营养素，推荐采用全合一或预装多腔袋制剂。营养支持治疗期间应定期复查血常规、电解质、肝肾功能、白蛋白、前白蛋白、转铁蛋白等，根据检查结果及时调整治疗策略。

（执笔：王朝斌　向泓雨　谢 菲　彭 媛　刘 淼　王 殊）

附件　投票情况

本指南投票委员会成员共 36 名，均为乳腺外科医师（100%）。

参考文献

［1］张斌. 乳腺癌综合治疗的新概念 [J]. 中国实用外科杂志，2003, 23（10）：578-580.

［2］LIU M, WANG C B , XIE F, et al. Clinical practice guidelines for diagnosis and treatment of invasive breast cancer: Chinese Society of Breast Surgery（CSBrS）practice guidelines 2021[J]. Chin Med J （Engl）, 2021, 134（9）：1009-1013.

［3］National Comprehensive Cancer Network.NCCN clinical practice guidelines in oncology: breast cancer screening and diagnosis, Version 1.2021[EB/OL].（2021-05-06）[2021-12-18].https: //www. nccn. org/professionals/physician_gls/pdf/breast.pdf.

［4］MYERS E R, MOORMAN P, GIERISCH J M, et al.Benefits and harms of breast cancer screening: a systematic review[J].JAMA, 2015, 314(15): 1615-1634.

[5] SHAPIRO S.Periodic screening for breast cancer: the HIP randomized controlled trial[J].J Natl Cancer Inst Monogr, 1997(22): 27-30.

[6] TABÁR L, VITAK B, CHEN H H, et al.The Swedish Two-County Trial twenty years later.Updated mortality results and new insights from long-term follow-up[J].Radiol Clin North Am, 2000, 38 (4): 625-651.

[7] SOOD R, ROSITCH A F, SHAKOOR D, et al.Ultrasound for breast cancer detection globally: a systematic review and meta-analysis[J].J Glob Oncol, 2019, 5: 1-17.

[8] OHUCHI N, SUZUKI A, SOBUE T, et al.Sensitivity and specificity of mammography and adjunctive ultrasonography to screen for breast cancer in the Japan Strategic Anti-cancer Randomized Trial (J-START): a randomised controlled trial[J].Lancet, 2016, 387(10016): 341-348.

[9] SHEN S, ZHOU Y, XU Y, et al.A multi-centre randomised trial comparing ultrasound vs mammography for screening breast cancer in high-risk Chinese women[J].Br J Cancer, 2015, 112(6): 998-1004.

[10] 许娟, 王颀, 马宏民, 等. 体检联合超声补充 X 射线钼靶检查乳腺癌筛查模式初步应用评价 [J]. 中华肿瘤防治杂志, 2013, 20(17): 1295-1299.

[11] WANG F, DUAN X N, LING R, et al. Clinical practice guidelines for risk assessment to identify women at high risk of breast cancer: Chinese Society of Breast Surgery (CSBrS) practice guidelines 2021[J]. Chin Med J (Engl), 2021, 134(14): 1655-1657.

[12] LORD S J, LEI W, CRAFT P, et al.A systematic review of the effectiveness of magnetic resonance imaging (MRI) as an addition to mammography and ultrasound in screening young women at high risk of breast cancer[J].Eur J Cancer, 2007, 43 (13): 1905-1917.

[13] SASLOW D, BOETES C, BURKE W, et al.American Cancer Society guidelines for breast screening with MRI as an adjunct to mammography[J].CA Cancer J Clin, 2007, 57 (2): 75-89.

[14] National Comprehensive Cancer Network.NCCN clinical practice guidelines in oncology: breast cancer, version 1.2022 [EB/OL]. (2021-11-24) [2021-12-18].https: //www.nccn.org/professionals/physician_gls/pdf/breast.pdf.

[15] HOUSSAMI N, CIATTO S, MACASKILL P, et al.Accuracy and surgical impact of magnetic resonance imaging in breast cancer staging: systematic review and meta-analysis in detection of multifocal and multicentric cancer[J].J Clin Oncol, 2008, 26 (19): 3248-3258.

[16] DE BRESSER J, DE VOS B, VAN DER ENT F, et al.Breast MRI in clinically and mammographically occult breast cancer presenting with an axillary metastasis: a systematic review[J].Eur J Surg Oncol, 2010, 36 (2): 114-119.

[17] DEBALD M, ABRAMIAN A, NEMES L, et al.Who may benefit from preoperative breast MRI? A single-center analysis of 1102 consecutive patients with primary breast cancer[J].Breast Cancer Res Treat, 2015, 153 (3): 531-537.

[18] MARINOVICH M L, MACASKILL P, IRWIG L, et al.Agreement between MRI and pathologic

breast tumor size after neoadjuvant chemotherapy, and comparison with alternative tests: individual patient data meta-analysis[J].BMC Cancer, 2015, 15: 662.

[19] 中国抗癌协会乳腺癌专业委员会. 中国抗癌协会乳腺癌诊治指南与规范(2021年版)[J]. 中国癌症杂志, 2021, 31(10): 954-1040.

[20] LAWRENCE W Jr, LOPEZ M J. Radical surgery for cancer: a historical perspective [J]. Surg Oncol Clin N Am, 2005, 14(3): 441-446, v.

[21] HALSTED W S. The results of operations for the cure of cancer of the breast performed at the Johns Hopkins Hospital from June, 1889, to January, 1894[J]. Ann Surg, 1894, 20(5): 497-555.

[22] PATEY D H, DYSON W H. The prognosis of carcinoma of the breast in relation to the type of operation performed[J]. Br J Cancer, 1948, 2(1): 7-13.

[23] AUCHINCLOSS H.Significance of location and number of axillary metastases in carcinoma of the breast[J]. Ann Surg, 1963, 158(1): 37-46.

[24] FISHER B, BAUER M, MARGOLESE R, et al. Five-year results of a randomized clin- ical trial comparing total mastectomy and segmental mastectomy with or with- out radiation in the treatment of breast cancer [J]. N Engl J Med, 1985, 312(11): 665-673.

[25] FISHER B, ANDERSON S, BRYANT J, et al.Twenty-year follow-up of a randomized trial comparing total mastectomy, lumpectomy, and lumpectomy plus irradiation for the treatment of invasive breast cancer[J].N Engl J Med, 2002, 347(16): 1233-1241.

第十章 浸润性乳腺癌诊治临床实践指南

[26] KRAG D N, ANDERSON S J, JULIAN T B, et al.Sentinel-lymph-node resection compared with conventional axillary-lymph-node dissection in clinically node-negative patients with breast cancer: overall survival findings from the NSABP B-32 randomised phase 3 trial[J].Lancet Oncol, 2010, 11 (10): 927-933.

[27] LANITIS S, TEKKIS P P, SGOURAKIS G, et al.Comparison of skin-sparing mastectomy versus non-skin-sparing mastectomy for breast cancer: a meta-analysis of observational studies[J].Ann Surg, 2010, 251 (4): 632-639.

[28] DE LA CRUZ L, MOODY A M, TAPPY E E, et al.Overall survival, disease-free survival, local recurrence, and nipple-areolar recurrence in the setting of nipple-sparing mastectomy: a meta-analysis and systematic review[J].Ann Surg Oncol, 2015, 22 (10): 3241-3249.

[29] EARLY BREAST CANCER TRIALISTS'COLLABORATIVE G (EBCTCG), DARBY S, MCGALE P, et al.Effect of radiotherapy after breast-conserving surgery on 10-year recurrence and 15-year breast cancer death: meta-analysis of individual patient data for 10 801 women in 17 randomised trials [J].Lancet, 2011, 378 (9804): 1707-1716.

[30] OVERGAARD M, JENSEN M B, OVERGAARD J, et al.Postoperative radiotherapy in high-risk postmenopausal breast-cancer patients given adjuvant tamoxifen: Danish Breast Cancer Cooperative Group DBCG 82c randomised trial[J].Lancet, 1999, 353 (9165): 1641-1648.

[31] EARLY BREAST CANCER TRIALISTS'COLLABORATIVE G (EBCTCG), MCGALE P,

TAYLOR C, et al.Effect of radiotherapy after mastectomy and axillary surgery on 10-year recurrence and 20-year breast cancer mortality: meta-analysis of individual patient data for 8135 women in 22 randomised trials[J].Lancet, 2014, 383 (9935): 2127-2135.

[32] NIELSEN H M, OVERGAARD M, GRAU C, et al.Study of failure pattern among high-risk breast cancer patients with or without postmastectomy radiotherapy in addition to adjuvant systemic therapy: long-term results from the Danish Breast Cancer Cooperative Group DBCG 82 b and c randomized studies[J].J Clin Oncol, 2006, 24 (15): 2268-2275.

[33] 中国临床肿瘤学会指南工作委员会.中国临床肿瘤学会(CSCO)乳腺癌诊疗指南(2021)[M].北京:人民卫生出版社, 2021.

[34] LU W L, JANSEN L, POST W J, et al.Impact on survival of early detection of isolated breast recurrences after the primary treatment for breast cancer: a meta-analysis[J].Breast Cancer Res Treat, 2009, 114 (3): 403-412.

[35] The GIVIO Investigators.Impact of follow-up testing on survival and health-related quality of life in breast cancer patients.A multicenter randomized controlled trial[J].JAMA 1994, 271 (20): 1587-1592.

[36] ROSSELLI DEL TURCO M, PALLI D, CARIDDI A, et al.Intensive diagnostic follow-up after treatment of primary breast cancer.a randomized trial.National Research Council Project on Breast Cancer follow-up[J].JAMA, 1994, 271 (20): 1593-1597.

[37] MUSCARITOLI M, ARENDS J, BACHMANN P, et al. ESPEN practical guideline: clinical nutrition in cancer[J]. Clin Nutr. 2021, 40(5): 2898-2913.

[38] TURNBULL L, BROWN S, HARVEY I, et al.Comparative effectiveness of MRI in breast cancer (COMICE) trial: a randomised controlled trial[J].Lancet, 2010, 375(9714): 563-571.

[39] PETERS N H, VAN ESSER S, VAN DEN BOSCH M A, et al.Preoperative MRI and surgical management in patients with nonpalpable breast cancer: The MONET-randomised controlled trial [J]. Eur J Cancer, 2011, 47(6): 879-886.

[40] FISHER B, JEONG J H, ANDERSON S, et al.Twenty-five-year follow-up of a randomized trial comparing radical mastectomy, total mastectomy, and total mastectomy followed by irradiation[J].N Engl J Med, 2002, 347(8): 567-575.

[41] VERONESI U, CASCINELLI N, MARIANI L, et al.Twenty-year follow-up of a randomized study comparing breast-conserving surgery with radical mastectomy for early breast cancer[J].N Engl J Med, 2002, 347(16): 1227-1232.

[42] YU L X, SHI P, TIAN X S, et al.A multi-center investigation of breast-conserving surgery based on data from the Chinese Society of Breast Surgery (CSBrS-005)[J].Chin Med J (Engl), 2020, 133(22): 2660-2664.

[43] ASHIKAGA T, KRAG D N, LAND S R, et al.Morbidity results from the NSABP B-32 trial comparing sentinel lymph node dissection versus axillary dissection[J].J Surg Oncol, 2010, 102(2):

111-118.

[44] AHMED S, SNELLING A, BAINS M, et al.Breast reconstruction[J].BMJ, 2005, 330 (7497): 943-948.

[45] RASTOGI P, ANDERSON S J, BEAR H D, et al.Preoperative chemotherapy: updates of National Surgical Adjuvant Breast and Bowel Project Protocols B-18 and B-27[J].J Clin Oncol, 26 (5): 778-785.

[46] EARLY BREAST CANCER TRIALISTS'COLLABORATIVE GROUP (EBCTCG).Long-term outcomes for neoadjuvant versus adjuvant chemotherapy in early breast cancer: meta-analysis of individual patient data from ten randomised trials[J].Lancet Oncol, 2018, 19 (1): 27-39.

[47] YEH E, SLANETZ P, KOPANS D B, et al.Prospective comparison of mammography, sonography, and MRI in patients undergoing neoadjuvant chemotherapy for palpable breast cancer[J].AJR Am J Roentgenol, 2005, 184 (3): 868-877.

[48] CORTAZAR P, ZHANG L, UNTCH M, et al.Pathological complete response and long-term clinical benefit in breast cancer: the CTNeoBC pooled analysis [J].Lancet, 2014, 384 (9938): 164-172.

[49] VON MINCKWITZ G, UNTCH M, BLOHMER J U, et al.Definition and impact of pathologic complete response on prognosis after neoadjuvant chemotherapy in various intrinsic breast cancer subtypes[J].J Clin Oncol, 2012, 30 (15): 1796-1804.

[50] MASUDA N, LEE S J, OHTANI S, et al.Adjuvant capecitabine for breast cancer after preoperative

chemotherapy[J].N Engl J Med, 2017, 376(22): 2147-2159.

[51] VON MINCKWITZ G, HUANG C S, MANO M S, et al.Trastuzumab emtansine for residual invasive HER2-positive breast cancer[J].N Engl J Med, 2019, 380(7): 617-628.

[52] OGSTON K N, MILLER I D, PAYNE S, et al.A new histological grading system to assess response of breast cancers to primary chemotherapy: prognostic significance and survival[J].Breast, 2003, 12 (5): 320-327.

[53] SYMMANS W F, PEINTINGER F, HATZIS C, et al.Measurement of residual breast cancer burden to predict survival after neoadjuvant chemotherapy[J].J Clin Oncol, 25(28): 4414-4422.

[54] AURILIO G, DISALVATORE D, PRUNERI G, et al.A meta-analysis of oestrogen receptor, progesterone receptor and human epidermal growth factor receptor 2 discordance between primary breast cancer and metastases[J].Eur J Cancer, 2014, 50(2): 277-289.

第十一章
超声引导乳腺病灶和区域淋巴结穿刺活检临床实践指南

随着影像学引导穿刺活检技术的成熟与进步,开放手术乳腺病灶活检比例逐渐降低。超声引导穿刺以其操作简便、实时显示等诸多优点,应用最为普遍,病变标本可通过细针抽吸活检(fine-needle aspiration biopsy,FNAB)、空芯针穿刺活检(core needle biopsy,CNB)、真空辅助乳腺活检(vacuum-assisted breast biopsy,VABB)等不同活检方式获取。为规范开展超声引导乳腺病灶和区域淋巴结穿刺活检技术,中华医学会外科学分会乳腺外科学组在《超声引导乳腺病灶和区域淋巴结穿刺活检专家共识与临床操作意见(2019)》[1]的基础上,参照 GRADE 系统重新对相关临床研究证据质量进行评价,结合中国乳腺外科临床实践的可及性,制定本指南,为国内乳腺外科医师的临床实践提供参考。

一、推荐意见

1. 适应证

适应证	证据等级	推荐强度
1.1 乳腺病灶		
1.1.1 BI-RADS ≥ 4 类[2-4]	Ⅰ类	A级
1.1.2 BI-RADS 3 类且合并乳腺癌家族史或其他乳腺癌高危因素[1]	Ⅱ类	A级
1.1.3 乳腺癌拟行新辅助治疗患者[3-4]	Ⅰ类	A级
1.1.4 需要进行病理学分类的乳腺良性疾病[4]	Ⅰ类	A级
1.2 区域淋巴结 影像学提示区域淋巴结形态和/或结构异常,可疑转移癌[5]	Ⅰ类	A级

2. 乳腺病灶穿刺活检方式

乳腺病灶穿刺活检方式	证据等级	推荐强度
2.1 细针抽吸活检[2]	Ⅲ类	B级
2.2 空芯针穿刺活检[3,6-7]	Ⅰ类	A级
2.3 真空辅助乳腺活检[4]	Ⅰ类	A级

3. 区域淋巴结穿刺活检方式

区域淋巴结穿刺活检方式	证据等级	推荐强度
3.1　细针抽吸活检[8]	Ⅰ类	A级
3.2　空芯针穿刺活检[5]	Ⅰ类	A级

4. 乳腺病灶穿刺活检临床问题

乳腺病灶穿刺活检临床问题	证据等级	推荐强度
4.1　乳腺病灶空芯针穿刺活检的穿刺针型号		
4.1.1　14G[9-11]	Ⅱ类	A级
4.1.2　16G[9-11]	Ⅱ类	A级
4.1.3　18G[9-10]	Ⅲ类	B级
4.2　乳腺病灶空芯针穿刺活检,穿取4针以上以提高穿刺确诊率 （使用14G穿刺针）[12-13]	Ⅱ类	A级
4.3　空芯针穿刺活检或真空辅助乳腺活检对以下乳腺病灶存在病 理低估可能性		

乳腺病灶穿刺活检临床问题		证据等级	推荐强度
4.3.1 高风险病灶	乳头状瘤[14-15]	I 类	A 级
4.3.2 高风险病灶	不典型增生[4,14]	I 类	A 级
4.3.3 高风险病灶	叶状肿瘤[14,16]	II 类	A 级
4.3.4 高风险病灶	放射性瘢痕[14]	II 类	A 级
4.3.5 原位癌[4,14]		I 类	A 级

二、讨论

超声引导下乳腺病灶穿刺活检技术在临床已经得到广泛应用。穿刺活检的工具包括细针、空芯针及真空辅助旋切技术,其特点和应用各有不同。

专家组认为,超声引导下乳腺病灶或区域淋巴结穿刺活检的禁忌证可以参考外科手术术前评估原则制订。其中,包括合并严重全身性疾病、精神障碍或主观原因无法配合手术;合并严重出血性疾病或凝血功能障碍等。邻近假体的病灶、伴有粗大钙化的病灶等应考虑为相对禁忌证,临床医师根据情况谨慎处理。

FNAB 通过细针穿刺获取病灶细胞进行细胞病理学诊断,Yu 等[2]对 46 项 7 207 例 FNAB 进行 meta

分析,报道了 FNAB 在取材标本充足情况下所获得的敏感性和特异性,但是,在 11 项报告了取材不足的研究中,27.5% 的患者存在检材不足导致病理低估、整体敏感性和特异性较低的问题。专家组认为,乳腺癌已经进入依据肿瘤分子分型的分类治疗时代,FNAB 不能获得组织学病理,且细胞免疫组织化学技术尚未获得普及和规范,同时,基于其证据级别不高,专家组不推荐 FNAB 作为乳腺病灶穿刺的优选方法。

CNB 可以获取病灶组织进行组织病理学诊断,文献报道,其诊断敏感性为 96%[3],并且穿刺组织 ER、PR 和 HER2 状态结果与手术标本的免疫组织化学结果具有良好一致性[6-7]。但是,在病灶较小、存在肿瘤异质性或特殊病理类型的情况下[17],CNB 也存在假阴性和组织病理学低估的可能。Huang 等[9]、Giuliani 等[10]和 Zhou 等[18]三项对 14G、16G 和 18G 空芯针穿刺的准确性进行对比,结果提示三种型号在准确性上无统计学差异,小肿瘤(< 10mm)穿刺结果的假阴性均较高。多项研究报道[12-13],使用 14G 的 CNB 需要穿刺 4~5 针以确保准确性;2019 年,CSBrS 专家共识推荐使用 14G 活检针对病灶以 180° 扇形方向穿取 4 针以上以获取足够组织量。Youk 等[19]对 2 420 例 14G CNB 乳腺肿块进行系统性回顾,结果提示导管原位癌(ductal carcinoma in-situ, DCIS)的低估率为 29%;高风险病灶[包括不典型增生(atypical ductal hyperplasia, ADH)、叶状肿瘤、放射性瘢痕和乳头状瘤等]的总体低估率为 27%,其中 ADH 的低估率为 52%,其他高风险病灶为 17%,可见 CNB 对特殊病理类型的诊断有较高的病理低估率,临床医师应谨慎评价。Liebens 等[20]对 15 项 CNB 与乳腺癌肿瘤细胞种植的研究进行系统评价,22% 的患者手术标本中可见恶性上皮细胞移位,并与 CNB 和手术时间间隔相关,提示移位肿瘤细胞不具活力;4 项研究对 CNB 和局部复发风险的分析,结果提示未发现风险增加。尽管目前尚无 CNB 降低 OS 的直接临床证据,专家组仍然建议设计手术切口应包括穿刺针道,以最大限度减少复发和转移的可能。

VABB 可以获得更多组织标本,对于良性病灶、疑似乳头状瘤病变及其他可疑病灶可做病灶完整切除。术中超声影像引导能明确边缘、降低漏诊率。Yu 等[4]对 21 项共计 1 386 例采用 VABB 诊断的乳腺癌患者进行 meta 分析,提示 VABB 诊断乳腺恶性肿瘤的总体敏感性为 98.1%,特异性达 99.9%;对 ADH 和 DCIS 的诊断低估率低于 CNB,分别为 20.9% 和 11.2%。Chang 等[15]的回顾性研究提示 VABB 对良性乳头状瘤和乳头状瘤伴不典型增生的病理低估为 12.8% 和 6.1%。Youk 等[16]的回顾性研究提示 8.2% 的叶状肿瘤存在病理学低估,超声引导下 VABB 切除后 36.6% 存在肿瘤组织残余;NCCN 指南[21]建议叶状肿瘤行开放活检以明确病理类型。

对于特殊病理类型的乳腺病变,CNB 或 VABB 的病理低估率或假阴性率在各研究中略有差异,可能与多灶性病变、肿瘤的异质性等肿瘤生物学特性及各中心临床、超声或病理医师的实际操作有关,但总体概率较高,专家组建议,针对上述情况临床医师应考虑进一步开放手术切除病灶,明确诊断。同时,穿刺活检结果与影像学检查严重分歧时,应考虑开放手术活检。

乳腺相关区域淋巴结包括腋窝和锁骨上、下区域。超声引导淋巴结穿刺活检是判断乳腺癌区域淋巴结状态的重要方法之一。NCCN 指南[21]、ESMO[22]和中国抗癌协会[23]推荐对影像学评估可疑淋巴结行影像学引导下穿刺活检。其中,超声引导下 FNAB 以其安全、操作简单的优势成为临床最常用的方法。但是,FNAB 仅能获取细胞学材料,某些形态异常的细胞无法准确分辨;无法获得淋巴结组织结构,不能进行肿瘤免疫组织化学评价,这些问题都可能导致病理学低估。CNB 可以很好地弥补FNAB 的不足,Balasubramanian 等[9]对 6 项包括了 1 353 例腋淋巴穿刺活检的研究进行 meta 分析,结果提示超声引导 CNB 对淋巴结转移诊断的敏感性为 88%,高于 FNAB 组的 74%;二者的特异性均接近 100%。但是,腋淋巴结,尤其是锁骨区域淋巴结,多与血管、神经伴行,专家组提醒临床医师穿刺时应在超声影像引导下,选择合适的穿刺针谨慎操作,降低出现副损伤比例。

超声引导下获得组织穿刺标本及其免疫组织化学结果,可对制订分类治疗方案提供参考依据。同时,穿刺标本也是评价新辅助治疗患者治疗疗效的重要证据。在穿刺同时放置标记夹有利于提高后期手术定位的准确性。

(执笔:马巾斐 陈璐艳 吴双伶 徐莹莹 姚 凡 金 锋 傅佩芬 陈 波)

附件 1　投票情况

本指南投票委员会成员共 79 名,其中乳腺外科专业医师 68 人(86.1%),肿瘤内科专业医师 2 人(2.5%),医学影像科专业医师 4 人(5.1%),病理科专业医师 2 人(2.5%),放射治疗专业医师 1 人(1.3%),流行病学专业医师 2 人(2.5%)。

附件 2　超声引导乳腺病灶 CNB 操作意见

1. 术前准备　核对患者信息,确保影像学资料完整,无手术禁忌证。签署手术知情同意书。
2. 体位选择　常采用平卧位或侧卧位,方便穿刺操作。充分暴露穿刺部位,影像学图像显示清晰。
3. 操作过程　常规消毒铺巾。无菌套罩住超声探头,确定最佳进针方向并全程引导穿刺深度。

检查一次性组织活检穿刺针,使用 1% 利多卡因局部麻醉。超声引导下病灶实质部分应位于穿刺针射程内。确认定位无误后打开 CNB 保险,触发穿刺针完成操作。保存并采集穿刺针通过乳腺病灶的影像学图像,压迫止血。10% 中性甲醛溶液固定标本后送检并附完整的病例资料。(图 1)

4. 注意事项　麻醉药物利多卡因单次使用上限不超过 400mg。局部麻药中可以按照 1∶200 000 或 1∶100 000 比例加入盐酸肾上腺素,以预防出血。高血压、心脏疾病者慎用。麻醉范围包括穿刺点皮肤、针道及病灶周围。CNB 推荐 14G～16G 活检针为宜,穿刺前需检查穿刺枪及穿刺针头完好,穿刺点应综合考虑方便活检及后续手术的切口设计。穿刺过程注意进针深度和角度,充分估计穿刺针弹射范围,避免损伤胸壁、皮肤及周围血管,避免发生刺入胸腔等意外。穿刺时尽量选择肿块实质性部分,以获得更多的病理信息。双侧乳腺病灶或多发病灶应考虑活检病理肿瘤污染问题,应尽量遵循 1 个穿刺器械适用于 1 个病灶的原则。

5. 并发症防范　①出血:出血是最常见的并发症。除患者凝血机制异常外,术中损伤较大血管、术后按压时间不足、包扎松脱或移位等是常见原因。经加压包扎多数可以好转。活动出血且压迫无缓解者应及时切开止血,并清除血肿。②皮肤、胸壁损伤:小乳腺、病灶位置表浅或靠近腺体基底的患者穿刺活检会增加皮肤或胸壁损伤的风险。超声全程监测,病灶与正常组织之间注射局麻药物或生理盐水以建立良好组织间隙可以减少损伤发生。③感染:穿刺活检术后较少出现伤口感染。术中应注意无菌操作。④气胸:气胸的发生率极低。穿刺活检应在影像学引导下谨慎进行。⑤针道肿瘤细胞残留:目前缺少高级别证据证实穿刺活检针道种植。推荐合理设计穿刺点,选择同轴套管针辅助穿刺,并推荐术中切除针道。

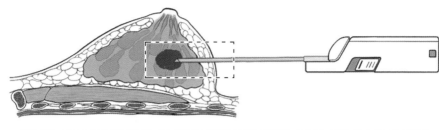

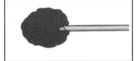
1. 穿刺针到达病变组织

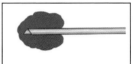
2. 活检枪自动弹射针芯，露出凹槽装载所需样本

3. 自动射出具有切割功能的套管，将组织切段保留在凹槽内

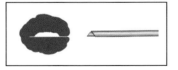
4. 活检针退出

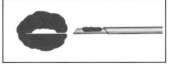
5. 拉回套管暴露取样槽，获取组织学检查样本

图 1　超声引导乳腺病灶空芯针活检操作示意图

附件 3 超声引导下乳腺病灶 VABB 操作意见

参照中华医学会外科学分会乳腺外科学组《超声引导下真空辅助乳腺活检手术专家共识及操作指南》。

附件 4 超声引导下区域淋巴结 FNAB 操作意见

1. 术前准备 核对患者信息,影像学资料完整,无手术禁忌证;签署手术知情同意书。

2. 体位选择 常采用平卧位或侧卧位。方便穿刺操作,充分暴露穿刺部位,影像学图像显示清晰。穿刺腋淋巴结时患侧手臂外展 90° 或上举。穿刺锁骨区淋巴结时,患者头部配合操作者需求适当调整角度。

3. 操作过程 常规消毒铺巾。无菌套罩住超声探头,确定最佳进针方向并引导穿刺过程。推荐选择 5~10ml 一次性注射器进行细胞学活检,也可根据实际情况选择适宜注射器。操作前应检测注射器针头与针筒连接紧密。选择进针路径注意避开病灶周围血管,进针方向尽量与超声探头声束处于同一平面,以确保全程监视针道;推荐选择持笔式握住注射器,确认针头进入淋巴结后抽吸并保持负压,针头应在淋巴结内移动抽吸,针头退出皮肤前缓慢释放负压,退出皮肤即缓慢完全释放负压。穿刺点需压迫止血 10~15 分钟。将注射器针头自针筒下,针筒吸取一定量空气后再次连接针头,推压针栓将针头内吸取的细胞均匀吹涂在载玻片并固定,观察标本是否满足细胞学诊断要求,送病理科检查。

4. 并发症防范　FNAB 发生并发症的风险较小,穿刺后针道出血经局部加压即可控制。

附件 5　超声引导下区域淋巴结 CNB 操作意见

1. 术前准备　同超声引导下区域淋巴结 FNAB 操作。
2. 体位选择　同超声引导下区域淋巴结 FNAB 操作。
3. 操作过程　常规消毒铺巾。无菌套罩住超声探头,确定最佳进针方向并引导穿刺过程,推荐选择≤ 16G 活检针。使用 1% 利多卡因局部麻醉,选择进针路径注意避开病灶周围血管,进针方向尽量与超声探头声束处于同一平面,以确保全程监视针道。超声引导下淋巴结定位于穿刺针射程内,确认定位无误后打开 CNB 保险,触发穿刺针完成操作。保存并采集穿刺针通过乳腺病灶的影像学图像,组织学标本以 10% 中性甲醛溶液固定后送检。
4. 并发症防范　CNB 后偶有少量出血或血肿。穿刺时应全程超声引导监控,注意避开血管,术后给予加压包扎。

参考文献

［1］中华医学会外科学分会乳腺外科学组 . 超声引导乳腺病灶和区域淋巴结穿刺活检专家共识与临床操作意见 [J]. 中华外科杂志 , 2019, 57（6）: 404-407.
［2］YU Y, WEI W, LIU J. Diagnostic value of fine-needle aspiration biopsy for breast mass: a systematic

review and meta-analysis [J]. BMC Cancer, 2012, 12(1): 41.

[3] VERKOOIJEN H M, PEETERS P H, BUSKENS E, et al. Diagnostic accuracy of large core needle biopsy for nonpalpable breast disease: a meta-analysis [J]. Br J Cancer, 2000, 82(5): 1017-1021.

[4] Yu Y, LIANG C, YUAN X. Diagnostic value of vacuum-assisted breast biopsy for breast carcinoma: a meta-analysis and systematic review [J]. Breast Cancer Res Treat, 2010, 120(2): 469-479.

[5] BALASUBRAMANIAN I, FLEMING C A, CORRIGAN M A, et al. Meta-analysis of the diagnostic accuracy of ultrasound-guided fine-needle aspiration and core needle biopsy in diagnosing axillary lymph node metastasis [J]. Br J Surg, 2018, 105(10): 1244-1253.

[6] ASOGAN A B, HONG G S, ARNI PRABHAKARAN S K. Concordance between core needle biopsy and surgical specimen for oestrogen receptor, progesterone receptor and human epidermal growth factor receptor 2 status in breast cancer [J]. Singapore Med J, 2017, 58(3): 145-149.

[7] MOTAMEDOLSHARIATI M, MEMAR B, ALIAKBAIAN M, et al. Accuracy of prognostic and predictive markers in core needle breast biopsies compared with excisional specimens [J]. Breast Care, 2014, 9(2): 107-110.

[8] TOPPS A R, BARR S P, PIKOULAS P, et al. Pre-operative axillary ultrasound-guided needle sampling in breast cancer: comparing the sensitivity of fine needle aspiration cytology and core needle biopsy [J]. Ann Surg Oncol, 2018, 25(1): 148-153.

[9] HUANG M L, HESS K, CANDELARIA R P, et al. Comparison of the accuracy of US-guided biopsy

of breast masses performed with 14-gauge, 16-gauge and 18-gauge automated cutting needle biopsy devices, and review of the literature [J]. Eur Radiol, 2017, 27(7): 2928-2933.

[10] GIULIANI M, RINALDI P, RELLA R, et al. Effect of needle size in ultrasound-guided core needle breast biopsy: comparison of 14-, 16-, and 18-gauge needles [J]. Clin Breast Cancer, 2017, 17(7): 536-543.

[11] GRUBER I, OBERLECHNER E, HECK K, et al. Percutaneous ultrasound-guided core needle biopsy: comparison of 16-gauge versus 14-gauge needle and the effect of coaxial guidance in 1065 breast biopsies-a prospective randomized clinical noninferiority trial [J]. Ultrachall Med, 2020, 41(5): 534-543.

[12] FISHMAN J E, MILIKOWSKI C, RAMSINGHANI R, et al. US-guided core-needle biopsy of the breast: how many specimens are necessary？ [J]. Radiology, 2003, 226(3): 779-782.

[13] KIRSHENBAUM K, KEPPKE A, HOU K, et al. Reassessing specimen number and diagnostic yield of ultrasound guided breast core biopsy [J]. Breast J, 2012, 18(5): 464-469.

[14] YOUK J H, KIM E K, KIM M J, et al. Sonographically guided 14-gauge core needle biopsy of breast masses: A review of 2, 420 cases with long-term follow-up [J]. Am J Roentgenol, 2008, 190(1): 202-207.

[15] CHANG J M, HAN W, MOON W K, et al. Papillary lesions initially diagnosed at ultrasound-guided vacuum-assisted breast biopsy: rate of malignancy based on subsequent surgical excision [J]. Ann Surg Oncol, 2011, 18(9): 2506-2514.

［16］ YOUK J H, KIM H, Kim E K, et al. Phyllodes tumor diagnosed after ultrasound-guided vacuum-assisted excision: Should it be followed by surgical excision？[J]. Ultrasound Med Biol, 2015, 41(3): 741-747.

［17］ OHASHI R, MATSUBARA M, WATARAI Y, et al. Diagnostic value of fine needle aspiration and core needle biopsy in special types of breast cancer [J]. Breast Cancer, 2016, 23(4): 675-683.

［18］ ZHOU J, TANG J, WANG Z, et al. Accuracy of 16/18G core needle biopsy for ultrasound-visible breast lesions [J]. World J Surg Oncol, 2014, 12(1): 1-7.

［19］ YOUK J H, KIM E K, KIM M J, et al. Sonographically guided 14-gauge core needle biopsy of breast masses: A review of 2, 420 cases with long-term follow-up [J]. Am J Roentgenol, 2008, 190(1): 202-207.

［20］ LIEBENS F, CARLY B, CUSUMANO P, et al. Breast cancer seeding associated with core needle biopsies: a systematic review [J]. Maturitas, 2009, 62(2): 113-123.

［21］ National Comprehensive Cancer Network. NCCN clinical practice guidelines in oncology: breast cancer, Version 1. 2021[EB/OL]. (2021-01-15)[2021-01-25]. https://www. nccn. org/professionals/physician_gls/pdf/breast. pdf.

［22］ SENKUS E, KYRIAKIDES S, OHNO S, et al. Primary breast cancer: ESMO Clinical Practice Guidelines for diagnosis, treatment and follow-up [J]. Ann Oncol, 2015, 26(Suppl 5): v8-30.

［23］ 中国抗癌协会乳腺癌专业委员会. 中国抗癌协会乳腺癌诊治指南与规范(2019年版)[J]. 中国癌症杂志, 2019, 29(8): 609-679.

第十二章
超声引导下真空辅助乳腺活检临床实践指南

超声引导下真空辅助乳腺活检（vacuum-assisted breast biopsy，VABB）已经成为乳腺外科常用的操作技术。为了能够使该项技术规范开展，中华医学会外科学分会乳腺外科学组在《超声引导下真空辅助乳腺活检手术专家共识及操作指南（2017版）》的基础上，参照 GRADE 系统对 VABB 的临床研究证据质量进行评价，并结合中国乳腺外科临床实践的可及性，制定本指南，为国内乳腺外科医师临床工作提供参考。

一、推荐意见

1. 适应证

适应证	证据等级	推荐强度
超声诊断乳腺 BI-RADS ≥ 4 类病灶[1-2]	I 类	A 级

2. 治疗适应证

治疗适应证	证据等级	推荐强度
有手术指征的 BI-RADS 3 类病变[3-4]	I 类	A 级

3. 禁忌证

禁忌证	证据等级	推荐强度
3.1 出血倾向、凝血机制障碍等[2-3,5]	I 类	A 级
3.2 有严重的全身性疾病不能耐受手术[2-3,5]	I 类	A 级

4. 临床问题

治疗原则	证据等级	推荐强度
4.1 术后血肿治疗		
如果怀疑有活动性的出血或者血肿巨大,引起剧烈疼痛,需进行切开止血或清创[6]	Ⅰ类	A级
4.2 高危病灶处理原则		
4.2.1 确认病灶完全切除,组织病理证实为导管不典型增生者,应开放手术扩大切除[7]	Ⅱ类	A级
4.2.2 确认病灶完全切除,组织病理证实为良性叶状肿瘤者,可以定期随访[7]	Ⅱ类	A级
4.2.3 确认病灶完全切除,组织病理证实为交界性或恶性叶状肿瘤者,需要开放手术扩大切除[7]	Ⅱ类	A级
4.2.4 确认病灶完全切除,组织病理证实为经典小叶增生、平坦上皮不典型增生、放射状瘢痕、乳头状病变者,可定期随访[7]	Ⅱ类	A级

二、讨论

专家组认为,超声引导 VABB 技术具有安全、快速、有效、经济、无放射性的优点,并可以实时监测活检针位置[3,5,8]。

VABB 技术在 1995 年 4 月通过美国 FDA 认证,1999 年美国医学会发布,影像引导的真空辅助乳腺活检是替代外科活检的可靠诊断技术,1999 年中国国家食品药品监督管理局批准该项技术在国内用于临床。2004 年,美国 FDA 批准 VABB 用于"全部切除影像所发现的异常",即可以用来切除良性的乳腺病变[8]。VABB 进入中国后,由于当时价格等因素,主要用于治疗目的,受到了乳腺外科医师和患者的广泛认可。伴随着技术的不断升级,VABB 的应用越来越广泛。VABB 技术在乳腺外科领域应用分为以诊断为目的和以治疗为目的两个方面。

文献报道,VABB 技术以诊断为目的的实施病灶活检的组织病理诊断特异性优于 CNB。其中,VABB 和 CNB 对 DCIS 的低估率分别为 9% 和 38%,高风险病灶低估率分别为 11% 和 25%[9]。专家组推荐以诊断为目的的 VABB 技术适应证为超声诊断乳腺 BI-RADS ≥ 4 类病灶[1],尤其适用于体积较小(最大径 < 1cm)的病灶。对于邻近胸壁或者假体的病灶,活检时亦优先推荐 VABB[4,9]。对影像学评价与 CNB 结果不一致的病灶,可以再次使用 VABB 进行活检,以提高诊断正确率[1]。以诊断为目的 VABB,专家组建议同时放置标记夹,可以提高后续开放性手术切除病灶的准确性,降低保乳手术切缘的二次切除率,降低复发。对于新辅助治疗的病例,可以避免出现临床完全缓解后难以确认原病灶位置的情况,利于后续的手术[5,10]。

VABB 用于治疗的适应证为有手术指征的 BI-RADS 3 类病变。对于 ≤ 2cm 的 BI-RADS 3 类病变，VABB 完整切除率接近 100%，而对于 > 2cm 的病变，病变残留的概率与肿物的大小呈正相关[1,4,7,11]。

针对男性乳房发育、副乳腺、乳腺脓肿和早期乳腺癌实施以治疗为目的的 VABB 手术，缺乏前瞻性随机对照试验（randomized controlled trial，RCT）研究证据，专家组决定暂不进行讨论。

血肿是 VABB 术后常见的并发症，体积较小的血肿无需处理，专家组认为，如果怀疑有活动性的出血或者血肿巨大，引起剧烈疼痛，需行切开止血或清创手术[6]。

高危乳腺病变（B3）由一组异质性病变组成（导管不典型增生、小叶增生、平坦上皮不典型增生、放射状瘢痕、乳头状病变、叶状肿瘤等），此类病变完整切除后病理为恶性的可能性最高可达 35%[7]。专家组认为，对于 VABB 后病理为导管不典型增生的病变，建议进行开放手术扩大切除；对于一些特殊病例经过多学科讨论后可以进行定期随访。病理为叶状肿瘤，影像确认病变完全切除的良性叶状肿瘤可以定期随访，对于交界性和恶性叶状肿瘤需要再次开放手术扩大切除，以便获得阴性的切缘。但是 NCCN 指南中对于叶状肿瘤，无论是良性、交界性还是恶性都要求阴性切缘 ≥ 1cm，所以对于叶状肿瘤的治疗方式选择还需要慎重。病理为经典小叶增生、平坦上皮不典型增生、放射状瘢痕、乳头状病变，影像上确认病变完全切除者，可以定期随访。当病理诊断与临床诊断高度不一致时，需要进行多学科会诊。

（执笔：李嗣杰　郝晓鹏　华　彬　王建东　范志民）

附件 1 投票情况

本指南投票委员会成员共 82 名,其中乳腺外科专业医师 66 人(80.5%),肿瘤内科专业医师 6 人(7.3%),医学影像科专业医师 4 人(4.9%),病理科专业医师 2 人(2.4%),放射治疗专业医师 2 人(2.4%),流行病学专业医师 2 人(2.4%)。

附件 2 超声引导下真空辅助乳腺活检操作意见

1. 术前准备及评估 ①无手术禁忌证;②影像学资料完整;③术前超声定位并确定穿刺点;④签署知情同意书。

2. 体位选择 根据病灶部位以方便操作为前提,推荐选择平卧位或 45° 侧卧位。

3. 操作过程

(1)设备准备:准备旋切刀,并检测负压及传动效果。

(2)消毒:常规消毒。以无菌套罩住超声探头。

(3)麻醉:选择局部麻醉时,尽量使针体与探头长轴平行,在病灶周围浸润;或直接注射在乳腺与胸大肌之间的间隙。麻醉范围应超过旋切刀顶部拟进入的位置。

(4)置入旋切刀:在超声引导下,将旋切刀的收集槽置于肿物下方,特别注意置入过程中收集槽应处于关闭状态,避免对皮肤及周围组织产生副损伤。

（5）活检或切除：确认定位无误后，调整收集槽在取样或活检状态，选择操作手柄或脚踏控制板控制设备，对病灶进行旋切，直至在超声监控下完成既定操作。

（6）复检：切除操作结束时，超声复查确保病灶无残留。

（7）压迫止血：将残腔中的残留血抽吸干净，自乳腺表面压迫残腔 10～15 分钟，确认无活动性出血后，自乳腺表面压迫纱球，也可经切口放置引流条或伤口置缝线（延迟打结），术毕乳腺加压包扎，包扎时间应不少于 24 小时。

（8）送检：切除标本送病理学检查。

4. 注意事项

（1）切口选择：兼顾就近及美观原则，多发病灶应尽量减少切口。

（2）麻醉药物使用：注意局麻药物用量，利多卡因单次使用上限不超过 400mg[12]；局部浸润麻醉药物中可以按照 1∶200 000 或 1∶100 000 比例加入盐酸肾上腺素，以减少术中出血[13]，并可以帮助延长麻醉时间，有高血压、心脏疾病者应慎用。

（3）旋切刀型号：须根据肿物大小和手术目的选择合适型号旋切刀。

（4）进针深度和角度：穿刺过程中注意进针深度和角度，避免发生刺入胸腔等意外损伤。

（5）旋切程序：对较大病灶进行切除手术时，推荐在病灶基底部逐步作扇形、旋转、多方位割切，使切割平面从底部逐步上移，并且注意仔细分辨切除标本与正常腺体的区别。

（6）双侧乳腺病灶或多发性病灶：应考虑意外恶性肿瘤引起的污染问题。禁止使用同一个旋切刀切除双侧乳腺病灶。对于单侧乳房多个病灶如果使用同一旋切刀，可以按照 BI-RADS 分类由低到高逐个切除。

参考文献

［1］ BENNETT I C, SABOO A. The evolving role of vacuum assisted biopsy of the breast: a progression from fine-needle aspiration biopsy [J]. World J Surg, 2019, 43(4): 1054-1061.

［2］ 中国抗癌协会乳腺癌专业委员会. 中国抗癌协会乳腺癌诊治指南与规范(2019 年版)[J]. 中国癌症杂志, 2019, 29(8): 609-680.

［3］ 中华医学会外科学分会乳腺外科学组. 超声引导下真空辅助乳腺活检手术专家共识及操作指南(2017 版)[J]. 中国实用外科杂志, 2017, 37(12): 1374-1376.

［4］ PARK H L, KIM K Y, PARK J S, et al. Clinicopathological analysis of ultrasound-guided vacuum-assisted breast biopsy for the diagnosis and treatment of breast disease [J]. Anticancer Res, 2018, 38(4): 2455-2462.

［5］ BICK U, TRIMBOLI R M, ATHANASIOU A, et al. Image-guided breast biopsy and localisation: recommendations for information to women and referring physicians by the European Society of Breast Imaging [J]. Insights Imaging, 2020, 11(1): 12.

［6］ FANG M, LIU G L, LUO G L, et al. Feasibility and safety of image-guided vacuum-assisted breast biopsy: a PRISMA-compliant systematic review and meta-analysis of 20000 population from 36 longitudinal studies [J]. Int Wound J, 2019, 16(6): 1506-1512.

［7］ RAGETH C J, O'FLYNN E A M, PINKER K, et al. Second International Consensus Conference on lesions of uncertain malignant potential in the breast（B3 lesions）[J]. Springer US, 2019, 174（2）: 279-296.

［8］ 范志民，王建东. 乳腺疾病微创诊断与治疗 [M]. 2 版. 北京：人民军医出版社，2017.

［9］ DAHABREH I J, WIELAND L S, ADAM G P, et al. Core needle and open surgical biopsy for diagnosis of breast lesions: an update to the 2009 report [EB/OL].（2014-09-10）[2021-08-13]. https://effective-healthcare. ahrq. gov/.

［10］ KUERER H M, RAUCH G M, KRISHNAMURTHY S, et al. A clinical feasibility trial for identification of exceptional responders in whom breast cancer surgery can be eliminated following neoadjuvant systemic therapy [J]. Ann Surg, 2018, 267（5）: 946-951.

［11］ BOZZINI A, CASSANO E, RACITI D, et al. Analysis of the efficacy and accuracy of two vacuum-assisted breast biopsy devices: Mammotome® and Elite® [J]. Clin Breast Cancer, 2018, 18（6）: 1277-1282.

［12］ 国家药典委员会. 中华人民共和国药典临床用药须知：2010 年版，化学药和生物制品卷 [M]. 北京：中国医药科技出版社，2011: 122.

［13］ 国家药典委员会. 中华人民共和国药典临床用药须知：2010 年版，化学药和生物制品卷 [M]. 北京：中国医药科技出版社，2011: 214.

第十三章

乳腺癌中心静脉血管通路临床实践指南

　　中心静脉作为一种安全的输液途径已经获得共识。临床常用的中心静脉血管通路（central venous access，CVA）包括经颈内静脉、锁骨下静脉、股静脉置入的中心静脉导管（central venous catheter，CVC），经颈内静脉或锁骨下静脉的完全植入式静脉输液港，经外周静脉置入中心静脉导管（peripherally inserted central catheter，PICC）等，这些中心静脉血管通路在乳腺癌临床领域得到了广泛应用。为规范中心静脉血管通路在乳腺癌治疗实践中的临床应用，中华医学会外科学分会乳腺外科学组组织专家在《乳腺癌植入式静脉输液港临床实践指南（2021版）》[1]基础上通过文献调研和专家讨论，提出乳腺癌患者中心静脉血管通路临床实践指南的关键临床问题，参照GRADE系统对相关证据进行评价，并结合中国临床可及性，制定本指南，旨在为中国乳腺癌及其他专业医师提供参考借鉴。

一、推荐意见

1. 适应证

适应证	证据等级	推荐强度
需要输入化疗药物、高渗透性或黏稠度较高的液体如静脉营养或输血和长期输液的乳腺癌患者[2-3]	Ⅰ类	A级

2. 通道选择

通道选择	证据等级	推荐强度
2.1 植入式静脉输液港		
2.1.1 锁骨下静脉、颈内静脉、贵要静脉[4-5]	Ⅰ类	A级
2.1.2 股静脉[6]	Ⅱ类	A级
2.2 PICC		
2.2.1 贵要静脉	Ⅰ类	A级
2.2.2 肘正中静脉、头静脉、肱静脉、颈外静脉、股静脉	Ⅱ类	B级

通道选择	证据等级	推荐强度
2.3 CVC		
2.3.1 颈内静脉[7]	I 类	A 级
2.3.2 锁骨下静脉、股静脉[8]	I 类	A 级

3. 中心静脉血管通路导管尖端位置

导管尖端位置	证据等级	推荐强度
3.1 植入式静脉输液港		
3.1.1 上腔静脉下 1/3 部分[9-11]	I 类	A 级
3.1.2 上腔静脉和右心房交界处[10-12]	I 类	A 级
3.2 PICC		
3.2.1 上腔静脉下 1/3 部分[9-11]	I 类	A 级
3.2.2 上腔静脉和右心房交界处[10-12]	I 类	A 级
3.3 CVC		
上腔静脉下 1/3 与右心房上 1/3 之间[13]	II 类	A 级

4. 导管尖端定位方法

导管尖端定位方法	证据等级	推荐强度
4.1　术中 X 线透视或术后胸部 X 线片[14-15]	Ⅰ 类	A 级
4.2　术中心电图(electrocardiogram,ECG)定位,如腔内 ECG(injection of vien,IV-ECG)[16-21]	Ⅰ 类	A 级

5. 常见并发症预防和处理

并发症	预防与处理	证据等级	推荐强度
5.1　气胸、血胸、空气栓塞、误穿动脉等	推荐超声定位或术中使用超声引导下静脉穿刺[22-23]	Ⅰ 类	A 级
5.2　导管相关性血流感染	严格无菌操作;血培养和药敏试验结果出来前,经验性使用抗生素,明确感染病原体后,根据药物敏感性选择用药;治疗无效取出导管[12,23]	Ⅱ 类	A 级
5.3　导管相关性血栓	避免反复穿刺;导管尖端位置正确。一旦出现导管相关性血栓,首选抗凝治疗[23-24]	Ⅱ 类	A 级

6. 中心静脉血管通路维护

推荐内容	证据等级	推荐强度
6.1　植入式静脉输液港		
6.1.1　由经过专业培训的医护人员进行植入式静脉输液港维护[25-26]	Ⅰ类	A级
6.1.2　应使用植入式静脉输液港专用无损伤针进行穿刺,无损伤针每7天需进行更换[11]	Ⅰ类	A级
6.1.3　穿刺后应评估导管回血及通畅情况[25]	Ⅰ类	A级
6.1.4　穿刺后需使用无菌敷料覆盖穿刺点,无菌透明敷料应至少每7天更换一次,无菌纱布敷料应至少每2天更换一次[11,26]	Ⅰ类	A级
6.1.5　用10ml及以上注射器,采用脉冲式手法进行冲管,正压手法进行封管[25]	Ⅱ类	A级
6.1.6　用生理盐水或100U/ml肝素盐水进行冲封管[11,26]	Ⅰ类	A级
6.1.7　治疗间歇期至少每4周进行一次维护[11]	Ⅰ类	A级
6.2　PICC		
6.2.1　由经过专业培训的医护人员或团队进行PICC维护[27-28]	Ⅰ类	A级

推荐内容	证据等级	推荐强度
6.2.2 导管置入 24 小时后常规更换敷料;穿刺部位发生渗血、敷料潮湿或松动时立即更换敷料;视情况决定是否更换肝素帽,无菌透明敷料及肝素帽每 7 天进行一次维护或更换;无菌纱布敷料至少每 2 天更换一次[25,29-31]	I 类	A 级
6.2.3 冲管及封管使用 10ml 注射器或一次性专用冲洗装置[31]	II 类	A 级
6.2.4 治疗间歇期至少每周维护一次[31]	II 类	A 级
6.2.5 使用稀释肝素盐水(1~10U/ml)或不含防腐剂生理盐水脉冲式正压封管[32-34]	I 类	A 级
6.3 CVC		
6.3.1 穿刺后 24 小时内更换贴膜;每天进行消毒护理;敷料被污染、潮湿或松动时立即更换[12,21,30,35-36]	I 类	A 级
6.3.2 每天评估导管使用情况[35]	I 类	A 级
6.3.3 使用时间不超过 14 天[36]	I 类	A 级
6.3.4 10ml 注射器脉冲式冲洗导管,3~5ml 肝素盐水正压封管;严禁高压注射[37]	II 类	A 级

二、讨论

针对肿瘤患者建立中心静脉输液通道应根据患者特点、用药方案和疗程周期等因素采取不同的血管通路和方式。本指南主要针对乳腺癌需要接受化疗的患者群体，由于 NCCN 及 CSCO 临床实践指南对乳腺癌推荐的化疗方案均 ≥ 4 个周期，因此，专家组优先推荐选择中心静脉输液港方式。同时，本指南也介绍了 PICC 和 CVC 应用的注意事项，为临床合理选择提供参考。

1. 中心静脉血管通路适应证和通道的选择　专家组认为需要输入化疗药物、高渗透性或黏稠度较高的液体(如静脉营养或输血和长期输液)的乳腺癌患者是中心静脉血管通路的适应证[30]。常见禁忌证包括置入部位感染以及对导管材质过敏者。慎用于需要动静脉造瘘进行血液滤过治疗的严重肾功能不全患者。

1.1 植入式静脉输液港适应证和通道的选择　植入式静脉输液港改变了长期输注细胞毒性药物或高渗、黏稠性药物患者的护理模式，提升了患者生活质量。具体适应证[23]包括：需输入化疗药物；需长期输入高渗透性或黏稠度较高的药物；需使用加压泵快速输液；需长期输液和保留静脉通路；每日需多次静脉采血检查等。由于缺乏足够的高级别证据支持，专家组认为，植入静脉输液港禁忌证可以参照深静脉置管执行。包括：无法耐受手术；凝血机制障碍；对港体和导管所含成分过敏；拟置管深静脉有静脉炎和静脉血栓形成史，以及拟植入部位感染或有放疗史[23]。

植入通道选择与医师习惯和血管条件有关。文献报道，长期使用颈内静脉植入输液港有效性和安全性优于锁骨下静脉[4-5]。在上腔静脉及相关静脉有压迫受阻或其他特殊情况可以选择股静脉[6]。

颈内静脉置管到胸壁港体的距离较远,穿刺点导管经皮下隧道连接注射座易形成锐角导致输液不畅,将置港囊袋定位于穿刺点皮肤切口外侧可以减少其发生。隧道针穿刺时起点取置港皮肤切口最外侧点,并与穿刺点皮肤切口最外侧连接建立皮下隧道(图 1)。

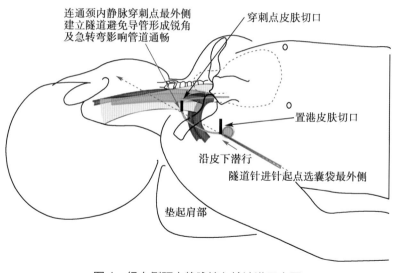

图 1 经右侧颈内静脉植入输液港示意图

胸壁输液港在国内开展较早,积累的经验较多,其植入主要由外科医师在手术室或导管室按外科手术要求完成。手臂输液港从2014年开始在国内报道,由静脉治疗专科护士在专用的深静脉置管B超引导下操作,取得医师配合埋入注射座。手臂输液港多以贵要静脉、肱静脉、头静脉等作为入路植入导管,港座完全埋入手臂皮下。其中,经上肢贵要静脉植入输液港(手臂输液港)是简单、安全的植入方式[29]。手臂输液港相比胸壁输液港可降低动脉误穿、气胸夹闭综合征等并发症。手臂输液港因置港部位隐蔽,不存在改变患者穿衣习惯、暴露植入港体部位等问题,患者感受相比胸壁输液港更佳。

1.2 PICC适应证和通道的选择　PICC相对于输液港留置过程简单,通过外周血管置入中心静脉,创伤较小,操作简便,但是管道护理频繁,每周至少要换药一次,同时部分导管外露,感染和皮炎等的发生率较高,因此并非乳腺癌患者的首选,专家组推荐等级低于输液港。需要短、中期化疗的乳腺癌患者可以选择PICC。禁忌证包括:没有合适的穿刺血管,穿刺部位有严重的感染(如蜂窝织炎),或者有严重的凝血功能障碍等因素。

穿刺部位应进行血管评估,根据血管的深度、管腔是否狭窄、血管壁结构、血管分布、血管曲直等选择合适的血管进行穿刺。常用血管通道包括贵要静脉、肘正中静脉及头静脉。贵要静脉具有粗、短、静脉瓣少的优势,是通道的首选。肘正中静脉及头静脉也是PICC可选血管。肘正中静脉粗、直、方便活动,但静脉瓣较多;头静脉前粗后细,进入无名静脉时常因角度导致导管易反折至腋静脉。

1.3 CVC适应证和通道的选择　CVC是最早使用的中心静脉通路置管方式,操作简单,但其并发症较多,不能在体内长期保留,目前多用于ICU/CCU中的危重患者,目的是短时间安全快速输液,适用于更短期(7~10天)化疗的乳腺癌患者[38],或者外周静脉、PICC或静脉港有禁忌时,可急诊放置[39]。因此，除特殊情况外，专家组不推荐乳腺癌患者选择。

CVC 主要经颈内静脉、锁骨下静脉及股静脉穿刺置管。因右颈内静脉与无名静脉和上腔静脉几乎成一直线且右侧胸膜顶低于左侧，同时右侧无胸导管，故首选右侧颈内静脉插管。经锁骨下静脉穿刺可导致血气胸、上腔静脉或右心房穿孔、纵隔出血、心脏压塞以及胸导管损伤等严重并发症，一般不做常规推荐应用。经皮股静脉置管术尤其适用于卧床及全身情况较差者，以及锁骨下静脉和上腔静脉血栓形成或颈内、锁骨下静脉插管有困难等情况。

2. 中心静脉血管通路导管尖端的合理位置

2.1 植入式静脉输液港及 PICC 导管尖端的合理位置　植入式静脉输液港及 PICC 导管尖端位置应参照中心静脉导管置管位置。导管尖端会受患者体位变化和呼吸影响出现 2～3cm 的位移[40]，因此，两种静脉血管通路导管尖端的理想位置并不固定。2000 年美国静脉输液护理学会（Infusion Nursing Society，INS）推荐中心静脉导管尖端放置于上腔静脉下 1/3，邻近上腔静脉和右心房交界处[9]。欧洲肿瘤内科学会（European Society for Medical Oncology，ESMO）指南推荐中心静脉导管尖端理想位置为上腔静脉与右心房连接处[12]。多项非随机回顾性研究认为中心静脉导管尖端位置与发生有症状血栓、心脏穿孔等并发症有关[41-42]。中华人民共和国卫生行业标准《静脉治疗护理技术操作规范》（WS/T 433—2013）指出，输液港定义为"完全植入人体内的闭合输液装置，包括尖端位于上腔静脉的导管部分及埋植于皮下的注射座"[11]，推荐静脉输液港导管尖端放置于上腔静脉。2009 年欧洲临床营养和代谢学会（European Society for Clinical Nutrition and Metabolism，ESPEN）关于肠外营养指南以循证医学 A 类证据推荐用于高渗透压输液（如肠外营养输液）的中心静脉导管尖端，除了可选择置于上腔静脉下 1/3 部分、上腔静脉和右心房交界处，也可置于右心房上半部分[10]。由于早期曾出现导管尖端位于心脏导致心脏穿孔或心脏压塞的病例报道[43-44]，1989 年美国食品药品监督管理局要求中心静脉导管尖端应避免放置或移位进入心脏，并应用影像学或其他方法确认导管尖端位置，目前也有研究导管尖端置于右心房相比上腔静脉能获得更高液体流量，而且导管尖端异位率低[45]，目前右心房上半部分是否能作为导管尖端理想位置，仍存在争议。

静脉输液港及 PICC 导管定位方式与其他中心静脉置管方法相同。成人中心静脉通路植入及管理指南[14]要求放置输液港需要有成像设备（透视、静脉造影或标准影像学检查），中心静脉导管使用之前要完善 X 线检查，确认导管尖端位置。RCT 研究显示，相比盲穿，术中 X 线透视能显著降低中心静脉导管尖端异位以及需要调整导管尖端位置的比例[15]。虽然此研究是针对外周中心静脉置管，导管定位方法同样适用于静脉输液港植入术及 PICC。专家组推荐中心静脉通路建立应采用术中透视或术后胸部 X 线片以明确导管尖端位置[36]。前瞻对照研究表明应用 ECG 定位能显著降低中心静脉导管尖端异位风险，并且不延长操作时间，高效经济[16-17]。单中心回顾性观察研究认为腔内 ECG（IV-ECG）可以降低缺少经验的医师进行静脉输液港植入发生导管异位的概率。多项随机对照研究表明，IV-ECG 能显著提高中心静脉导管首次置管成功率，经术后胸部 X 线片验证，IV-ECG 组相比解剖标志更容易将导管尖端置于合理位置[18-20]，显著降低导管置入心脏风险[17]。2015 年 ESMO 指南指出，IV-ECG 可以用于导管定位（证据级别 V）[11]。2020 年美国麻醉医师协会发布的《中心静脉通路操作指南》以 A2 类证据推荐 IV-ECG 用于导管尖端位置定位[21]。2019 版《中心静脉血管通路装置安全管理专家共识》推荐 PICC 导管尖端位于上腔静脉下 1/3 为理想位置。研究显示导管末端位于上腔静脉、右心房或位于横膈膜水平以上的高下腔静脉的患者并发症发生率低于非以上位置的患者[46]。

2.2 CVC 导管尖端的合理位置 CVC 导管尖端建议放置在上腔静脉的下 1/3 和右心房的上 1/3 之间,以防止血栓形成。此外,置入完成后需检查导管的位置[13]。建议在手术过程中检查导管尖端的位置,否则应采用术后胸部 X 线片验证是否处于正确的位置[10,47]。

3. 中心静脉血管通路常见并发症预防和处理

3.1 植入式静脉输液港常见并发症预防和处理 静脉输液港植入术并发症包括术中和术后发症,术后并发症以术后 30 天为界,30 天以内为早期并发症,> 30 天为延期并发症。超声引导下颈内静脉穿刺相比于其他静脉的操作相对容易、并发症更少、手术更加安全[12]。穿刺过程中发生小量气胸时,首选临床观察,定期复查胸部 X 线片,大量气胸时可行胸腔闭式引流。出现血胸后应立即停止穿刺置管,监测生命体征,同时行胸腔穿刺引流。误穿动脉后局部压迫穿刺点直至出血停止。

静脉输液港植入前预防性应用抗生素以降低相关血流感染并发症这一做法缺少证据支持,专家组不推荐常规使用抗生素预防感染[12,23]。导管相关性血流感染发病机制主要原因是细菌在血管内导管的定植,穿刺部位皮肤菌群定植导管尖端是常见原因。典型表现为使用或维护静脉输液港后患者出现寒战、高热、白细胞升高等表现。怀疑导管相关性血流感染时,应暂停使用静脉输液港,同时抽取港体内和外周血做血培养和药敏试验,根据试验结果选用敏感抗生素全身治疗,使用"抗生素锁定疗法"(将抗生素注入并保留在港座及导管内,常规应用时间不超过 3 天)进行封管。经抗感染治疗(通常不超过 5 天)无效后,应立即取出静脉输液港[12,23]。静脉输液港导管相关性血栓主要是指导管外壁或导管内通路中血凝块的形成。大多数导管相关性血栓无明显临床症状,常在使用或维护过程中发现输液速度降低，回抽导管内无回血。预防措施包括：正确护理、注意无菌操作及避免术中反复穿刺导致的血管内膜损伤、注意导管尖端位置正确。一旦明确为导管相关性血栓，首选抗凝治疗，大多数指南建议初始治疗的抗凝药物首选低分子量肝素或利伐沙班[12,23-24]，一般不推荐溶栓治疗。临床认为保守治疗无效必须拔除导管时，抗凝治疗应至拔除导管后至少3个月。预防性抗凝治疗对预防导管相关性血栓疗效及副作用不明确，专家组不推荐预防性抗凝。导管阻塞是由于导管扭曲夹闭管腔或血凝块及其他物质沉积管腔，导致输液不畅或回抽血困难，通过定期肝素冲洗管腔和正压封管技术可以降低导管的阻塞率。血栓性堵塞处理方法：根据临床观察和体会，可以考虑给予尿激酶（5 000U/ml，2～5ml）正压封管，30～120分钟后抽出，重复上述步骤。纤维蛋白鞘是覆盖于植入导管表面的含有由纤维蛋白血栓进一步发展而成的血管化纤维结缔组织，通常包裹着导管外壁及导管端孔，可引起导管功能丧失。静脉造影是确诊纤维蛋白鞘形成的主要方法。溶解纤维蛋白鞘常用药物包括：尿激酶、链激酶和阿替普酶等。导管断裂和移位是罕见但严重的晚期并发症之一，导管断裂发生率为0.1%～2.1%，可能危险因素包括导管的长期使用和重复操作，制造缺陷及材料老化、降解。经锁骨下静脉穿刺途径时，夹闭综合征是发生断裂的主要原因。导管移位首发表现为导管功能障碍，移位的导管须采用介入技术处理，避免血栓栓塞。

　　静脉输液港植入的术中并发症还包括：心律失常、胸导管损伤、神经损伤、导管移位、导管无法植入等；术后并发症还包括：感染或非感染原因导致的皮肤软组织损伤、导管断裂或破裂、导管异位、药物外渗等，由于发生率相对较低，并且相关的概念、发生机制或临床处理没有形成统一意见，参考文献较少证据等级较低，没有在本指南中详细说明。

3.2 PICC 常见并发症预防和处理   对于 PICC 常见的机械性静脉炎，建议置管前对患者进行心理护理，预冲导管并且在送管时动作轻柔。在 PICC 置管后建议抬高患肢并对肿胀部位进行热敷、药物涂抹［多磺酸粘多糖乳膏（喜辽妥）］、理疗（紫外线照射），可适当增加手指的精细动作（握拳、松拳）训练，避免肘关节的过度活动；抬高患肢，促进静脉的回流，以利于减轻症状。预防及治疗细菌性静脉炎需严格无菌操作，如有细菌性静脉炎表现应进行血培养，并及时给予抗生素，必要时拔除 PICC 导管。患者出现血栓性静脉炎时应有专科医师会诊，制动，禁忌按摩与热敷血栓侧肢体，抬高患肢 30°；每日测量上臂臂围，观察患肢肿胀、麻木、皮温、颜色及疼痛情况；50% 硫酸镁溶液 200ml 联合地塞米松 20mg 混合液湿敷，配合多磺酸粘多糖乳膏（喜辽妥）外涂或七叶皂凝胶 20g 联合地塞米松 20mg 混合液外涂交替使用[48]；同时用肝素稀释液冲管或遵医嘱行尿激酶溶栓；若情况严重或肢体肿胀不能消失，需拔除 PICC 导管。导管堵塞应首先明确导管末端位置是否正确，是否打折。若导管末端位置正确，对导管进行脉冲式冲管，同时尽量降低胸腔压力。血凝性导管堵塞可以考虑给予尿激酶（5 000U/ml，2～5ml）正压封管，30～120 分钟后抽出[49]，必要时拔除 PICC 导管。预防非血栓性导管堵塞要求保证正确冲管，合理输入药物及掌握药物配伍禁忌。一旦发生非血栓性导管堵塞，解除导管阻塞的药物因病因不同而有区别，如由脂肪乳引起应选择 75% 乙醇，药物沉积引起应根据药物的酸碱度选择弱酸性液或碳酸氢钠等[9]。预防导管相关性感染需做好无菌防护，对导管穿刺位置固定妥当，使用 PICC 时限制输入完全肠外营养（total parenteral nutrition, TPN）的导管输入其他药物。一旦发生导管相关性感染，尽早进行血培养，局部伴有感染者每天换药，同时局部或全身使用抗生素，必要时拔除 PICC 导管。出现 PICC 导管脱出应缝合固定导管。预防导管脱出的措施包括换药方法正确、动作轻柔；同时护士对患者宣教以及专业护士操作同等重要。

3.3 CVC 常见并发症预防和处理　穿刺部位出血或血肿,局部压迫即可。误穿动脉常见于颈动脉及锁骨下动脉,应立即拔除穿刺针,指压 20 分钟,否则易发生血肿。锁骨下静脉穿刺易出现气胸及血气胸,发生后可按一般气胸处理。预防此并发症主要在于避免穿刺点过低,避免扩皮器进入太深。空气栓塞少见,但可致命,一旦发生,应紧急抢救,患者取左侧卧位头低位,给予呼吸循环支持,高浓度吸氧,同时经皮行右心房或右心室穿刺抽气。导管感染主要见于股静脉穿刺,一旦确诊应立即拔除导管,并作细菌培养,应用抗生素治疗。

4. 中心静脉血管通路维护

4.1 植入式静脉输液港的维护　静脉输液港的植入和 / 或维护、监测等工作应由具有输液治疗教育背景、接受过培训并考核合格的个人和 / 或团队承担,这样可以降低导管相关血流感染的发生率。使用无损伤针可以保护注射座的穿刺硅胶隔膜,确保静脉输液港的使用寿命。目前,较少研究探讨静脉输液港无损伤针的更换频率及最长留置时间,相关证据不足,但我国的卫生行业标准规定持续输液时应每 7 天更换一次无损伤针,有助于皮肤愈合和预防局部感染。穿刺后必须通过抽吸回血评估导管的通畅情况,以确保导管位置及其功能正常。如遇到阻力或抽不出回血的情况,排除导管夹闭、导管反折或敷料影响等外部原因后,可尝试让患者变换体位、抬高置港侧肢体等方法,也可尝试输注0.9% 生理盐水进行观察,输液通畅可继续使用;内部原因如导管断裂、导管异位和血栓形成等需要通过胸部 X 线片、超声等方式进行排查。

穿刺后无损伤针针翼及延长管需使用无菌敷料进行固定和保护,以避免该部位受到污染。如穿刺点存在渗血、渗液等情况,可使用无菌纱布覆盖进行吸收。无菌透明敷料应至少每7天更换一次,无菌纱布敷料应至少每2天更换一次,若出现潮湿、松动、污染的情况应及时更换。建议至少使用10ml注射器来评估静脉通路装置的功能,因为较大直径的注射器产生的注射压力较低,有利于保护导管。脉冲式手法可以使导管腔内产生涡流,增加冲洗效果;正压封管可以避免导管尖端的血液回流形成血栓。但是,需要更多的临床研究对脉冲式冲管手法的真实效果提供依据。关于治疗间歇期进行静脉输液港冲、封管维护的频率,我国卫生行业标准规定,静脉输液港在治疗间歇期应至少每4周维护一次。

4.2 PICC的维护 PICC的维护、监测等工作应由具有输液治疗教育背景、接受过培训并考核合格的个人和/或团队承担,这样可以降低PICC相关并发症的发生。PICC置入后要求第一个24小时必须换药[50],以后伤口愈合良好、无感染、渗血时,每7天更换敷料一次[30]。如伤口敷料松动、潮湿,应随时更换。若穿刺部位有红肿、皮疹、渗出、过敏等异常情况,可缩短更换敷料时间,并要连续观察局部变化情况[31]。每次更换敷料时应严格执行无菌操作,贴膜要自下向上撕取,并注意固定导管,防止脱管。肝素帽或无针接头应至少7天更换一次[51]。2014年我国卫生部颁布了最新的静脉输液治疗行业标准,明确规定了中心静脉导管(包括PICC)都必须通过抽回血来确定导管在血管内。根据INS2016版《输液治疗实践标准》冲管与封管的标准[51],每次输液之前,推荐使用不含防腐剂的0.9%氯化钠溶液冲洗血管通路装置,并抽回血,以评估导管功能,预防并发症。冲管和封管时的冲洗均要遵循SASH原则[32](S指生理盐水,A指药物注射,H指肝素盐水)。脉冲式冲管[33]:使用10ml以上注射器冲管,边冲边停顿,使生理盐水在导管内形成小漩涡,以利于将导管内的残留药液冲洗干净。

正压封管技术[34]：脉冲式推注封管液剩 0.5～1ml 时，一边推封管液，一边拔针头，推液速度大于拔针速度，确保留置导管内充满封管液，使导管内无药液或血液，以减少血液反流入管腔，降低堵管、导管相关性血流感染等风险。PICC 可用 0～10U/ml 的肝素溶液封管。

4.3 CVC 的维护　穿刺点每 2 天更换敷料，伤口敷料松动、潮湿或污染时，应随时更换[30]。输液或治疗完毕，用 5～10ml 浓度 0～10U/ml 的肝素溶液封管。输注血液制品、营养液、高浓度液体后需采用 20ml 生理盐水脉冲式冲管一次。24 小时持续补液患者需每日冲管一次。留置间歇期，可来福接头每周冲管一次，肝素帽封堵每日冲管一次。

5 中心静脉血管通路的取出

5.1 植入式静脉输液港的取出　已结束治疗但需长期保留者，可按上述正常维护程序，按时维护。对不需要保留或不适宜继续保留的输液港可手术取出。专家组认为早期乳腺癌患者在完成全身辅助治疗后即可取出输液港。静脉输液港取出后需查看装置是否完整，皮下隧道开口处可 8 字缝合，静脉穿刺处需压迫 5 分钟；清除注射座周围的纤维包膜组织，严密止血，缝合皮下组织和皮肤，无菌敷料覆盖手术切口[16-17]。

5.2 PICC 的取出　PICC 拔管时患者置于头低仰卧位或仰卧位，将导管出口部位（如颈部、手臂）置于低于患者心脏水平处[52]。拔管时指导患者屏住呼吸，在拔除导管的最后部分时进行 Valsalva 操作（深吸气后屏气，再用力做呼气动作），或在患者呼气末屏气状态下拔除[52]。导管拔除后确认其完整性。患者拔管后保持平卧 30 分钟，同时应用无菌敷料密闭穿刺点至少 24 小时，之后评估穿刺点愈合情况。

5.3 CVC 的取出　CVC 拔管时患者置于头低足高位或仰卧位，拔管前夹毕开关，嘱患者屏气后保持住,在拔除导管的最后部分时进行 Valsalva 操作[52],或在患者呼气末屏气状态下拔除,导管拔除后确认其完整性,操作者左手示指贴于皮肤进针点,中指、环指沿血管走行按压,按压止血后应以无菌纱布覆盖,无菌密闭性透明贴膜外贴(标记好时间,一般于 24 小时后去除),便于观察。拔管后患者需要静卧 30～60 分钟。

(执笔:马 力 葛智成 辛 灵 王影新 张彦收 唐甜甜

高国璇 刘 倩 赵 璇 刘运江 屈 翔)

附件 投票情况

本指南投票委员会成员共 36 名,均为乳腺外科医师(100%)。

参考文献

[1] MA L, GE Z C, XIN L, et al. Clinical practice guidelines for breast cancer implantable intravenous infusion ports: Chinese Society of Breast Surgery practice guidelines 2021 [J]. Chin Med J (Engl), 2021, 134(16): 1894-1896.

[2] ZHANG P, DU J, FAN C, et al. Utility of totally implantable venous access ports in patients with breast cancer [J]. Breast J, 2020, 26(2): 333-334.

[3] TAXBRO K, HAMMARSKJöLD F, THELIN B, et al. Clinical impact of peripherally inserted central

catheters vs implanted port catheters in patients with cancer: an open-label, randomised, two-centre trial [J]. Br J Anaesth, 2019, 122(6): 734-741.

[4] XU H, CHEN R, JIANG C, et al. Implanting totally implantable venous access ports in the upper arm is feasible and safe for patients with early breast cancer [J]. J Vasc Access, 2020, 21(5): 609-614.

[5] 王啟瑶, 莫霖, 李霞, 等. 颈内静脉与锁骨下静脉植入静脉输液港的有效性和安全性的 Meta 分析 [J]. 解放军护理杂志, 2018, 35(22): 34-39, 47.

[6] KATO K, IWASAKI Y, ONODERA K, et al. Totally implantable venous access port via the femoral vein in a femoral port position with CT-venography [J]. J Surg Oncol, 2016, 114(8): 1024-1028.

[7] MERRER J, DE JONGHE B, GOLLIOT F, et al. Complications of femoral and subclavian venous catheterization in critically ill patients: a randomized controlled trial [J]. Jama, 2001, 286(6): 700-707.

[8] PARIENTI J J, THIRION M, MéGARBANE B, et al. Femoral vs jugular venous catheterization and risk of nosocomial events in adults requiring acute renal replacement therapy: a randomized controlled trial [J]. Jama, 2008, 299(20): 2413-2422.

[9] GORSKI, LISA A. Infusion nursing standards of practice [J]. J Infus Nurs, 2007, 30(3): 151-152.

[10] PITTIRUTI M, HAMILTON H, BIFFI R, et al. ESPEN Guidelines on Parenteral Nutrition: central venous catheters (access, care, diagnosis and therapy of complications) [J]. Clin Nutr (Edinburgh, Scotland), 2009, 28(4): 365-377.

[11] 中华人民共和国国家卫生健康委员会. 静脉治疗护理技术操作规范 (WS/T 433-2013) [EB/OL].

(2013-11-14) [2021-08-13].http://www.nhc.gov.cn/ewebeditor/uploadfile/2014/12/20141212142815390.PDF.

[12] SOUSA B, FURLANETTO J, HUTKA M, et al. Central venous access in oncology: ESMO Clinical Practice Guidelines [J]. Ann Oncol, 2015, 26 (Suppl 5): 152-168.

[13] WYER N. Parenteral nutrition: indications and safe management [J]. Br J Community Nur, 2017, 22 (Suppl 7): S22-S28.

[14] BISHOP L, DOUGHERTY L, BODENHAM A, et al. Guidelines on the insertion and management of central venous access devices in adults [J].Int J Lab Hematol, 2007, 29 (4): 261-278.

[15] GLAUSER F, BREAULT S, RIGAMONTI F, et al. Tip malposition of peripherally inserted central catheters: a prospective randomized controlled trial to compare bedside insertion to fluoroscopically guided placement [J]. Eur Radiol, 2017, 27 (7): 2843-2849.

[16] GEBHARD R E, SZMUK P, PIVALIZZA E G, et al. The accuracy of electrocardiogram-controlled central line placement [J]. Anesth Analg, 2007, 104 (1): 65-70.

[17] MCGEE W T, ACKERMAN B L, ROUBEN L R, et al. Accurate placement of central venous catheters: a prospective, randomized, multicenter trial [J]. Crit Care Med, 1993, 21 (8): 1118-1123.

[18] YIN Y X, GAO W, LI X Y, et al. Insertion of peripherally inserted central catheters with intracavitary electrocardiogram guidance: a randomized multicenter study in China [J]. J Vasc Access, 2019, 20 (5): 524-529.

[19] LI A, JIAO J, ZHANG Y, et al. A randomized controlled study of bedside electrocardiograph-guided

tip location technique & the traditional chest radiography tip location technique for peripherally inserted central venous catheter in cancer patients [J]. Indian J Med Res, 2018, 147(5): 477-483.

[20] YUAN L, LI R, MENG A, et al. Superior success rate of intracavitary electrocardiogram guidance for peripherally inserted central catheter placement in patients with cancer: a randomized open-label controlled multicenter study [J]. PLoS One, 2017, 12(3): e0171630.

[21] Practice Guidelines for Central Venous Access 2020: An updated report by the American Society of Anesthesiologists Task Force on central venous access [J]. Anesthesiology, 2020, 132(1): 8-43.

[22] WU S Y, LING Q, CAO L H, et al. Real-time two-dimensional ultrasound guidance for central venous cannulation: a meta-analysis [J]. Anesthesiology, 2013, 118(2): 361-375.

[23] 刘运江, 屈翔, 葛智成, 等. 乳腺癌植入式静脉输液港临床应用专家共识及技术操作指南(2017版)[J]. 中国实用外科杂志, 2017, 37(12): 1377-1382.

[24] KOVACS M J, KAHN S R, RODGER M, et al. A pilot study of central venous catheter survival in cancer patients using low-molecular-weight heparin(dalteparin) and warfarin without catheter removal for the treatment of upper extremity deep vein thrombosis(The Catheter Study) [J]. J Thromb Haemost: JTH, 2007, 5(8): 1650-1653.

[25] GORSKI L A, HADAWAY L, HAGLE M E, et al. Infusion therapy standards of practice, h Edition [J]. J Infus Nurs, 2021, 44(Suppl 1):S1-S224.

[26] O' GRADY N P, ALEXANDER M, BURNS L A, et al. Guidelines for the prevention of intravascular

catheter-related infections [J]. Clin Infect Dis, 2011, 52(9): e162-e193.

[27] ROBINSON M K, MOGENSEN K M, GRUDINSKAS G F, et al. Improved care and reduced costs for patients requiring peripherally inserted central catheters: the role of bedside ultrasound and a dedicated team [J]. JPEN J Parenter Enteral Nutr, 2005, 29(5): 374-379.

[28] SIMCOCK L, HONS B. No going back: advantages of ultrasound-guided upper arm PICC placement [J]. Journal of the Association for Vascular Access, 2008, 13(4): 191-197.

[29] SHIONO M, TAKAHASHI S, KAKUDO Y, et al. Upper arm central venous port implantation: a 6-year single institutional retrospective analysis and pictorial essay of procedures for insertion [J]. PloS one, 2014, 9(3): e91335.

[30] SCHREIBER S, ZANCHI C, RONFANI L, et al. Normal saline flushes performed once daily maintain peripheral intravenous catheter patency: a randomised controlled trial [J]. Arch Dis Child, 2015, 100(7): 700-703.

[31] GORSKI L A. The 2016 Infusion therapy standards of practice [J]. Home Healthc Now, 2017, 35(1): 10-18.

[32] BOWERS L, SPERONI K G, JONES L, et al. Comparison of occlusion rates by flushing solutions for peripherally inserted central catheters with positive pressure Luer-activated devices [J]. J Infus Nurs, 2008, 31(1): 22-27.

[33] LENZ J R, DEGNAN D D, HERTIG J B, et al. A review of best practices for intravenous push medication administration [J]. J Infus Nurs, 2017, 40(6): 354-358.

[34] Institute for Safe Medication Practice (ISMP). ISMP Safe pracetice guidelines for adult IV push medications[EB/OL]. (2015-07-23) [2022-04-08].http://www.ismp.org/tools/guidelines/IVSummitPush/IVPushMedGuidelines.pdf.

[35] LOVEDAY H P, WILSON J A, PRATT R J, et al. epic3: national evidence-based guidelines for preventing healthcare-associated infections in NHS hospitals in England [J]. J Hosp Infect, 2014, 86 (Suppl 1): S1-70.

[36] RUPP S M, APFELBAUM J L, BLITT C, et al. Practice guidelines for central venous access: a report by the American Society of Anesthesiologists Task Force on Central Venous Access [J]. Anesthesiology, 2012, 116(3): 539-573.

[37] 血管导管相关感染预防与控制指南(2021 版)[J]. 中国感染控制杂志, 2021, 20(4): 387-388.

[38] ESTRADA-OROZCO K, CANTOR-CRUZ F, LARROTTA-CASTILLO D, et al. [Central venous catheter insertion and maintenance: Evidence-based clinical recommendations] [J]. Rev Colomb Obstet Ginecol, 2020, 71(2): 115-162.

[39] CRUZ R P, PIRES R C, RODRIGUES N, et al. Central venous catheterization: An updated review of historical aspects, indications, techniques, and complications [J]. Transl Surg, 2017, 2(3): 66.

[40] VESELY T M. Central venous catheter tip position: a continuing controversy [J]. J Vasc Interv Radiol, 2003, 14(5): 527-534.

[41] CAERS J, FONTAINE C, VINH-HUNG V, et al. Catheter tip position as a risk factor for thrombosis

associated with the use of subcutaneous infusion ports [J]. Support Care Cancer, 2005, 13 (5) : 325-331.

[42] CADMAN A, LAWRANCE J A, FITZSIMMONS L, et al. To clot or not to clot? That is the question in central venous catheters [J]. Clin Radiol, 2004, 59 (4) : 349-355.

[43] COLLIER P E, RYAN J J, DIAMOND D L. Cardiac tamponade from central venous catheters. Report of a case and review of the English literature [J]. Angiology, 1984, 35 (9) : 595-600.

[44] CHABANIER A, DANY F, BRUTUS P, et al. Iatrogenic cardiac tamponade after central venous catheter [J]. Clin Cardiol, 1988, 11 (2) : 91-99.

[45] PETERSEN J, DELANEY J H, BRAKSTAD M T, et al. Silicone venous access devices positioned with their tips high in the superior vena cava are more likely to malfunction [J]. Am J Surg, 1999, 178 (1) : 38-41.

[46] RACADIO J M, DOELLMAN D A, JOHNSON N D, et al. Pediatric peripherally inserted central catheters: complication rates related to catheter tip location [J]. Pediatrics, 2001, 107 (2) : E28.

[47] GAVIN N C, BUTTON E, CASTILLO M I, et al. Does a Dedicated Lumen for Parenteral Nutrition Administration Reduce the risk of catheter-related bloodstream infections? A systematic literature review [J]. J Infus Nurs, 2018, 41 (2) : 122-130.

[48] 邓健, 徐廷惠, 李成琳, 等. PICC 导管在肿瘤大剂量化疗中的应用及护理 [J]. 护士进修杂志, 2001, 16 (9):672-673.

［49］袁丽, 罗艳, 许蓉芳, 等. 不同浓度尿激酶及停留时间对 PICC 堵管再通效果的体外模拟研究 [J]. 护士进修杂志, 2018, 33(11): 973-977.

［50］WHITING D, DINARDO J A. TEG and ROTEM: technology and clinical applications [J]. Am J Hematol, 2014, 89(2): 228-232.

［51］GORSKI L A, HADAWAY L, HAGLE M E, et al. Infusion therapy standards of practice [J]. Home Healthc Now, 2016, 39(1): S1-S159.

［52］FEIL M. Reducing risk of air embolism associated with central venous access devices [J]. Situations, 2012, 56(18): 24.

第十四章
可视化经皮穿刺乳腺组织定位标记夹临床实践指南

  乳腺组织定位标记夹（breast tissue marker clip）是一种在超声、X线及磁共振成像（magnetic resonance imaging，MRI）下可见的组织标记物，通常由纯金属或金属联合高分子材料制成，可在超声或X线引导下精准标记定位乳腺原发病灶及腋窝转移淋巴结[1-3]。为进一步规范经皮穿刺乳腺组织定位标记夹的临床应用，中华医学会外科学分会乳腺外科学组通过意见征集与专家讨论确定了乳腺组织定位标记夹临床实践的关键问题，参照GRADE系统对相关证据进行评价，结合中国国情下，制定本指南，旨在为中国乳腺外科医师临床工作提供参考。

一、推荐意见

1. 组织标记夹置入定位适应证

适应证	证据等级	推荐强度
1.1　乳腺原发灶适应证		
1.1.1　不可触及乳腺可疑病灶,拟行开放手术活检[4-7]	Ⅱ类	A级
1.1.2　不可触及乳腺癌病灶,拟行保留乳房手术[8-11]	Ⅰ类	A级
1.1.3　乳腺癌拟实施新辅助治疗,且拟行保乳手术[12-14]	Ⅰ类	A级
1.2　腋淋巴结适应证		
腋淋巴结穿刺病理证实转移(pN_1),拟行新辅助治疗[15]	Ⅰ类	A级

2. 组织标记夹置入定位禁忌证

禁忌证	证据等级	推荐强度
2.1　合并全身性疾病、精神障碍或主观原因无法配合[15-17]	Ⅰ类	A级
2.2　合并严重出血性疾病或凝血功能障碍[15-17]	Ⅰ类	A级
2.3　邻近乳房假体或存在局部感染的病灶[15-17]	Ⅰ类	A级

3. 组织标记夹定位相关临床问题

临床问题	证据等级	推荐强度
3.1 组织标记夹放置数量		
3.1.1 乳腺靶病灶中心放置 1 枚[10,12]	Ⅱ类	A级
3.1.2 转移腋淋巴结中心放置 1 枚[15-18]	Ⅰ类	A级
3.2 组织标记夹置入影像学引导方法		
3.2.1 超声引导放置[10,19-21]	Ⅰ类	A级
3.2.2 X线引导放置[19,22]	Ⅰ类	A级
3.3 术前组织标记夹定位方法		
3.3.1 导丝[18,23]	Ⅰ类	A级
3.3.2 注射染料[22,24]	Ⅰ类	A级
3.3.3 放射性核素示踪剂[16,19,25]	Ⅰ类	A级
3.4 术中组织标记夹确认 术中X线片[7,26-27]	Ⅰ类	A级
3.5 新辅助治疗组织标记夹放置时机		
3.5.1 新辅助治疗前,乳腺癌原发灶病理学确诊后[12-14]	Ⅰ类	A级
3.5.2 新辅助治疗前,腋窝转移淋巴结病理学确诊后[15-18]	Ⅰ类	A级

二、讨论

随着乳腺疾病筛查工作的广泛开展及影像技术的不断进步,不可触及乳腺可疑病灶在临床上逐渐多见,其中 20%~50% 为恶性病变[28]。在不可触及乳腺可疑病灶中置入组织标记夹,有助于乳腺外科医师后续进行随访及开放手术活检[4-7]。专家组推荐将拟行开放手术活检的不可触及乳腺可疑病灶作为组织标记夹置入适应证。

对于不可触及乳腺癌病灶的精准定位是保乳手术的前提,利用组织标记夹对不可触及乳腺癌病灶定位可提高切缘阴性率至 90%[10],有效降低二次切除率,在保证保乳安全性的基础上减少了切除的范围[8-9,11]。专家组推荐将拟行保留乳房手术的不可触及乳腺癌病灶作为组织标记夹置入适应证。

在新辅助治疗方面,乳腺癌新辅助治疗后影像学评价完全缓解率可达 20%~57%[26],新辅助治疗后瘤床定位问题受到广泛关注,回顾性研究显示在新辅助治疗前乳腺原发灶放置组织标记夹有助于术中识别瘤床,提高新辅助治疗后手术切缘阴性率和保乳率,5 年随访结果显示,组织标记夹组局部复发率低于对照组[12-14]。因此,专家组推荐对乳腺癌拟实施新辅助治疗且拟行保乳手术患者行乳腺癌原发灶组织标记夹置入。

精准切除腋窝转移淋巴结是重要的外科问题,功能性腋淋巴结切除日益受到关注,《NCCN 乳腺癌临床实践指南》指出,通过新辅助治疗达到肿瘤降期并避免腋淋巴结清扫是乳腺癌新辅助治疗的目的之一[29]。ACOSOG Z1071、MARI、ILINA 等研究结果显示,靶向腋淋巴结切除(targeted axillary dissection, TAD)技术具有可行性,研究提示同时切除腋窝前哨淋巴结和标记淋巴结可以准确反映腋淋巴结状况(假阴性率为 2%~7%),并降低术后上肢淋巴水肿、疼痛发生率[15-18,30]。专家组建议穿刺病理证实腋淋巴结转移(pN_1)且拟行新辅助治疗的患者可考虑在新辅助治疗前选择组织标记夹标记腋窝转移淋巴结,为后续实现靶向腋淋巴结切除手术提供机会。

组织标记夹置入定位的禁忌证应依据外科手术及超声引导乳腺病灶和区域淋巴结穿刺活检术前评估原则制订,并参考已发表的组织标记夹Ⅲ期临床试验患者排除标准[15-17]。专家组推荐如下情况作为组织标记夹置入禁忌证:①包括合并严重全身性疾病、精神障碍或主观原因无法配合;②合并严重出血性疾病或凝血功能障碍;③邻近乳房假体或存在局部感染的病灶。

文献报道,超声引导下放置组织标记夹较 X 线引导下放置具有更高的准确性[5,19,22,31]。专家组优先推荐超声引导下放置组织标记夹,X 线引导下放置作为可选方式。由于国内无相应上市产品,专家组暂不推荐 MRI 下放置组织标记夹。关于组织标记夹放置数量应兼顾定位准确性和费用问题[16,18],专家组建议乳腺原发灶和转移腋淋巴结中心各放置 1 枚[10,12,32]。

由于组织标记夹体积较小,文献报道 5%~20% 的组织标记夹术中发生无法定位并出现丢失问题[15],因此,术前在组织标记夹附近置入导丝[18]、注射染料[24]或同位素示踪剂[25]可提高术中组织标记夹检出率。考虑中国临床可操作性和设备可及性,专家组建议使用导丝或染料进行术前辅助组织标记夹定位。术中离体标本需肉眼切开可见或 X 线片[27]确认移除全部组织标记夹,专家组推荐使用专用 X 线摄影设备对离体标本进行术中确认。针对接受新辅助治疗患者组织标记夹放置时机有待于进一步探索。回顾性研究证据[12-14]证实新辅助治疗 2 周期评估有效的患者在原发灶放置组织标记夹具有卫生经济学优势[21,33]。已发表的Ⅲ期前瞻性临床研究建议拟行新辅助治疗的乳腺癌患者,应在穿刺病理证实腋淋巴结转移时即置入组织标记夹[15-18]。专家组目前推荐在新辅助治疗前对乳腺癌原发灶和病理学证实的腋窝转移淋巴结放置组织标记夹。

（执笔：陈武臻　姜晶鑫　孙姗姗　于秀艳　黄　建）

附件 1　投票情况

本指南投票委员会成员共 78 名,其中乳腺外科专业医师 66 人(84.6%),肿瘤内科专业医师 4 人(5.13%),医学影像科专业医师 3 人(3.85%),病理科专业医师 2 人(2.56%),放射治疗专业医师 1 人(1.28%),流行病学专业医师 2 人(2.56%)。

附件 2　可视化经皮穿刺乳腺定位标记夹置入技术操作意见

一、置入前准备

1. 术前准备及评估　①核对患者信息;②影像学资料完整;③无手术禁忌证;④签署知情同意书。
2. 体位选择　以方便操作为原则,推荐平卧位,需置入组织标记夹侧朝向操作医师。
3. 人员资质　实施组织标记夹置入的外科医师或超声、放射科医师应接受培训。
4. 置入前产品检查　组织标记夹产品无菌包装及其内容物完整无破损,产品有效期、各机械装置正常。

二、影像学引导组织标记夹置入

1. 置入流程(图 1)

(1)常规消毒铺巾,局部浸润麻醉;

(2)利用乳腺超声、X 线等影像学检查技术定位乳房或腋窝靶病灶;

(3)参照引导针上的刻度标记(以 1cm 为刻度),影像学技术直视下引导穿刺针至靶病灶,通常将引导针尖端置于目标病灶中心,并严格避开血管;

(4)按住引导针上激发按钮,置入组织标记夹;

(5)缓慢移除装置并恰当存放医疗废物。

置入操作结束时,利用乳腺超声、X 线或 MRI 等影像学检查,明确组织标记夹在靶病灶内,并作相应记录(尤其是存在多病灶时)。

2. 置入后记录 应在病历中记录组织标记夹品牌、型号、置入位置(如侧别、以乳头为中心的时点及离乳头距离)、穿刺时情况、时间和人员等,如置入多枚组织标记夹,需分别记录。

乳腺Breast	腋窝Axilla

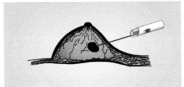

乳腺穿刺

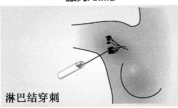

淋巴结穿刺

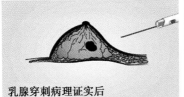

乳腺穿刺病理证实后

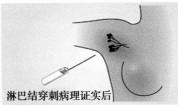

淋巴结穿刺病理证实后

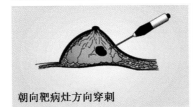

朝向靶病灶方向穿刺

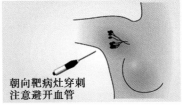

朝向靶病灶穿刺
注意避开血管

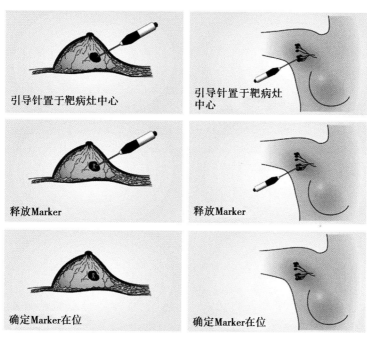

图 1 可视化经皮穿刺乳腺定位标记夹置入流程

参考文献

[1] THOMASSIN-NAGGARA I, LALONDE L, DAVID J, et al. A plea for the biopsy marker: how, why and why not clipping after breast biopsy？[J]. Breast Cancer Res Tr, 2012, 132(3): 881-893.

[2] SHAH A D, MEHTA A K, TALATI N, et al. Breast tissue markers: Why？What's out there？How do I choose？[J]. Clin Imaging, 2019, 55: 196-212.

[3] MEISSNITZER M, DERSHAW D D, LEE C H, et al. Targeted ultrasound of the breast in women with abnormal MRI findings for whom biopsy has been recommended [J]. Am J Roentgenol, 2009, 193(4): 1025-1029.

[4] BURBANK F, FORCIER N. Tissue marking clip for stereotactic breast biopsy: initial placement accuracy, long-term stability, and usefulness as a guide for wire localization [J]. Radiology, 1997, 205(2): 407-415.

[5] PHILLIPS S W, GABRIEL H, COMSTOCK C E, et al. Sonographically guided metallic clip placement after core needle biopsy of the breast [J]. AJR Am J Roentgenol, 2000, 175(5): 1353-1355.

[6] MARGOLIN F R, KAUFMAN L, DENNY S R, et al. Metallic marker placement after stereotactic core biopsy of breast calcifications: comparison of two clips and deployment techniques [J]. AJR Am J Roentgenol, 2003, 181(6): 1685-1690.

[7] RIEDL C C, JAROMI S, FLOERY D, et al. Potential of dose reduction after marker placement with full-field digital mammography [J]. Invest Radiol, 2005, 40(6): 343-348.

[8] SCHULZ-WENDTLAND R, HEYWANG-KÖBRUNNER S H, AICHINGER U, et al. Do tissue marker clips after sonographically or stereotactically guided breast biopsy improve follow-up of small breast lesions and localisation of breast cancer after chemotherapy？[J]. Rofo, 2002, 174(5): 620-624.

[9] RAHUSEN F D, BREMERS A J, FABRY H F, et al. Ultrasound-guided lumpectomy of nonpalpable breast cancer versus wire-guided resection: a randomized clinical trial [J]. Ann Surg Oncol, 2002, 9(10): 994-998.

[10] NURKO J, MANCINO A T, WHITACRE E, et al. Surgical benefits conveyed by biopsy site marking system using ultrasound localization [J]. Am J Surg, 2005, 190(4): 618-622.

[11] CORSI F, SORRENTINO L, SARTANI A, et al. Localization of nonpalpable breast lesions with sonographically visible clip: optimizing tailored resection and clear margins [J]. Am J Surg, 2015, 209(6): 950-958.

[12] KONEN J, MURPHY S, BERKMAN A, et al. Intraoperative ultrasound guidance with an ultrasound-visible clip: a practical and cost-effective option for breast cancer localization [J]. J Ultrasound Med, 2020, 39(5): 911-917.

[13] RULAND A M, HAGEMANN F, REINISCH M, et al. Using a new marker clip system in breast cancer: Tumark Vision® Clip-feasibility testing in everyday clinical practice [J]. Breast Care(Basel), 2018, 13(2): 116-120.

[14] OH J L, NGUYEN G, WHITMAN G J, et al. Placement of radiopaque clips for tumor localization

in patients undergoing neoadjuvant chemotherapy and breast conservation therapy [J]. Cancer, 2007, 110(11): 2420-2427.

[15] BOUGHEY J C, BALLMAN K V, LE-PETROSS H T, et al. Identification and resection of the clipped node decreases the false negative rate of sentinel lymph node surgery in patients presenting with node positive breast cancer(T0-T4, N1-2) who receive neoadjuvant chemotherapy-results from ACOSOG Z1071(Alliance)[J]. Ann Surg, 2016, 263(4): 802.

[16] DONKER M, STRAVER M E, WESSELING J, et al. Marking axillary lymph nodes with radioactive iodine seeds for axillary staging after neoadjuvant systemic treatment in breast cancer patients: the MARI procedure [J]. Ann Surg, 2015, 261(2): 378-382.

[17] CAUDLE A S, YANG W T, KRISHNAMURTHY S, et al. Improved axillary evaluation following neoadjuvant therapy for patients with node-positive breast cancer using selective evaluation of clipped nodes: implementation of targeted axillary dissection [J]. J Clin Oncol, 2016, 34(10): 1072.

[18] SISO C, DE TORRES J, ESGUEVA-COLMENAREJO A, et al. Intraoperative ultrasound-guided excision of axillary clip in patients with node-positive breast cancer treated with neoadjuvant therapy (ILINA Trial): a new tool to guide the excision of the clipped node after neoadjuvant treatment [J]. Ann Surg Oncol, 2018, 25(3): 784-791.

[19] CORSI F, BOSSI D, SARTANI A, et al. Radio-guided and clip-guided preoperative localization for malignant microcalcifications offer similar performances in breast-conserving surgery [J]. Breast J,

2019, 25 (5): 865-873.

[20] GENTILE L F, HIMMLER A, SHAW C M, et al. Ultrasound-guided segmental mastectomy and excisional biopsy using hydrogel-encapsulated clip localization as an alternative to wire localization [J]. Ann Surg Oncol, 2016, 23 (10): 3284-3289.

[21] CARMON M, OLSHA O, GEKHTMAN D, et al. Detectability of hygroscopic clips used in breast cancer surgery [J]. J Ultrasound Med, 2017, 36 (2): 401-408.

[22] SAKAMOTO N, OGAWA Y, TSUNODA Y, et al. Evaluation of the sonographic visibility and sonographic appearance of the breast biopsy marker (UltraClip®) placed in phantoms and patients [J]. Breast Cancer, 2017, 24 (4): 585-592.

[23] BALASUBRAMANIAN R, MORGAN C, SHAARI E, et al. Wire guided localisation for targeted axillary node dissection is accurate in axillary staging in node positive breast cancer following neoadjuvant chemotherapy [J]. Eur J Surg Oncol, 2020, 46 (6): 1028-1033.

[24] KIM W H, KIM H J, KIM S H, et al. Ultrasound-guided dual-localization for axillary nodes before and after neoadjuvant chemotherapy with clip and activated charcoal in breast cancer patients: a feasibility study [J]. BMC Cancer, 2019, 19 (1): 859.

[25] HELLINGMAN D, DONSWIJK M L, WINTER-WARNARS G O, et al. Feasibility of radioguided occult lesion localization of clip-marked lymph nodes for tailored axillary treatment in breast cancer patients treated with neoadjuvant systemic therapy [J]. EJNMMI Res, 2019, 9 (1): 94.

［26］ DASH N, CHAFIN S H, JOHNSON R R, et al. Usefulness of tissue marker clips in patients under-going neoadjuvant chemotherapy for breast cancer [J]. AJR Am J Roentgenol, 1999, 173(4): 911-917.

［27］ CHANG S, BROOKE M, CURETON E, et al. Rapid implementation of intraoperative ultrasonography to reduce wire localization in the permanente medical group [J]. Perm J, 2019, 23: 18-73.

［28］ GRAY R J, POCKAJ B A, GARVEY E, et al. Intraoperative margin management in breast-conserving surgery: a systematic review of the literature [J]. Ann Surg Oncol, 2018, 25(1): 18-27.

［29］ WILLIAM J G, BENJAMIN O A, JAME A, et al. Breast Cancer, Version 3. 2020, NCCN Clinical Practice Guidelines in Oncology [J]. J Natl Compr Canc Netw, 2020, 18(4): 452-478.

［30］ PLECHA D, BAI S, PATTERSON H, et al. Improving the accuracy of axillary lymph node surgery in breast cancer with ultrasound-guided wire localization of biopsy proven metastatic lymph nodes [J]. Ann Surg Oncol, 2015, 22(13): 4241-4246.

［31］ SONG S E, CHO N, HAN W. Post-clip placement MRI following second-look US-guided core biopsy for suspicious lesions identified on breast MRI [J]. Eur Radiol, 2017, 27(12): 5196-5203.

［32］ SCHULZ-WENDTLAND R, DANKERL P, BANI M R, et al. Evaluation of a marker clip system in sonographically guided core needle biopsy for breast cancer localization before and after neoadjuvant chemotherapy [J]. Geburtshilfe Frauenheilkd, 2017, 77(2): 169-175.

［33］ 白熠洲, 于俊平, 郭丽婧, 等. 乳腺癌新辅助治疗患者乳腺内病灶定位标记夹放置和取出的影响因素 [J]. 解放军预防医学杂志, 2019, 37(11): 10-11.

第十五章
早期乳腺癌前哨淋巴结活检手术临床实践指南

肿瘤外科根治性手术应以治愈肿瘤为目的的理念已经获得广泛共识[1]。1894 年，Halsted 创立乳腺癌根治术，通过切除患侧乳腺、胸大肌、胸小肌和腋淋巴结使乳腺癌 5 年生存率达到 40%[2]。进入 20 世纪以来，研究证实 Patey 手术和 Auchincloss 手术两种乳腺癌改良根治手术同样可以达到肿瘤治愈目的，并提高患者生活质量[3-4]。目前，Auchincloss 术式仍然是中国伴淋巴结转移早期乳腺癌患者的主要根治性手术方式。20 世纪 70 年代，Bernard Fisher 提出乳腺癌是全身性疾病的理论推动了乳腺癌临床实践的进步与发展[5-6]。2010 年，NSABP-B32 研究证实了腋窝前哨淋巴结活检（sentinel lymph node biopsy，SLNB）阴性豁免腋清扫的临床价值[7]。目前，保乳手术和 SLNB 手术已经作为乳腺癌根治性手术方式获得广泛认同。

SLNB 与腋淋巴结清扫术（axillary lymph node dissection，ALND）相比具有并发症少和创伤小的优势[8]。为规范开展早期乳腺癌 SLNB 临床实践，中华医学会外科学分会乳腺外科学组组织专家在"早期乳腺癌前哨淋巴结活检手术临床实践指南(2021版)"[9]基础上,基于临床研究证据,采用GRADE系统进行证据质量评价,结合中国乳腺外科临床实践的可及性,对指南进行了更新。本版指南为SLNB临床实践提供相关推荐意见,以期为国内乳腺外科医师临床工作提供参考。

一、推荐意见

1. SLNB定义　乳腺癌SLNB是指通过示踪剂标记手术切除前哨淋巴结(sentinel lymph node,SLN)并进行病理检查,以明确腋淋巴结状态的手术方式。目前,SLNB已经替代ALND成为SLN阴性乳腺癌患者腋窝手术的主要术式。

2. SLNB适应证

SLNB适应证		证据等级	推荐强度
2.1	早期浸润性乳腺癌,临床检查腋淋巴结阴性[7,10-11]	I类	A级
2.2	导管原位癌,临床不能除外伴有浸润癌[12-14]	I类	A级
2.3	新辅助治疗前 cN_0,新辅助治疗后 cN_0 [12-13,15-19]	I类	A级
2.4	新辅助治疗前 cN_1,新辅助治疗后 cN_0 [12-13,15-19]	I类	A级

3. SLNB 禁忌证

SLNB 禁忌证	证据等级	推荐强度
3.1 炎性乳腺癌[12-13,20]	I 类	A 级
3.2 浸润性乳腺癌,经穿刺活检确诊腋淋巴结转移,未经新辅助治疗直接手术者[12-13,21]	I 类	A 级
3.3 新辅助治疗前 cN+,新辅助治疗后仍为 cN+[12-13]	I 类	A 级
3.4 示踪剂过敏[12-13,21]	I 类	A 级

4. SLNB 示踪方法

SLNB 示踪方法	证据等级	推荐强度
4.1 核素法联合染料法[22-24]	I 类	B 级
4.2 核素法[25-26]	I 类	B 级
4.3 染料法[27]	I 类	A 级
4.4 荧光示踪法[28-30]	I 类	A 级

5. SLNB 时机

SLNB 时机 [12-13]		证据等级	推荐强度
5.1	初始手术患者直接进行 SLNB	I 类	A 级
5.2	新辅助治疗乳腺癌患者		
5.2.1	新辅助治疗前 SLNB	I 类	A 级
5.2.2	新辅助治疗后 SLNB		
	新辅助治疗前 cN_0	I 类	A 级
	新辅助治疗前 cN_1	I 类	B 级

6. 临床问题

临床问题			证据等级	推荐强度
6.1 示踪方法		示踪剂选择		
6.1.1	染料法	亚甲蓝 [21,27]	I 类	A 级
		纳米炭 [31-32]	I 类	A 级
		专利蓝 [23,27,33]	I 类	B 级
		异硫蓝 [22,27]	I 类	B 级
6.1.2	核素法	99mTc 标记的硫胶体 [23,34-36]	I 类	B 级

临床问题		证据等级	推荐强度
6.1.3 荧光法	吲哚菁绿[29-30,35,37]	I 类	A 级
6.2 示踪剂注射部位:患侧乳晕周围皮内或皮下 [a][38-39]		I 类	A 级
6.3 新辅助治疗患者 SLNB			
腋淋巴结状态	SLNB 选择		
6.3.1 初始 cN_0 患者	新辅助治疗前 SLNB[b][10,12-13,16,40-43]	I 类	A 级
	新辅助治疗后 SLNB[10,12-13,16,40-43]	I 类	A 级
6.3.2 初始 cN_1,新辅助治疗后转变为 cN_0 的患者	新辅助治疗后 SLNB[12-13,16,18-19,40,44-45]	I 类	A 级
	直接进行 ALND[12-13,16,18-19,40,44-45]	I 类	A 级
6.3.3 初始 > cN_1,新辅助治疗后转变为 cN_0 的患者	不进行 SLNB,直接进行 ALND[12-13,40]	I 类	A 级
6.3.4 初始 cN_+,新辅助治疗后仍为 cN_+ 的患者	不进行 SLNB,直接进行 ALND[12-13,40]	I 类	A 级

注:[a] 肿瘤实质内、肿瘤周围也可考虑作为示踪剂注射部位;注射部位需根据示踪剂使用说明。

[b] cN_0 患者新辅助治疗前 SLNB 可获得准确的腋淋巴结分期信息;N 分期影响患者综合治疗决策时,应在新辅助治疗前进行 SLNB。

7. 病理诊断

	病理诊断		证据等级	推荐强度
7.1	术中评价	采用快速冰冻病理切片检查[40,46-50]	I 类	A 级
7.2	术后评价	采用石蜡连续切片及免疫组织化学检查[40,51-53]	I 类	A 级

8. 不同 SLN 状态后续治疗

不同 SLN 状态后续治疗		证据等级	推荐强度
8.1 早期乳腺癌初始手术 SLNB			
8.1.1 SLN 阴性	不进行后续 ALND[10,12-13,42-43]	I 类	A 级
8.1.2 SLN 1～2 枚阳性	T_1～T_2,保乳手术,计划全乳放疗时,可以豁免 ALND[12-13,54-55]	I 类	A 级
	全乳切除,计划腋窝放疗时,可以豁免 ALND[56-57]	II 类	B 级
	ALND[a]	I 类	A 级
8.1.3 SLN ≥ 3 枚阳性	ALND[12,58-59]	I 类	A 级
8.2 新辅助治疗前 SLNB			
8.2.1 SLN 阴性	新辅助治疗后手术时仅进行乳房手术[12-13]	I 类	A 级

	不同 SLN 状态后续治疗	证据等级	推荐强度
8.2.2 SLN 阳性	新辅助治疗后手术时行 ALND[12-13]	Ⅰ类	A 级
8.3 新辅助治疗后 SLNB			
8.3.1 SLN 阴性 b	不进行后续 ALND[12,16,18,34,60]	Ⅰ类	A 级
8.3.2 SLN 阳性 c	ALND[12,16,18,34,60]	Ⅰ类	A 级

注:SLN. 前哨淋巴结;ALND. 腋淋巴结清扫。

a SLN 阳性且没有放疗计划或无法接受放疗时,不论手术方式,均应进行 ALND。直接进行 ALND 也是合理的选择。

b 中国 SLNB 临床实践中缺乏标准双示踪技术,因此,新辅助治疗前 cN_1 患者新辅助治疗后 SLN 阴性时,仍可以选择进行 ALND。

c 新辅助治疗后 SLN 内检出任何程度肿瘤细胞残留均应判定 SLN 阳性。

二、讨论

前哨淋巴结(SLN)的概念起源于阴茎癌的临床研究,定义为最先接受肿瘤区域淋巴引流和发生肿瘤转移的一个或一组淋巴结。20 世纪 90 年代初,Krag 等[36]应用放射性核素示踪法、Giuliano 等[61]应用异硫蓝染料示踪法进行乳腺癌 SLNB 获得成功。Milan 185 研究[11]、ALMANAC 研究[10]、NSABP B32 研究[42]奠定了 SLNB 在乳腺癌腋淋巴结分期手术中的地位,使 70% 左右的乳腺癌患者免于 ALND。国内 CBCSG-001 研究[62]得到了相同的结论。SLNB 与 ALND 相比具有并发症少和创伤小的优势[8]，已经成为乳腺癌腋淋巴结状态首选的评价方式[12]。同时，SLNB 也成为 SLN 阴性乳腺癌的根治性手术方式。

NCCN 指南及 CSCO 指南推荐早期浸润性乳腺癌腋淋巴结状态的临床评价方法包括临床体检、超声检查。体检未触及淋巴结即可认为 cN_0。超声检查可以观察淋巴结形状、测量淋巴结大小及皮质的厚度、明确血流情况。阴性淋巴结的超声图像特点包括淋巴结的形态规则、淋巴结门的结构存在、淋巴结皮质厚度一致且回声均匀、最大皮质厚度 < 3mm、淋巴门型血流[63]。专家组推荐采用超声检查作为乳腺癌腋淋巴结评价的首选影像学方法。

早期浸润性乳腺癌 cN_0 应优选 SLNB；空芯针穿刺活检诊断的乳腺导管原位癌患者，应当考虑到穿刺活检有低估肿瘤类型、漏检浸润癌的可能，因此，临床不能除外伴有浸润癌时仍应该进行 SLNB。

核素联合染料双示踪法得到广泛认同[64]，专家组推荐有条件的医院开展双示踪法 SLNB。同时，应注意术者必须具有放射性核素使用资质。由于专利蓝、异硫蓝尚未在我国获得临床批准，且核素的临床应用受到严格的管理，在国内尚无法广泛开展，因此中国多选择亚甲蓝、纳米炭、吲哚菁绿作为 SLNB 示踪剂。其中，亚甲蓝[65]和纳米炭[66]示踪 SLNB 检出率和假阴性率得到临床证实。专家组推荐亚甲蓝[67]及纳米炭用于早期乳腺癌 SLNB，技术操作要点见附录。吲哚菁绿联合亚甲蓝也是 SLNB 合理的示踪方法[28,35]，专家组推荐条件许可情况下应用荧光联合染料法示踪以提高检出率[68-69]。

第 8 版 AJCC 乳腺癌分期对 SLN 检出数目及状态判定有明确规定[70]。其中，乳腺癌 SLNB 检出淋巴结数目小于 6 枚时才能被定义为前哨淋巴结并使用 "sn" 的脚注进行标注。SLN 状态定义见附录。

文献报告 SLNB 临床假阴性率多 < 10%[10-11, 42]。外科医师应当接受培训以减少手术操作相关的 SLNB 临床假阴性率[71]。在中国临床实践中，采用术中冰冻病理检查是 SLNB 术中主要的病理评价方法。文献报道病理假阴性率也在 10% 左右[72]，专家组认为现阶段术中采用冰冻病理评价 SLN 状态适合中国国情。术后 SLN 病理检查应采用石蜡连续切片及免疫组织化学检查，专家组建议参照美国病理协会标准严格实施标本取材、规范病理报告流程[51]，以降低 SLNB 病理假阴性率。不推荐术中常规使用免疫组织化学染色进行 SLN 状态判定。

研究显示，$T_1 \sim T_2$ 乳腺癌接受保乳手术且 $1 \sim 2$ 枚 SLN 阳性患者，在术后辅助全乳放疗的条件下可豁免 ALND，且 DFS 和 OS 不受影响[55, 73]，专家组同意对此类患者免于 ALND。对于 SLN $1 \sim 2$ 枚阳性且接受乳房全切患者是否可以通过辅助放疗而豁免 ALND 缺乏研究证据，专家组认为应慎重选择豁免 ALND。对于 SLN 阳性且不能接受术后放疗的患者，无论手术方式如何均应接受 ALND。专家组认为，结合中国 SLNB 临床实践特点，新辅助化疗后 SLN 检出任何程度肿瘤细胞残留均应判定阳性[74]，推荐实施 ALND。

研究证实，新辅助治疗前 cN_0 患者在新辅助治疗后行 SLNB 是安全的[75]。专家组同意初始 cN_0 患者可以根据具体情况选择在新辅助治疗前、后进行 SLNB。其中，SLN 状态对患者整体治疗决策有重要意义时，优先选择新辅助治疗前进行 SLNB[12]。

研究证实，新辅助治疗后 SLNB 检出率和假阴性率符合临床安全性的要求[17-19]。文献报道，初始 cN_1 患者新辅助治疗后 SLNB 使用双示踪技术、检出 ≥ 2 枚阴性 SLN 时可以免于 ALND[76-77]。由于中国多数医疗机构尚不能选择异硫蓝联合核素双示踪技术进行 SLNB,因此,专家组认为中国临床医师应持谨慎的态度。

保乳手术联合 SLNB 患者术后出现同侧乳房局部复发接受手术治疗时能否再次进行 SLNB 尚存争议,专家组认为通过 ALND 进行腋淋巴结分期更安全可靠。

随着新的循证医学证据不断出现,SLNB 的相关理念也在不断更新,并影响具体的临床实践,使患者在保证肿瘤治疗安全性的前提下,减少手术并发症的发生,从而改善生活质量。

(执笔:叶京明　郭宝良　刘倩　马菲　刘泓金　邬茜　辛灵

程元甲　张虹　张爽　段学宁　张建国　刘荫华)

附件 1　投票情况

本指南投票委员会成员共 37 名,均为乳腺外科医师(100%)。

附件 2　早期乳腺癌亚甲蓝染料法前哨淋巴结活检技术操作意见

人类毛细血管内皮细胞排列相对紧密,内皮细胞间隙仅为 30~50nm,而毛细淋巴管内皮细胞排列间隙较大,为 100~500nm。因此,SLNB 染料示踪剂直径过小不仅会同时进入毛细血管和血液循环,还容易在淋巴管和淋巴结扩散,造成下一级淋巴结染色而影响 SLNB 准确性。而选择直径

50～200nm 的染料作为示踪剂具有在淋巴系统特异性聚集、不易进入毛细血管的优点。同时,较大直径的染料在 SLN 中停留时间更长,容易满足完成手术操作的时间需求。

亚甲蓝(methylene blue, MB)是一种芳香杂环化合物。其化学名称为 3, 7- 双(二甲氨基)吩噻嗪 -5- 翁氯化物,分子量为 319.858。又称亚甲基蓝、次甲基蓝、次甲蓝、美蓝、品蓝。常用于化学指示剂、染料、生物染色剂和药物使用。经静脉注射后基本不经过代谢即随尿排出。

《中华人民共和国药典》规定亚甲蓝用于皮内和静脉注射,不能皮下、肌内或鞘内注射,前者可引起坏死,后者可引起瘫痪[78]。同时,文献报道亚甲蓝可能导致过敏[79]及胎儿畸形,妊娠期乳腺癌患者使用有争议[80],另有个案报道使用亚甲蓝引起 5- 羟色胺综合征(5-hydroxytrypta-mine syndrome)[81]。亚甲蓝通过淋巴管的时间为 5～15 分钟,其分子量小,不是最佳的淋巴示踪染料。但是,由于价格便宜、易于获得,国内较多医院仍将其作为 SLNB 示踪剂。

1. 术前准备　确认患者无手术禁忌证,腋窝备皮;签署知情同意书。

2. 体位选择　推荐平卧位,患侧上肢外展 90° 并外旋置于手术床托手板或平桌上,充分暴露腋窝。

3. 操作过程

(1)消毒:常规消毒。

(2)麻醉:与乳房手术同时进行 SLNB 采用全身麻醉;单纯进行 SLNB 可酌情采用局部浸润麻醉或全身麻醉。

(3)染料注射:乳晕区淋巴管丰富,推荐在乳晕外上选取 1～3 个注射点,推荐使用 1ml 注射器,注射总量 0.1～0.5ml,皮内注射,注射时适当加压并形成皮丘,可以见到皮内网状淋巴网管树枝状显色。

适当按压后可开始手术。

（4）腋窝切口选择：切口位置对于准确寻找蓝染 SLN 至关重要。推荐体表定位前界为胸大肌外侧缘，后界为背阔肌前缘，在腋毛区下缘做沿皮纹切口，长 4～5cm。切口位置过高可能超过 SLN 水平而找不到蓝染淋巴管；切口位置过低则需要沿蓝染淋巴管解剖更长路径才能找到 SLN。乳房全切除术也可以在完成乳房上皮瓣游离后，沿皮下蓝染淋巴管解剖至腋窝后完成 SLNB。

（5）手术要点：浅表淋巴管位于真皮层深方，逐渐向腋窝方向回流而进入浅筋膜深层，最终深入喙锁胸筋膜深层并汇入腋淋巴结。因此，切口位置较低时往往在切开皮肤及皮下脂肪后即可见到蓝染淋巴管，而切口位置较高时需要切开浅筋膜深层后才可见到蓝染淋巴管甚至只能找到蓝染淋巴结。沿蓝染淋巴管向腋窝方向解剖，即可找到蓝染 SLN。切断蓝染淋巴管，连同周围少量脂肪组织完整切除 SLN，同时，需注意切除的 SLN 后方是否遗留有蓝染淋巴管，避免漏检 SLN。切除 SLN 送冰冻病理评价。在保乳手术中，于蓝染淋巴管近端断缘结扎可以减少淋巴漏。寻找蓝染淋巴管及 SLN 过程勿切断淋巴管以免造成染料污染术野，增加操作难度。

（6）SLN 确认：蓝染淋巴管到达的第一枚或数枚蓝染淋巴结即为 SLN，多条蓝染淋巴管需注意各自首先到达的蓝染淋巴结。

（7）手术引流：单纯 SLNB 术后间断缝合关闭术野后无需留置引流。如果实施保乳手术且需ALND，应留置引流管连接负压吸引。

4. 并发症及防范

（1）出血：一般实施 SLNB 手术切口较小，在腋窝脂肪丰满或伴副乳房的患者往往手术区域视野不佳,手术医师经验不足或局部解剖不熟悉均可能误伤血管,甚至损伤腋动、静脉。在手术操作困难时,首先应扩大切口,充分暴露手术区域,并注意逐层精细解剖和严格止血。

(2)伤口血肿:淋巴管及淋巴结走行是脉管系统的一部分,较大的淋巴结供应血管处理不当,即可能发生术后出血并形成血肿。术者应注意 SLN 供应血管的良好处理。

(3)血清肿:推荐在单纯实施 SLNB 时结扎 SLN 近端淋巴管。同时,关闭喙锁胸筋膜及浅筋膜也可以避免术后乳房淋巴液回流在切口深方形成血清肿。

SLNB 作为乳腺癌腋淋巴结外科分期首选方法的理念已经成为共识,其中,染料法示踪 SLNB 技术简单可靠、手术过程直观易掌握,适于在全国,特别是基层医院加以推广。

附件 3 乳腺癌前哨淋巴结活检病理检查意见

1. 乳腺癌 SLN 病理诊断

(1)术中 SLN 病理诊断:推荐采用术中冰冻组织切片或细胞学印片进行 SLN 病理检查[13]。细胞学印片操作简易,特异性高,但敏感性低[82]。而冰冻组织切片可准确测量转移灶大小,并观察是否存在淋巴结外侵犯。术中 SLN 病理检查也存在局限性,文献报道术中冰冻组织切片 SLN 病理诊断假阴性率为 10%~20%[72,83]。标本规范取材对于控制假阴性率至关重要。冰冻切片剩余组织应再行石蜡包埋制片检查。

(2)术后 SLN 病理诊断:常规石蜡包埋苏木精-伊红染色(hematoxylin and eosin staining,HE staining,

又称 HE 染色)切片组织学检查是 SLN 诊断的金标准,不能采用分子诊断替代,尤其应注意保证标本量充足。所有肉眼宏转移必须经组织学检查确定。不推荐常规采用免疫组织化学技术筛查 SLN 微转移和孤立性肿瘤细胞簇(isolated tumor cell clusters,ITCs)。

2. 术中 SLN 病理大体检查及取材[51]

(1)肉眼阳性 SLN 大体检查及取材:肉眼可识别转移病灶的淋巴结标本,应测量淋巴结大小和转移灶大小。沿最大面平行切片,取材至少有一块包含最大转移灶的组织,尽量包含结外浸润部分。

(2)肉眼阴性 SLN 大体检查及取材:SLN 宏转移对预后至关重要,理论上应检出所有宏转移。每个淋巴结沿最大面平行切片,每片厚度不超过 2mm(避免漏检宏转移),并全部进行组织学检查。每片至少制备一张满意的 HE 染色切片。规范取材组织片不超过 2mm 时,不推荐进行多水平切片。

3. SLN 评估标准

(1)SLN 检出数量:临床送检的全部 SLN 淋巴结均应行组织病理学检查,第 8 版 AJCC 乳腺癌分期[70]规定 SLN 数量若非小于 6 枚,不能使用 SLN 脚注"sn"。

(2)SLN 状态评估:宏转移及微转移定义为 SLN 阳性;ITCs 及无转移定义为 SLN 阴性。

1)SLN 阳性:宏转移定义为肿瘤沉积灶(tumor deposit)最大径 > 2mm,分期 pN_1 及以上。微转移定义为肿瘤沉积灶最大径 > 0.2mm 但 ≤ 2mm;或一个淋巴结切面上 > 200 个肿瘤细胞。不论累及几个淋巴结,若均为微转移时,分期都为 pN_1mi。

2)SLN 阴性:ITCs 为肿瘤细胞散在单个或最大径 ≤ 0.2mm 小簇状分布时,一个淋巴结切面上 ≤ 200 个肿瘤细胞的情况,常无恶性活性证据(如无增殖性或间质反应)。分期为 $pN_0(i+)$。无转移为切片中未找到肿瘤细胞。

参考文献

[1] LAWRENCE W Jr, LOPEZ M J. Radical surgery for cancer: a historical perspective [J]. Surg Oncol Clin N Am, 2005, 14(3): 441-446, v.

[2] HALSTED W S. The results of radical operations for the cure of carcinoma of the breast [J]. Ann Surg, 1907, 46(1): 1-19.

[3] PATEY D H, DYSON W H. The prognosis of carcinoma of the breast in relation to the type of operation performed [J]. Br J Cancer, 1948, 2(1): 7-13.

[4] AUCHINCLOSS H. Significance of location and number of axillary metastases in carcinoma of the breast [J]. Ann Surg, 1963, 158(1): 37-46.

[5] FISHER B, MONTAGUE E, REDMOND C, et al. Findings from NSABP Protocol No. B-04-comparison of radical mastectomy with alternative treatments for primary breast cancer. I. Radiation compliance and its relation to treatment outcome [J]. Cancer, 1980, 46(1): 1-13.

[6] FISHER B, WOLMARK N, REDMOND C, et al. Findings from NSABP Protocol No. B-04: comparison of radical mastectomy with alternative treatments. II. The clinical and biologic significance of medial-central breast cancers [J]. Cancer, 1981, 48(8): 1863-1872.

[7] KRAG D N, ANDERSON S J, JULIAN T B, et al. Sentinel-lymph-node resection compared with

conventional axillary-lymph-node dissection in clinically node-negative patients with breast cancer: overall survival findings from the NSABP B-32 randomised phase 3 trial [J]. Lancet Oncol, 2010, 11 (10): 927-933.

[8] LATOSINSKY S, DABBS K, MOFFAT F, et al. Canadian Association of General Surgeons and American College of Surgeons Evidence-Based Reviews in Surgery. 27. Quality-of-life outcomes with sentinel node biopsy versus standard axillary treatment in patients with operable breast cancer. Randomized multicenter trial of sentinel node biopsy versus standard axillary treatment in operable breast cancer: the ALMANAC Trial [J]. Can J Surg, 2008, 51 (6): 483-485.

[9] YE J M, GUO B L, LIU Q, et al. Clinical practice guidelines for sentinel lymph node biopsy in patients with early-stage breast cancer: Chinese Society of Breast Surgery (CSBrS) practice guidelines 2021 [J]. Chin Med J (Engl), 2021, 134 (8): 886-894.

[10] MANSEL R E, FALLOWFIELD L, KISSIN M, et al. Randomized multicenter trial of sentinel node biopsy versus standard axillary treatment in operable breast cancer: the ALMANAC Trial [J]. J Natl Cancer Inst, 2006, 98 (9): 599-609.

[11] VERONESI U, PAGANELLI G, VIALE G, et al. A randomized comparison of sentinel-node biopsy with routine axillary dissection in breast cancer [J]. N Engl J Med, 2003, 349 (6): 546-553.

[12] NCCN Clinical Practice Guidelines in Oncology: Breast cancer. Version 8. 2021 [EB/OL]. (2021-9-13) [2021-11-17]. [J]. https://wwwnccnorg/professionals/physician_gls/pdf/breastpdf, 2021.

[13] LYMAN G H, SOMERFIELD M R, BOSSERMAN L D, et al. Sentinel lymph node biopsy for patients with early-stage breast cancer: American Society of Clinical Oncology clinical practice guideline update [J]. J Clin Oncol, 2017, 35 (5): 561-564.

[14] SUN X, LI H, LIU Y B, et al. Sentinel lymph node biopsy in patients with breast ductal carcinoma in situ: Chinese experiences [J]. Oncol Lett, 2015, 10 (3): 1932-1938.

[15] CLASSE J M, BORDES V, CAMPION L, et al. Sentinel lymph node biopsy after neoadjuvant chemotherapy for advanced breast cancer: results of Ganglion Sentinelle et Chimiotherapie Neoadjuvante, a French prospective multicentric study [J]. J Clin Oncol, 2009, 27 (5): 726-732.

[16] HUNT K K, YI M, MITTENDORF E A, et al. Sentinel lymph node surgery after neoadjuvant chemotherapy is accurate and reduces the need for axillary dissection in breast cancer patients [J]. Ann Surg, 2009, 250 (4): 558-566.

[17] KUEHN T, BAUERFEIND I, FEHM T, et al. Sentinel-lymph-node biopsy in patients with breast cancer before and after neoadjuvant chemotherapy (SENTINA): a prospective, multicentre cohort study [J]. Lancet Oncol, 2013, 14 (7): 609-618.

[18] BOUGHEY J C, SUMAN V J, MITTENDORF E A, et al. Sentinel lymph node surgery after neoadjuvant chemotherapy in patients with node-positive breast cancer: the ACOSOG Z1071 (Alliance) clinical trial [J]. JAMA, 2013, 310 (14): 1455-1461.

[19] BOILEAU J F, POIRIER B, BASIK M, et al. Sentinel node biopsy after neoadjuvant chemotherapy in

biopsy-proven node-positive breast cancer: the SN FNAC study [J]. J Clin Oncol, 2015, 33(3): 258-264.

[20] DESNYDER S M, MITTENDORF E A, LE-PETROSS C, et al. Prospective feasibility trial of sentinel lymph node biopsy in the setting of inflammatory breast cancer [J]. Clin Breast Cancer, 2018, 18(1): e73-e77.

[21] 中华医学会外科学分会乳腺外科学组. 早期乳腺癌染料法前哨淋巴结活检专家共识及技术操作指南(2018版)[J]. 中国实用外科杂志, 2018, 38(8): 855-858.

[22] O'REILLY E A, PRICHARD R S, AL AZAWI D, et al. The Value of Isosulfan Blue Dye in Addition to Isotope Scanning in the Identification of the Sentinel Lymph Node in Breast Cancer Patients With a Positive Lymphoscintigraphy: A Randomized Controlled Trial (ISRCTN98849733) [J]. Ann Surg, 2015, 262(2): 243-248.

[23] HUNG W K, CHAN C M, YING M, et al. Randomized clinical trial comparing blue dye with combined dye and isotope for sentinel lymph node biopsy in breast cancer [J]. Br J Surg, 2005, 92(12): 1494-1497.

[24] TAFRA L, LANNIN D R, SWANSON M S, et al. Multicenter trial of sentinel node biopsy for breast cancer using both technetium sulfur colloid and isosulfan blue dye [J]. Ann Surg, 2001, 233(1): 51-59.

[25] KIM T, GIULIANO A E, LYMAN G H. Lymphatic mapping and sentinel lymph node biopsy in early-stage breast carcinoma: a metaanalysis [J]. Cancer, 2006, 106(1): 4-16.

[26] NIEBLING M G, PLEIJHUIS R G, BASTIAANNET E, et al. A systematic review and meta-analyses

of sentinel lymph node identification in breast cancer and melanoma, a plea for tracer mapping [J]. Eur J Surg Oncol, 2016, 42(4): 466-473.

[27] PEEK M C, CHARALAMPOUDIS P, ANNINGA B, et al. Blue dye for identification of sentinel nodes in breast cancer and malignant melanoma: a systematic review and meta-analysis [J]. Future Oncol, 2017, 13(5): 455-467.

[28] QIN X, YANG M, ZHENG X. Comparative study of indocyanine green combined with blue dye with methylene blue only and carbon nanoparticles only for sentinel lymph node biopsy in breast cancer [J]. Ann Surg Treat Res, 2019, 97(1): 1-6.

[29] GOONAWARDENA J, YONG C, LAW M. Use of indocyanine green fluorescence compared to radioisotope for sentinel lymph node biopsy in early-stage breast cancer: systematic review and meta-analysis [J]. Am J Surg, 2020, 220(3): 665-676.

[30] WANG C, TONG F, CAO Y, et al. Long-term follow-up results of fluorescence and blue dye guided sentinel lymph node biopsy in early breast cancer [J]. Breast Cancer Res Treat, 2021, 188(2): 361-368.

[31] WU X, LIN Q, CHEN G, et al. Sentinel lymph node detection using carbon nanoparticles in patients with early breast cancer [J]. PLoS One, 2015, 10(8): e0135714.

[32] 王敏, 姚峰. 应用纳米炭混悬液行乳腺癌前哨淋巴结活检的临床研究 [J]. 中华实用诊断与治疗杂志, 2018, 32(4): 358-361.

[33] GIULIANO A E, JONES R C, BRENNAN M, et al. Sentinel lymphadenectomy in breast cancer [J].

J Clin Oncol, 1997, 15(6): 2345-2350.

[34] JUNG S Y, HAN J H, PARK S J, et al. The sentinel lymph node biopsy using indocyanine green fluorescence plus radioisotope method compared with the radioisotope-only method for breast cancer patients after neoadjuvant chemotherapy: a prospective, randomized, open-label, single-center phase 2 trial [J]. Ann Surg Oncol, 2019, 26(8): 2409-2416.

[35] AHMED M, PURUSHOTHAM A D, DOUEK M. Novel techniques for sentinel lymph node biopsy in breast cancer: a systematic review [J]. Lancet Oncol, 2014, 15(8): e351-e362.

[36] KRAG D N, WEAVER D L, ALEX J C, et al. Surgical resection and radiolocalization of the sentinel lymph node in breast cancer using a gamma probe [J]. Surg Oncol, 1993, 2(6): 335-339; discussion 40.

[37] 中华医学会肿瘤学分会乳腺癌学组. 乳腺癌荧光示踪前哨淋巴结活组织检查操作指南 [J]. 中华乳腺病杂志(电子版), 2017, 11(4): 193-197.

[38] AHMED M, PURUSHOTHAM A D, HORGAN K, et al. Meta-analysis of superficial versus deep injection of radioactive tracer and blue dye for lymphatic mapping and detection of sentinel lymph nodes in breast cancer [J]. Br J Surg, 2015, 102(3): 169-181.

[39] KERN K A. Concordance and validation study of sentinel lymph node biopsy for breast cancer using subareolar injection of blue dye and technetium 99m sulfur colloid [J]. J Am Coll Surg, 2002, 195(4): 467-475.

[40] 中国抗癌协会乳腺癌专业委员会. 中国抗癌协会乳腺癌诊治指南与规范(2019 年版)[J]. 中国癌

症杂志 , 2019, 29(8): 609-680.

［41］ BURSTEIN H J, CURIGLIANO G, LOIBL S, et al. Estimating the benefits of therapy for early-stage breast cancer: the St. Gallen International Consensus Guidelines for the primary therapy of early breast cancer 2019 [J]. Ann Oncol, 2019, 30(10): 1541-1557.

［42］ KRAG D N, ANDERSON S J, JULIAN T B, et al. Technical outcomes of sentinel-lymph-node resection and conventional axillary-lymph-node dissection in patients with clinically node-negative breast cancer: results from the NSABP B-32 randomised phase III trial [J]. Lancet Oncol, 2007, 8(10): 881-888.

［43］ VERONESI U, VIALE G, PAGANELLI G, et al. Sentinel lymph node biopsy in breast cancer: ten-year results of a randomized controlled study [J]. Ann Surg, 2010, 251(4): 595-600.

［44］ MAMOUNAS E P, BROWN A, ANDERSON S, et al. Sentinel node biopsy after neoadjuvant chemotherapy in breast cancer: results from National Surgical Adjuvant Breast and Bowel Project Protocol B-27［J］. J Clin Oncol, 2005, 23(12): 2694-2702.

［45］ CLASSE J M, LOAEC C, GIMBERGUES P, et al. Sentinel lymph node biopsy without axillary lymphadenectomy after neoadjuvant chemotherapy is accurate and safe for selected patients: the GANEA 2 study [J]. Breast Cancer Res Treat, 2019, 173(2): 343-352.

［46］ ABE M, YAMADA T, NAKANO A. Prospective comparison of intraoperative touch imprint cytology and frozen section histology on axillary sentinel lymph nodes in early breast cancer patients [J]. Acta Cytol, 2020, 64(5): 492-497.

［47］ VOHRA L M, GULZAR R, SALEEM O. Intra operative frozen examination of sentinel lymph node in breast cancer [J]. J Ayub Med Coll Abbottabad, 2015, 27(1): 40-44.

［48］ CHAN Y H, HUNG W K, MAK K L, et al. Intra-operative assessment of axillary sentinel lymph nodes by frozen section-an observational study of 260 procedures [J]. Asian J Surg, 2011, 34(2): 81-85.

［49］ MORI M, TADA K, IKENAGA M, et al. Frozen section is superior to imprint cytology for the intra-operative assessment of sentinel lymph node metastasis in stage I breast cancer patients [J]. World J Surg Oncol, 2006, 4: 26.

［50］ 王朝斌, 王殊, 彭媛, 等. 后 ACSOGZ0011 时代术中冰冻病理评估乳腺癌前哨淋巴结转移的价值 [J]. 中国妇产科临床杂志, 2017, 18(3): 233-235.

［51］ Protocol for the examination of resection specimens from patients with invasive carcinoma of the breast. v4.4.0.0 [J]. Winnetka; College of American Pathologists, 2020.

［52］ DELGADO-BOCANEGRA R E, MILLEN E C, NASCIMENTO C M D, et al. Intraoperative imprint cytology versus histological diagnosis for the detection of sentinel lymph nodes in breast cancer treated with neoadjuvant chemotherapy [J]. Clinics(Sao Paulo), 2018, 73: e363.

［53］ NäHRIG J, RICHTER T, KOWOLIK J, et al. Comparison of different histopathological methods for the examination of sentinel lymph nodes in breast cancer [J]. Anticancer Res, 2000, 20(3b): 2209-2212.

［54］ GIULIANO A E, BALLMAN K, MCCALL L, et al. Locoregional recurrence after sentinel lymph node dissection with or without axillary dissection in patients with sentinel lymph node metastases:

long-term follow-up from the American College of Surgeons Oncology Group (Alliance) ACOSOG Z0011 randomized trial [J]. Ann Surg, 2016, 264 (3): 413-420.

[55] GALIMBERTI V, COLE B F, VIALE G, et al. Axillary dissection versus no axillary dissection in patients with breast cancer and sentinel-node micrometastases (IBCSG 23-01): 10-year follow-up of a randomised, controlled phase 3 trial [J]. Lancet Oncol, 2018, 19 (10): 1385-1393.

[56] GALIMBERTI V, COLE B F, ZURRIDA S, et al. Axillary dissection versus no axillary dissection in patients with sentinel-node micrometastases (IBCSG 23-01): a phase 3 randomised controlled trial [J]. Lancet Oncol, 2013, 14 (4): 297-305.

[57] DONKER M, VAN TIENHOVEN G, STRAVER M E, et al. Radiotherapy or surgery of the axilla after a positive sentinel node in breast cancer (EORTC 10981-22023 AMAROS): a randomised, multicentre, open-label, phase 3 non-inferiority trial [J]. Lancet Oncol, 2014, 15 (12): 1303-1310.

[58] HUANG T W, KUO K N, CHEN K H, et al. Recommendation for axillary lymph node dissection in women with early breast cancer and sentinel node metastasis: A systematic review and meta-analysis of randomized controlled trials using the GRADE system [J]. Int J Surg, 2016, 34: 73-80.

[59] WANG Z, WU L C, CHEN J Q. Sentinel lymph node biopsy compared with axillary lymph node dissection in early breast cancer: a meta-analysis [J]. Breast Cancer Res Treat, 2011, 129 (3): 675-689.

[60] SUN X, WANG X E, ZHANG Z P, et al. Neoadjuvant therapy and sentinel lymph node biopsy in HER2-positive breast cancer patients: results from the PEONY trial [J]. Breast Cancer Res Treat,

2020, 180(2): 423-428.

[61] GIULIANO A E, KIRGAN D M, GUENTHER J M, et al. Lymphatic mapping and sentinel lymphadenectomy for breast cancer [J]. Ann Surg, 1994, 220(3): 391-398.

[62] 王永胜, 左文述, 刘娟娟, 等. 乳腺癌前哨淋巴结活检替代腋窝清扫术前瞻性非随机对照临床研究 [J]. 外科理论与实践, 2006, 11(2): 104-107.

[63] BOUGHEY J C, BALLMAN K V, HUNT K K, et al. Axillary ultrasound after neoadjuvant chemotherapy and its impact on sentinel lymph node surgery: results from the American College of Surgeons Oncology Group Z1071 trial(Alliance)[J]. J Clin Oncol, 2015, 33(30): 3386-3393.

[64] LUCCI A Jr, KELEMEN P R, MILLER C 3RD, et al. National practice patterns of sentinel lymph node dissection for breast carcinoma [J]. J Am Coll Surg, 2001, 192(4): 453-458.

[65] LI J, CHEN X, QI M, et al. Sentinel lymph node biopsy mapped with methylene blue dye alone in patients with breast cancer: A systematic review and meta-analysis [J]. PLoS One, 2018, 13(9): e0204364.

[66] ZHANG L, HUANG Y, YANG C, et al. Application of a carbon nanoparticle suspension for sentinel lymph node mapping in patients with early breast cancer: a retrospective cohort study [J]. World J Surg Oncol, 2018, 16(1): 112.

[67] PAULINELLI R R, FREITAS-JUNIOR R, RAHAL R M, et al. A prospective randomized trial comparing patent blue and methylene blue for the detection of the sentinel lymph node in breast cancer patients [J]. Rev Assoc Med Bras(1992), 2017, 63(2): 118-123.

［68］曹迎明，王殊，郭嘉嘉，等．吲哚菁绿联合美蓝在乳腺癌前哨淋巴结活检术中的应用 [J]. 中华普通外科杂志，2014, 29（2）：119-122.

［69］任敏，王本忠，陈樱，等．吲哚菁绿 - 纳米碳联合示踪在乳腺癌前哨淋巴结活检中的应用 [J]. 中华内分泌外科杂志，2015, 9（2）：97-100.

［70］AMIN M B, EDGE S, GREENE F, et al. AJCC cancer staging manual [M]. 8th ed. New York: Springer; 2017.

［71］王永胜，欧阳涛，王启堂，等．中国前哨淋巴结活检多中心协作研究 CBCSG-001 最新资料报告 [J]. 中华乳腺病杂志（电子版），2009, 3（3）：265-272.

［72］WONG J, YONG W S, THIKE A A, et al. False negative rate for intraoperative sentinel lymph node frozen section in patients with breast cancer: a retrospective analysis of patients in a single Asian institution[J]. J Clin Pathol, 2015, 68（7）：536-540.

［73］GIULIANO A E, BALLMAN K V, MCCALL L, et al. Effect of axillary dissection vs no axillary dissection on 10-year overall survival among women with invasive breast cancer and sentinel node metastasis: The ACOSOG Z0011（Alliance）randomized clinical trial [J]. JAMA, 2017, 318（10）：918-926.

［74］CARDOSO F, KYRIAKIDES S, OHNO S, et al. Early breast cancer: ESMO Clinical Practice Guidelines for diagnosis, treatment and follow-up [J]. Ann Oncol, 2019, 30（10）：1674.

［75］SHIRZADI A, MAHMOODZADEH H, QORBANI M. Assessment of sentinel lymph node biopsy after neoadjuvant chemotherapy for breast cancer in two subgroups: Initially node negative and node positive converted to node negative - A systemic review and meta-analysis [J]. J Res Med Sci, 2019, 24 : 18.

[76] ZETTERLUND L H, FRISELL J, ZOUZOS A, et al. Swedish prospective multicenter trial evaluating sentinel lymph node biopsy after neoadjuvant systemic therapy in clinically node-positive breast cancer [J]. Breast Cancer Res Treat, 2017, 163(1): 103-110.

[77] PILEWSKIE M, MORROW M. Axillary nodal management following neoadjuvant chemotherapy: a review [J]. JAMA Oncol, 2017, 3(4): 549-555.

[78] 国家药典委员会. 中华人民共和国药典 [M]. 2015 年版. 北京: 中国医药科技出版社, 2015.

[79] JAMES T A, COFFMAN A R, CHAGPAR A B, et al. Troubleshooting sentinel lymph node biopsy in breast cancer surgery [J]. Ann Surg Oncol, 2016, 23(11): 3459-3466.

[80] GROPPER A B, CALVILLO K Z, DOMINICI L, et al. Sentinel lymph node biopsy in pregnant women with breast cancer [J]. Ann Surg Oncol, 2014, 21(8): 2506-2511.

[81] NG B K, CAMERON A J, LIANG R, et al. Serotonin syndrome following methylene blue infusion during parathyroidectomy: a case report and literature review [J]. Can J Anaesth, 2008, 55(1): 36-41.

[82] VAN DIEST P J, TORRENGA H, BORGSTEIN P J, et al. Reliability of intraoperative frozen section and imprint cytological investigation of sentinel lymph nodes in breast cancer [J]. Histopathology, 1999, 35(1): 14-18.

[83] LOMBARDI A, NIGRI G, MAGGI S, et al. Role of frozen section in sentinel lymph node biopsy for breast cancer in the era of the ACOSOG Z0011 and IBCSG 23-10 trials [J]. Surgeon, 2018, 16(4): 232-236.

第十六章
早期乳腺癌保乳手术治疗临床实践指南

肿瘤外科根治性手术应以治愈肿瘤为目的的理念已经获得广泛共识[1]。20 世纪 70 年代，Bernard Fisher 提出乳腺癌是全身性疾病的理论推动了乳腺癌临床实践的进步与发展[2-3]，也为重新定义早期乳腺癌根治性手术标准奠定了理论基础。1985 年，NSABP-B06 研究论证了早期乳腺癌保乳手术联合放疗的临床价值，推动了发达国家保乳手术比例的明显提高[4]，随后 20 年的随访结果证实了保乳手术的安全性[5]。目前，保乳手术已经作为乳腺癌根治性手术方式获得广泛认同。为规范开展早期乳腺癌保乳手术临床实践，中华医学会外科学分会乳腺外科学组组织专家在《早期乳腺癌保乳手术治疗临床实践指南 (2021 版)》[6] 基础上，基于临床研究证据，采用 GRADE 系统进行证据质量评价，结合中国乳腺外科临床实践的可及性，对指南进行了更新。旨在为国内乳腺外科医师临床工作提供参考借鉴。

一、推荐意见

1. 基本定义

肿瘤根治性手术应以治愈肿瘤为目的[1]。保乳手术作为乳腺癌根治性手术方式之一已经获得广泛认同[7-8]。

基本定义	证据等级	推荐强度
保乳手术是乳腺癌根治性手术的治疗方式之一[5-9]	Ⅰ类	A级

2. 适应证（符合所有条件）

适应证	证据等级	推荐强度
2.1 具有保乳意愿[10-11]	Ⅰ类	A级
2.2 临床Ⅰ期、Ⅱ期，$\leqslant T_2$[5,9-11]	Ⅰ类	A级
2.3 术后可保留良好乳房外形[10-11]	Ⅰ类	A级

3. 禁忌证(符合任意一项条件)

	禁忌证	证据等级	推荐强度
3.1	不能接受全乳放疗[5,12]	I 类	A 级
3.2	无法达到切缘阴性[5-6,9-11]	I 类	A 级
3.3	弥漫性分布的恶性钙化灶[10-11,13]	I 类	A 级
3.4	炎性乳腺癌[10-11]	I 类	A 级
3.5	拒绝接受保乳手术[10-11]	I 类	A 级

4. 外科临床问题

	外科临床问题	证据等级	推荐强度
4.1	保乳手术联合肿瘤整复技术(oncoplastic breast surgery)可以避免畸形,改善术后外观[14-16]	II 类	A 级
4.2	保乳手术残腔推荐放置惰性金属夹(如钛夹),作为放疗瘤床加量照射的定位标记[10-11]	I 类	A 级

5. 病理评价问题

病理评价问题	证据等级	推荐强度
5.1 保乳手术必须对切缘进行评估[10-11,13]	I 类	A 级
5.2 术中冰冻病理切缘评估[10-11,17]	I 类	A 级
5.3 术后石蜡病理切缘评估[10-11,13]	I 类	A 级
5.4 切缘评估方法		
肿物切缘法(垂直切除法)[5,10,18]	I 类	A 级
肿物切缘法(水平切除法)[10,19]	II 类	A 级
腔周切缘评估法[11,20-26]	II 类	A 级

6. 放疗问题

放疗问题	证据等级	推荐强度
保乳手术后需要接受全乳放疗*[5,10,12]	I 类	A 级

注:* I 期、激素受体阳性及切缘阴性的 65 岁以上患者可考虑免除术后全乳放疗(CALGB9343)。

二、讨论

大量循证医学证据证实早期乳腺癌患者接受保乳手术联合全乳放疗的有效性和安全性。NSABP B-06 研究纳入 1 851 位 Ⅰ、Ⅱ期乳腺癌患者,随机分为乳房全切除术、单纯保乳手术,以及保乳手术联合全乳放疗三组。术后 20 年长期随访结果显示接受保乳手术联合全乳放疗与接受乳房全切除术二组患者的 DFS、无远处转移生存和 OS 无明显差异[5]。同期,Milan Ⅰ 研究纳入 701 位肿瘤< 2cm 的早期乳腺癌患者,随机分为乳房全切除术组、保乳手术联合全乳放疗组,20 年随访结果显示,尽管累积局部复发风险在保乳手术联合全乳放疗患者中(8.8%)高于乳房全切除术患者(2.3%),但两组 OS 无显著差异[9]。我国欧阳涛课题组率先在我国报道了乳腺癌保乳治疗的近期疗效观察,95 例 Ⅰ～Ⅱ期接受保乳治疗的乳腺癌患者,平均随访 17 个月,2 年局部复发率仅为 1.4%,无远处转移和死亡病例[27]。宋尔卫课题组对 2866 例早期乳腺癌患者进行中位 67 个月的长期随访,运用倾向性匹配评分方法比较了接受保乳手术治疗和乳房全切除术治疗患者的预后,进一步证实了保乳手术的安全性和有效性[21]。近年来,众多国际指南明确推荐保乳手术的临床地位[10-11,13]。专家组一致同意保乳手术作为具有适应证早期乳腺癌的根治性手术方式,推荐具有保乳意愿且无保乳禁忌证,临床 Ⅰ 期、Ⅱ期,≤ T_2 且术后可保留良好乳房外形的早期患者适宜接受保乳手术。

EBCTCG 大型荟萃分析证实新辅助化疗可以显著提高保乳率,在远期复发率方面,接受新辅助化疗患者保乳手术后 10 年累积局部复发率比未接受新辅助化疗患者稍高(15.1% vs. 11.9%,P=0.1),但 10 年累积乳腺癌相关死亡率无差异(27.5% vs. 24.8%,P=0.15)[28]。因此,专家组认为对于临床 Ⅲ 期、> T_2 患者,新辅助化疗可能获得肿瘤降期,并提高患者保乳手术成功的可能性。专家组认为,在实际临床工作中,新辅助化疗后肿瘤缩小的实际范围尚无精准方法进行测量,因此,专家组对依据治疗前或治疗后的肿瘤范围实施手术存在不同意见。但是,达到 R_0 切除同样是新辅助化疗后保乳手术必须遵循的基本原则。

专家组成员认为以下因素可能会引起保乳手术后局部复发风险的升高:中央区乳腺癌;伴有乳头溢血的乳腺癌; $> T_2$;多灶性乳腺癌(同一象限内,可以完整切除);多中心性乳腺癌(不同象限);年龄 < 35 岁;对放疗耐受性差患者(活动性结缔组织病,尤其硬皮病和系统性红斑狼疮或胶原血管疾病)。但是,缺少高级别证据支持以上因素成为保乳手术禁忌证。

保乳手术成功必须达到手术阴性切缘。循证医学证据证实切缘阳性与局部复发密切相关[10,13-14,29]。术中肉眼评估[30]、细胞印片法[31]、术中标本 X 线片[32]及新型影像设备辅助[33]等方法缺少高级别证据支持,专家组不予推荐。术中冰冻病理评估切缘有助于降低切缘阳性率以及二次手术率[34]。专家组认为,术中冰冻病理评估切缘在中国具有广泛的临床应用基础,更加符合中国临床实践[35]。专家组支持选择冰冻病理方法进行切缘评价,并对仅采用术后石蜡病理切缘评估持谨慎意见。

切缘评估的组织取材可以来源于肿物切缘,也可来源于腔周切缘。肿物切缘是在肿物的表面进行切缘组织取材,包括肿物切缘水平取材法与垂直取材法[10,19]。腔周切缘评估法是在完成肿物切除后,对残腔组织进行取材活检。国内外设计良好的单臂/双臂研究数据表明单独使用腔周切缘评估法可达到良好的局部控制[20,24]。

国外荟萃分析表明浸润性导管癌患者保乳手术染色切缘无癌可显著(较染色切缘有癌)降低局部复发风险,更宽的切缘宽度并不能更好地改善局部控制率[36]。但是,阳性切缘的复发风险不能通过放疗进行补救,目前无证据显示不同年龄及不同分子分型需要有不同的切缘宽度。2019 年,中华医学会外科学分会乳腺外科学组多中心真实世界研究(CSBrS-005)显示[37],1 734 例具有边缘宽度数据的保乳患者中 1 530 例(88.2%) > 5mm。但是,也有意见定义浸润性导管癌切缘阴性为染色缘无癌,将导管原位癌的切缘阴性定义为肿瘤距染色缘 ≥ 2mm[10-11,38-39]。专家组认为该标准在实际临床工作中并非完全适合我国国情,不作为常规推荐。

专家组一致认为,临床证据支持乳腺癌保乳手术后的患者需要接受全乳放疗。CALGB9343 研究[40]显示低危患者接受放疗对比未接受放疗 10 年局部复发率为 2% vs. 9%(P < 0.05),但远处转移率和总生存率没有统计学差异。PRIME Ⅱ研究[41]显示,年龄 ≥ 65 岁、临床分期早期、雌激素受体阳性、切缘阴性的乳腺癌术后患者,未接受放疗者与接受全乳放疗者 5 年同侧复发率为 4.1% vs. 1.3%(P=0.0 002),但临床绝对获益并不显著。专家组建议在综合患者意愿及伴随疾病的前提下,审慎酌情考虑豁免放疗,并不视为保乳手术禁忌。

IBSCG Trial Ⅵ~Ⅶ研究[42]15 年随访结果显示,绝经前或围绝经期患者因化疗延迟 3 个月及 6 个月后进行放疗者 15 年 DFS 为 48.2% vs. 44.9%(HR=1.12, 95% CI: 0.87~1.45)。在绝经后患者中,即刻放疗组对比因化疗延迟 3 个月放疗组 15 年 DFS 为 46.1% vs. 43.3%(HR =1.11, 95% CI: 0.82~1.51),局部复发率及远处转移率差异无统计学意义。相关研究结果提示,放疗延迟至标准化疗结束后是安全、合理的。专家组推荐对有化疗指征的保乳手术后患者,应在化疗后进行全乳放疗。

COHORT 研究[43]显示,同期放疗与内分泌治疗组与放疗序贯内分泌治疗组相比较,两组间毒副作用差异无统计学意义,提示内分泌治疗与放疗同期进行是安全的。N9831 临床研究[44]中位 3.7 年的随访结果提示,放疗联合曲妥珠单抗并没有增加心脏毒性的发生率,提示放疗可与靶向治疗同期进行。专家组推荐放疗可与内分泌治疗及靶向治疗联合应用。

(执笔:陈 凯 刘洁琼 吴 畏 苏逢锡 邹 强 宋尔卫)

附件 投票情况

本指南投票委员会成员共 37 名,均为乳腺外科医师(100%)。

参考文献

[1] LAWRENCE W Jr, LOPEZ M J.Radical surgery for cancer: a historical perspective[J]. Surg Oncol Clin N Am, 2005, 14(3):441-446, v.

[2] FISHER B, MONTAGUE E, REDMOND C, et al.Findings from NSABP Protocol No. B-04-comparison of radical mastectomy with alternative treatments for primary breast cancer. I. Radiation compliance and its relation to treatment outcome[J]. Cancer, 1980, 46(1):1-13.

[3] FISHER B, WOLMARK N, REDMOND C, et al.Findings from NSABP Protocol No. B-04: comparison of radical mastectomy with alternative treatments. II. The clinical and biologic significance of medial-central breast cancers[J]. Cancer, 1981, 48(8):1863-1872.

[4] FISHER B, BAUER M, MARGOLESE R, et al.Five-year results of a randomized clinical trial

comparing total mastectomy and segmental mastectomy with or without radiation in the treatment of breast cancer[J]. N Engl J Med, 1985, 312 (11):665-673.

[5] FISHER B, ANDERSON S, BRYANT J, et al.Twenty-year follow-up of a randomized trial comparing total mastectomy, lumpectomy, and lumpectomy plus irradiation for the treatment of invasive breast cancer[J]. N Engl J Med, 2002, 347 (16):1233-1241.

[6] CHEN K, LIU J Q, WU W, et al.Clinical practice guideline for breast-conserving surgery in patients with early-stage breast cancer: Chinese Society of Breast Surgery (CSBrS) practice guidelines 2021[J]. Chin Med J (Engl), 2021, 134 (18):2143-2146.

[7] WILSON R E, DONEGAN W L, METTLIN C, et al.The 1982 national survey of carcinoma of the breast in the United States by the American College of Surgeons[J]. Surg Gynecol Obstet, 1984, 159 (4):309-318.

[8] FISHER B, REDMOND C K, FISHER E R.Evolution of knowledge related to breast cancer heterogeneity: a 25-year retrospective[J]. J Clin Oncol, 2008, 26 (13):2068-2071.

[9] VERONESI U, CASCINELLI N, MARIANI L, et al.Twenty-year follow-up of a randomized study comparing breast-conserving surgery with radical mastectomy for early breast cancer[J]. N Engl J Med, 2002, 347 (16):1227-1232.

[10] 中国抗癌协会乳腺癌专业委员会. 中国抗癌协会乳腺癌诊治指南与规范 (2019年版)[J]. 中国癌症杂志, 2019, 29 (8):609-680.

[11] 中华医学会外科学分会乳腺外科学组. 早期乳腺癌保留乳房手术中国专家共识 (2019版)[J]. 中

华外科杂志, 2019, 57(2):81-84.

[12] CLARKE M, COLLINS R, DARBY S, et al.Effects of radiotherapy and of differences in the extent of surgery for early breast cancer on local recurrence and 15-year survival: an overview of the randomised trials[J]. Lancet, 2005, 366(9503):2087-2106.

[13] GRADISHAR W J, ANDERSON B O, ABRAHAM J, et al.Breast Cancer, Version 3.2020, NCCN clinical practice guidelines in oncology[J]. J Natl Compr Canc Netw, 2020, 18(4):452-478.

[14] CARDOSO F, KYRIAKIDES S, OHNO S, et al.Early breast cancer: ESMO Clinical Practice Guidelines for diagnosis, treatment and follow-up[J]. Ann Oncol, 2019, 30(8):1194-1220.

[15] Association of Breast Surgery at B.Surgical guidelines for the management of breast cancer[J]. Eur J Surg Oncol, 2009, 35(Suppl 1):1-22.

[16] Association C o B C S o C A-C.Guidelines for clinical diagnosis and treatment of breast cancer: Chinese Anti-Cancer Association guidelines(2019 Edition)(in Chinese)[J]. Chin Oncol, 2019, 29:609-680.

[17] Landercasper J, Attai D, Atisha D, et al.Toolbox to reduce lumpectomy reoperations and improve cosmetic outcome in breast cancer patients: the American Society of Breast Surgeons Consensus Conference[J]. Ann Surg Oncol, 2015, 2(10):3174-3183.

[18] FISHER E R, SASS R, FISHER B, et al.Pathologic findings from the National Surgical Adjuvant Breast Project(protocol 6). II. Relation of local breast recurrence to multicentricity[J]. Cancer, 1986, 57(9):1717-1724.

[19] WRIGHT M J, PARK J, FEY J V, et al.Perpendicular inked versus tangential shaved margins in breast-conserving surgery: does the method matter？ [J].J Am Coll Surg,2007, 204(4):541-549.

[20] CHEN K, ZENG Y, JIA H, et al.Clinical outcomes of breast-conserving surgery in patients using a modified method for cavity margin assessment[J]. Ann Surg Oncol,2012, 19(11):3386-3394.

[21] CHEN K, PAN Z, ZHU L, et al.Comparison of breast-conserving surgery and mastectomy in early breast cancer using observational data revisited: a propensity score-matched analysis[J]. Sci China Life Sci,2018, 61(12):1528-1536.

[22] CHEN K, ZHU L, CHEN L, et al.Circumferential shaving of the cavity in breast-conserving surgery: a randomized controlled trial[J]. Ann Surg Oncol,2019, 26(13):4256-4263.

[23] HEQUET D, BRICOU A, KOUAL M, et al.Systematic cavity shaving: modifications of breast cancer management and long-term local recurrence, a multicentre study[J]. Eur J Surg Oncol,2013, 39(8):899-905.

[24] HEWES J C, IMKAMPE A, HAJI A, et al.Importance of routine cavity sampling in breast conservation surgery[J]. Br J Surg,2009, 96(1):47-53.

[25] BARTHELMES L, AL AWA A, CRAWFORD D J.Effect of cavity margin shavings to ensure completeness of excision on local recurrence rates following breast conserving surgery[J]. Eur J Surg Oncol,2003, 29(8):644-648.

[26] MALIK H Z, GEORGE W D, MALLON E A, et al.Margin assessment by cavity shaving after breast-

conserving surgery: analysis and follow-up of 543 patients[J]. Eur J Surg Oncol, 1999, 25(5):464-469.

[27] 林本耀,李欧王.95 例乳腺癌保乳治疗近期观察 [J]. 中华外科杂志,2004, 42(5):282-284.

[28] Early Breast Cancer Trialists' Collaborative G.Long-term outcomes for neoadjuvant versus adjuvant chemotherapy in early breast cancer: meta-analysis of individual patient data from ten randomised trials[J]. Lancet Oncol, 2018, 19(1):27-39.

[29] The America Society of Breast surgeons. Performance and Practice Guidelines for Breast-Conserving Surgery/Partial Mastectomy [EB/OL].(2015-02-22)[2022-04-08]. https://www.breastsurgeons. org/docs/statements/Performance-and-Practice-Guidelines-for-Breast-Conserving-Surgery-Partial-Mastectomy.pdf.

[30] NUNEZ A, JONES V, SCHULZ-COSTELLO K, et al.Accuracy of gross intraoperative margin assessment for breast cancer: experience since the SSO-ASTRO margin consensus guidelines[J]. Sci Rep, 2020, 10(1):17344.

[31] TAMANUKI T, NAMURA M, AOYAGI T, et al.Effect of intraoperative imprint cytology followed by frozen section on margin assessment in breast-conserving surgery[J]. Ann Surg Oncol, 2021, 28 (3):1338-1346.

[32] MARISCOTTI G, DURANDO M, PAVAN L J, et al.Intraoperative breast specimen assessment in breast conserving surgery: comparison between standard mammography imaging and a remote radiological system[J]. Br J Radiol, 2020, 93(1109):20190785.

[33] ZYSK A M, CHEN K, GABRIELSON E, et al.Intraoperative assessment of final margins with a handheld optical imaging probe during breast-conserving surgery may reduce the reoperation rate: results of a multicenter study[J]. Ann Surg Oncol, 2015, 22 (10):3356-3362.

[34] ESBONA K, LI Z, WILKE L G.Intraoperative imprint cytology and frozen section pathology for margin assessment in breast conservation surgery: a systematic review[J]. Ann Surg Oncol, 2012, 19 (10):3236-3245.

[35] 程元甲, 陈晶晶, 张虹, 等 . 早期乳腺癌病人保乳手术标本病理切缘评价临床价值研究 [J]. 中国实用外科杂志, 2019, 39 (12):1326-1330.

[36] HOUSSAMI N, MACASKILL P, MARINOVICH M L, et al.The association of surgical margins and local recurrence in women with early-stage invasive breast cancer treated with breast-conserving therapy: a meta-analysis[J]. Ann Surg Oncol, 2014, 21 (3):717-730.

[37] YU L X, SHI P, TIAN X S, et al.A multi-center investigation of breast-conserving surgery based on data from the Chinese Society of Breast Surgery (CSBrS-005)[J]. Chin Med J (Engl), 2020, 133 (22):2660-2664.

[38] MORAN M S, SCHNITT S J, GIULIANO A E, et al.Society of Surgical Oncology-American Society for Radiation Oncology consensus guideline on margins for breast-conserving surgery with whole-breast irradiation in stages I and II invasive breast cancer[J]. J Clin Oncol, 2014, 32 (14):1507-1515.

[39] MORROW M, VAN ZEE K J, SOLIN L J, et al.Society of Surgical Oncology-American Society

for Radiation Oncology-American Society of clinical oncology consensus guideline on margins for breast-conserving surgery with whole-breast irradiation in ductal carcinoma in situ[J]. Ann Surg Oncol, 2016, 23(12):3801-3810.

[40] HUGHES K S, SCHNAPER L A, BELLON J R, et al.Lumpectomy plus tamoxifen with or without irradiation in women age 70 years or older with early breast cancer: long-term follow-up of CALGB 9343[J]. J Clin Oncol, 2013, 31(19):2382-2387.

[41] KUNKLER I H, WILLIAMS L J, JACK W J, et al.Breast-conserving surgery with or without irradiation in women aged 65 years or older with early breast cancer (PRIME II): a randomised controlled trial[J]. Lancet Oncol, 2015, 16(3):266-273.

[42] KARLSSON P, COLE B F, PRICE K N, et al.Timing of radiation therapy and chemotherapy after breast-conserving surgery for node-positive breast cancer: long-term results from international breast cancer study group trials VI and VII [J]. Int J Radiat Oncol Biol Phys, 2016, 96(2):273-279.

[43] BOURGIER C, KERNS S, GOURGOU S, et al.Concurrent or sequential letrozole with adjuvant breast radiotherapy: final results of the CO-HO-RT phase II randomized trial[J]. Ann Oncol, 2016, 27(3):474-480.

[44] HALYARD M Y, PISANSKY T M, DUECK A C, et al.Radiotherapy and adjuvant trastuzumab in operable breast cancer: tolerability and adverse event data from the NCCTG Phase III Trial N9831[J]. J Clin Oncol, 2009, 27(16):2638-2644.

第十七章
乳腺癌改良根治术临床实践指南

　　肿瘤根治性手术是一大类以治愈肿瘤为目的的手术方式[1]。乳腺癌根治性手术方式包括:乳腺癌标准根治术(Halsted)、乳腺癌改良根治术(Patey,Auchincloss)、乳房单纯切除术、腋淋巴结清扫术、保乳手术及前哨淋巴结活检术等。伴随治疗理念的进步,Halsted术式由于严重影响患者生存质量已经被临床淘汰。目前,改良根治术成为腋淋巴结阳性乳腺癌最主要的根治手术方式[2]。为规范我国乳腺癌改良根治术的临床应用,中华医学会外科学分会乳腺外科学组组织国内专家针对乳腺癌改良根治术的理论基础和技术细节通过文献检索和专家讨论,参照GRADE系统对相关证据进行评价,并结合中国临床可及性,在《乳腺癌改良根治术临床实践指南(2021版)》[3]基础上进行修订,旨在为国内乳腺外科医师的临床实践提供借鉴和参考。

一、推荐意见

1. 乳腺癌改良根治术

术式	证据等级	推荐强度
1.1 Patey[4]手术 [a]	I 类	B 级
1.2 Auchincloss[5]手术 [b]	I 类	A 级

注：[a] Patey 手术切除范围包括患侧乳房、胸小肌及同侧腋淋巴结（保留胸大肌）。

　　[b] Auchincloss 手术切除的范围包括患侧乳房及同侧腋淋巴结（保留胸大肌、胸小肌）。

2. 适应证

适应证	证据等级	推荐强度
2.1 不适宜行保乳手术的早期乳腺癌[6]	I 类	A 级
2.2 腋淋巴结阳性[6]	I 类	A 级
2.3 临床评价可以行 R_0 切除[6]	I 类	A 级

3. 切口设计

切口设计	证据等级	推荐强度
首选横行的 Stewart[7]切口 [a]	I 类	A 级

注:[a] 专家组同意对于难以采用横行切口的患者,推荐采用 S 形切口或者平行四边形法,以降低皮肤张力,同时使刀口相对隐蔽。

4. 皮瓣游离层次

皮瓣游离层次	证据等级	推荐强度
皮瓣的分离应在乳房组织浅筋膜浅层进行[8]	I 类	A 级

5. 皮瓣游离范围

皮瓣游离范围	证据等级	推荐强度
一般上界在锁骨下方 1~2cm,下界至肋弓水平,内侧界在胸骨旁线,外侧界至背阔肌前缘[9]	I 类	A 级

6. 腋淋巴结的清扫水平

腋淋巴结的清扫水平	证据等级	推荐强度
腋淋巴结清扫仅限于第Ⅱ水平(如果出现明显的第Ⅱ或Ⅲ水平淋巴结的转移,方需清扫第Ⅲ水平)[10]	Ⅰ类	A级

二、讨论

1894 年以后,Halsted[9]术式为早期乳腺癌患者带来生存获益并沿用半个世纪。进入 20 世纪以来,随着肿瘤治疗方法的进步以及治疗理念的转变,Halsted 术式逐渐被临床淘汰。取而代之,乳腺癌改良根治术在获得肿瘤治愈目的的同时也提高了患者的生活质量,而成为新一类乳腺癌根治性术式[11]。

1948 年,Patey 首次报道在进行 Halsted 根治术时保留胸大肌,仅切除胸小肌,以保存胸壁较好的外形与功能[4]。1951 年,Auchincloss 提出同时保留胸大肌、胸小肌,两者被称为改良根治术。尤其是 Auchincloss 式不仅能够达到 R_0 切除目的,同时还具有减少胸肌支配神经损伤的优点,使其在临床获得更为广泛的应用[5]。专家组强调,Auchincloss 手术是中国现阶段伴有腋淋巴结转移的早期乳腺癌应用最为广泛的乳腺癌根治术方式之一。高级别循证医学证据已经证明 Auchincloss 手术可以获得与 Halsted 手术和 Patey 手术相同的肿瘤治愈目的[6,11]。

专家组共同讨论了 Auchincloss 术式的体位、切口设计、皮瓣游离层次和范围、术中需要切除及保留的组织、手术技巧及并发症处理，并达成共识(见附录)。

在对胸大肌筋膜的处理上，传统术式要求切除胸大肌筋膜，以防止肿瘤经筋膜淋巴管发生转移，并去除在手术过程中脱落的肿瘤细胞。专家组认为，目前尚无证据证明切除胸肌筋膜可以提高局部控制率。同时，考虑到切除胸肌筋膜并无太多不利影响，专家组讨论后仍然建议切除胸大肌筋膜。近胸骨旁的第 2、3 肋间有胸廓内血管穿支，应注意结扎或电凝止血，从胸大肌穿出的多支细小穿支血管损伤是造成术后出血的原因之一，应充分止血。

1955 年，Berg 依据胸小肌内缘和外缘将腋淋巴结分为 3 个水平，其中第 I 水平位于胸小肌外缘以外，第 II 水平在胸小肌后方(胸小肌外缘和内缘之间)，胸小肌内缘以内为第 III 水平(锁骨下区域)[12]。专家组同意针对具有 Auchincloss 手术适应证的患者行第 II 水平淋巴结清扫，至少应切除 ≥ 10 枚淋巴结才能完成准确的病理学 N 分期[6]。

在清扫腋淋巴结时应注意保护与胸背血管伴行的胸背神经及贴近胸壁走行的胸长神经，这两支神经均支配相应肌肉的运动，前者损伤会导致背阔肌萎缩，后者损伤会导致前锯肌萎缩而影响生活质量。肋间臂神经分布至上臂内侧和后侧皮肤，切除肋间臂神经可引起该区域的麻木、感觉减退或感觉丧失[13]，手术过程中应尽量予以保留；若与淋巴结粘连，考虑肿瘤安全性，可予以切除。

改良根治术常见的术后并发症包括术后出血、刀口感染、皮瓣坏死、皮下积液、皮肤感觉异常和患侧上肢水肿等。术中充分止血和术后持续负压引流能够减少术后出血、皮下积液及患侧上肢淋巴水肿的发生。近年来，乳腺癌术后上肢淋巴水肿越来越受到大家的关注，上肢淋巴水肿的主要原因是上肢淋巴回流障碍。其中腋淋巴结清扫、放疗是主要原因,高危因素包括肥胖、术后感染和腋窝血清肿的形成等[14]。对于接受腋淋巴结清扫的患者,预防上肢淋巴水肿的措施包括减少腋窝血清肿的形成、避免术后感染、提高精确定位的放疗技术、科学指导上肢功能锻炼、避免患侧上肢过度负重和避免患侧上肢静脉输液等。严重的上肢淋巴水肿须通过综合治疗甚至手术治疗。

(执笔:焦得闯　刘真真)

附件 1　投票情况

本指南投票委员会成员共 37 名,均为乳腺外科专业医师(100%)。

附件 2　乳腺癌改良根治术操作意见

1. 术前准备　同一般手术,确定无手术禁忌证。签署知情同意书。
2. 体位选择　仰卧位,患侧上肢外展 90°。
3. 麻醉　推荐行全身麻醉。
4. 操作过程

(1)切口:横行切口有利于隐蔽手术瘢痕。切口应包括乳头乳晕复合体及肿瘤表面皮肤,并切除穿刺针道。切缘距肿瘤边缘应 > 2cm 以保证皮肤切缘安全。切口设计推荐采用平行四边形法或

S形,以降低皮肤张力利于缝合,皮肤切口内侧一般不宜超过胸骨中线,外侧应尽量避免进入腋窝,以减少瘢痕挛缩影响上肢活动。

(2)皮瓣游离:皮瓣游离范围以可完全切除乳腺腺体为原则。一般上界在锁骨下方1~2cm,下界至肋弓水平,内侧界在胸骨旁线,外侧界至背阔肌前缘。皮瓣游离应在乳房组织浅筋膜浅层进行,在分离过程中保留真皮下血管网是皮瓣存活的基本条件。选择高频电刀分离皮瓣具有减少出血、术野清晰的优点。在顺利完成皮瓣分离的前提下,推荐选择较低的输出功率以减少热损伤。

(3)腺体切除:皮瓣游离完成后,将全部腺体、胸大肌筋膜一同切除。术中应避免损伤胸大肌纤维。近胸骨旁的第2、3肋间有胸廓内动脉穿支动脉,应注意结扎或电凝止血,从胸大肌穿出的多支细小穿支血管损伤是造成术后出血的原因之一,应充分止血。

(4)腋淋巴结分期:将乳腺向外翻起并拉紧,同时向内牵拉胸大肌形成对应张力,沿胸大肌外缘与乳腺组织分界处切开,锐性分离胸大肌、胸小肌间的间隙,完整切除位于胸肌神经及其伴行血管周围的胸肌间淋巴结(Rotter淋巴结)及脂肪组织。同时应注意保护支配胸大肌的神经,避免损伤。在胸大肌与背阔肌间切开深筋膜可良好显露腋静脉。向内侧牵开胸大肌和胸小肌,锐性分离腋静脉表面的脂肪结缔组织可清晰显露腋肩峰动脉起始部,并完成第Ⅱ水平淋巴结清扫。第Ⅱ水平的内侧界线为胸小肌内缘(即胸肩峰动脉起始部),上界为腋静脉,外侧界为胸小肌外侧缘。胸小肌外侧缘与肩胛下血管构成第Ⅰ水平的内侧和外侧界线。肩胛下血管主干周围的肩胛下组淋巴结属于第Ⅰ水平切除范围。从内到外或从外到内完整清扫上述区域的淋巴脂肪组织,最终连同乳腺腺体一同切除。

(5)止血和引流:切除乳腺组织并完成腋淋巴结清扫后,应确认止血是否彻底,腋下和胸骨旁各放置一根多孔引流管,抽吸引流管为负压状态。敷料覆盖伤口,酌情加压包扎。

5. 注意事项

(1)切口设计:在切缘安全的情况下,应考虑上、下皮瓣宽度对称合理,并留有足够的皮瓣以减少缝合张力,其中横行切口有利于乳房重建隐蔽手术瘢痕。

(2)淋巴结清扫:伴有腋淋巴结转移的早期乳腺癌患者推荐选择第Ⅱ水平清扫术。应检出 ≥ 10 枚淋巴结才能准确评价腋淋巴结状况。锁骨下方 2cm 横行分离胸大肌可以更为充分地显露锁骨下区域,在直视下实施第Ⅲ水平淋巴结清扫。此方式更适宜肥胖患者选择。

参考文献

[1] LAWRENCE W, LOPEZ M. Radical surgery for cancer: a historical perspective [J]. Surg Oncol Clin N Am, 2005,14(3):441-446, v.

[2] SAKORAFAS G. The origins of radical mastectomy [J]. AORN J, 2008,88(4):605-608.

[3] JIAO D C, ZHU J J, QIN L,et al. Clinical practice guidelines for modified radical mastectomy of breast cancer: Chinese society of breast surgery practice guidelines 2021 [J].Chin Med J(Engl),2021,134 (8):895-897.

[4] PATEY D H, DYSON W H. The prognosis of carcinoma of the breast in relation to the type of operation performed [J]. Bri J Cancer, 1948,2(1):7-13.

[5] AUCHINCLOSS H. Significance of location and number of axillary metastases in carcinoma of the

breast [J]. Ann Surg, 1963, 158(1): 37-46.

[6] 中华医学会外科学分会乳腺外科学组. 乳腺癌改良根治术专家共识及手术操作指南(2018 版) [J]. 中国实用外科杂志, 2018, 38(8): 851-854.

[7] STEWART F. Amputation of the breast by a transverse incision [J]. Ann Surg, 1915, 62(2): 250-251.

[8] 黎介寿, 吴孟超, 黄志强. 普通外科手术学 [M]. 2 版. 北京: 人民军医出版社, 2007.

[9] HALSTED W I. The results of operations for the cure of cancer of the breast performed at the johns hopkins hospital from june, 1889, to january, 1894 [J]. Ann Surg, 1894, 20(5): 497-555.

[10] GRADISHAR W J, ANDERSON B O, ABRAHAM J, et al. Breast cancer, Version 3. 2020, NCCN clinical practice guidelines in oncology [J]. J Natl Compr Canc Netw, 2020,18(4):452-478.

[11] TURNER L,SWINDELL R,BELL W, et al.Radical versus modified radical mastectomy for breast cancer [J].Ann R Coll Surg Engl,1981,63(4):239-243.

[12] BERG J. The significance of axillary node levels in the study of breast carcinoma [J]. Cancer, 1955, 8(4): 776-778.

[13] WARRIER S, HWANG S, KOH C, et al. Preservation or division of the intercostobrachial nerve in axillary dissection for breast cancer: Meta-analysis of randomised controlled trials [J]. Breast(Edinburgh, Scotland), 2014, 23(4): 310-316.

[14] PASKETT E D, DEAN J A, OLIVERI J M, et al. Cancer-related lymphedema risk factors, diagnosis, treatment, and impact: a review [J]. J Clin Oncol, 2012, 30(30): 3726-3733.

第十七章 乳腺癌改良根治术临床实践指南

第十八章
妊娠期与哺乳期乳腺癌临床实践指南

妊娠期乳腺癌(breast cancer in pregnancy, BCP)和哺乳期乳腺癌(postpartum breast cancer, PBC)发生于女性特殊生理时期,诊疗过程需要兼顾母亲疗效和子代安全,是临床处理的难点。随着我国女性生育年龄的增长和生育政策的改变, BCP 和 PBC 受到越来越多关注。为规范 BCP 和 PBC 临床诊治流程,中华医学会外科学分会乳腺外科学组组织国内部分乳腺外科专家在《中华医学会乳腺外科临床实践指南(2021 版): 妊娠期与哺乳期乳腺癌临床实践指南》[1]的基础上,参照 GRADE 系统对 BCP 和 PBC 的临床研究证据质量进行评价,并结合我国患者临床特点以及我国乳腺外科临床实践的可及性,对妊娠期与哺乳期乳腺癌临床实践指南部分进行修订,为国内乳腺外科医师临床工作提供参考。

既往多数文献将 BCP 和 PBC 统称为妊娠相关乳腺癌(pregnancy-associated breast cancer, PABC),近年多项研究数据表明, BCP 和 PBC 具有不同的生物学特性和预后,其诊治关注的重点亦不相同[2-4],故本指南将 BCP 和 PBC 分开撰写。

妊娠期乳腺癌临床实践指南

一、推荐意见

1. 诊断方法

诊断方法	证据等级	推荐强度
1.1　BCP 乳腺检查方法		
1.1.1　乳腺超声[5-7]	I 类	A 级
1.1.2　空芯针穿刺活检[8-10]	I 类	A 级
1.2　BCP 远隔部位检查		
1.2.1　腹部超声[7,11-12]	I 类	A 级
1.2.2　禁用核素扫描[11]	I 类	A 级

2. 治疗原则

BCP 治疗原则	证据等级	推荐强度
2.1　BCP 治疗时机:妊娠中晚期[8,11-14]	I 类	A 级
2.2　BCP 外科治疗		
2.2.1　乳腺癌改良根治术[11-12,15-16]	I 类	A 级
2.2.2　乳腺癌保乳手术 a [15,17]	II 类	A 级
2.3　BCP 围手术期管理		
2.3.1　实施个体化胎心监护[18-20]	I 类	A 级
2.3.2　预防血栓[18-19,21]	I 类	A 级
2.4　BCP 其他治疗		
2.4.1　妊娠期禁用他莫昔芬内分泌治疗[8,12]	I 类	A 级
2.4.2　妊娠期禁用抗 HER2 靶向治疗[9,12,22-23]	I 类	A 级
2.4.3　妊娠期禁用放疗[9,12]	I 类	A 级

注:a 需充分考虑放疗时机;BCP. 妊娠期乳腺癌;HER2. 人类表皮生长因子受体 2。

二、讨论

BCP 即为妊娠期间确诊的乳腺癌[8,24-25]，诊疗需兼顾母亲的疗效和胎儿的安全。一旦确诊为 BCP，应通过多学科讨论、结合患方意愿确定诊疗方案，并将多学科协作和患方知情同意贯穿全诊疗过程。在治疗过程中，应开展乳腺科为主导、产科医师密切配合、相关科室参与的多学科个案管理模式；而当孕妇或胎儿接受产科治疗的必要性高于乳腺癌治疗时，则应采取产科为主导的管理模式。

专家组优先推荐选择乳腺超声评估妊娠期女性乳腺及腋淋巴结情况[5-7]。乳腺 X 射线摄影辐射剂量约 3mGy，对子宫及胎儿的估计辐射剂量 < 0.03μGy，远低于胎儿致畸辐射暴露阈值 50～100 mGy，腹部屏蔽可使胎儿辐射暴露剂量进一步减少[9,26-27]。但是由于妊娠期乳腺腺体致密，乳腺 X 射线摄影对病灶评价敏感度可能会受到影响[16]，同时基于妊娠期间乳腺 X 射线摄影检查的临床价值缺少高级别证据支持，专家组未提出具体推荐意见。乳腺增强 MRI 的钆类造影剂可穿过胎盘屏障，具有潜在致畸作用[28]，故妊娠期禁用乳腺增强 MRI。2023 年《NCCN 乳腺癌临床实践指南》明确指出妊娠期禁用 CT 扫描和核素扫描[11]，专家组基于文献证据，提出 BCP 患者可选择腹部超声和腹部屏蔽下的胸部 X 射线摄影检查作为远隔部位转移的筛查[7,11-12,29]。临床腋淋巴结阳性或 T_3 患者可考虑行胸部和腰椎 MRI 平扫[11]。临床医师必须注意，由于妊娠期女性影像学检查方法选择受限，远隔部位转移病灶存在评估不足的可能性。

针对乳腺影像学检查乳腺影像报告与数据系统（breast imaging reporting and data system，BI-RADS）4 类、5 类以及 BI-RADS 3 类伴有危险因素的患者选择空芯针穿刺活检（core needle biopsy，CNB）进行组织病理学评价已经获得广泛共识[8-10]，专家组推荐妊娠期女性在无禁忌证的情况下接受

CNB 检查,以获得病理组织学诊断。

必须强调,手术应激反应以及抗肿瘤药等治疗方法均可能对发育中的胎儿造成影响。研究表明,妊娠期间接受标准剂量和浓度的麻醉药对胎儿没有明确的致畸作用[18,30]。妊娠早期(≤13^{+6}孕周)进行乳腺癌手术的流产风险增加,化疗导致胎儿畸形率达 20%[12],专家组认为,针对妊娠早期患者制订治疗方案需要特别谨慎。BCP 治疗需同时考虑母亲的疗效及胎儿的安全,应根据患者的临床分期、肿瘤生物学特点以及孕周制订不同的治疗方案,强调 MDT 模式的个体化管理,并充分尊重患者意愿。文献报道,终止妊娠不能改善妊娠中晚期 BCP 患者的预后,可根据病情进行乳腺癌治疗[8,11-14]。终止妊娠的指征可参考正常孕妇的指征。

乳腺癌改良根治术是 BCP 患者的标准手术方式[11-12,15-16]。Ⅰ期和Ⅱ期 BCP 患者保乳手术与乳腺切除术后生存率相似[15,17]。基于放疗对胎儿有明确的致畸等损伤风险[9,12],专家组建议选择乳腺癌保乳手术前需充分考虑术后放疗时机。前哨淋巴结活检示踪剂 ^{99m}Tc 标记的硫胶体对发育中的胎儿相对安全[31],但是提供安全性数据的研究证据级别不高[32-33]。异硫蓝及亚甲蓝等染料示踪剂可能引起母体的过敏反应,其安全性在妊娠期女性中尚未明确[11-12,25]。由于妊娠期乳房外形的改变以及增加麻醉手术时间等情况,专家组不推荐针对 BCP 患者实施一期乳房重建。

>18～20 孕周的孕妇子宫易压迫下腔静脉,导致静脉回流到心脏的量减少,仰卧位时心输出量减少 25%～30%,术中可采取 15° 左侧倾斜位,以减少下腔静脉压迫和仰卧位低血压综合征,从而改善静脉回流和心输出量[19,34]。胎心率监测在 18～22 孕周是可行的,25 孕周后可以很容易地观察到心率变异性,美国妇产科医师学会(American College of Obstetricians and Gynecologists,ACOG)提出,

术中胎心率监测有助于孕妇体位和心肺管理,应根据患者孕周、手术类型和可用设施等因素,对患者的胎心监护提供多学科、个体化管理[18-20]。妊娠和恶性肿瘤状态都可增加静脉血栓栓塞的风险,应对接受非产科手术的孕妇进行静脉血栓栓塞风险筛查,围手术期应采取机械性(如弹力袜等)或药物性(如阿司匹林、低分子量肝素等)血栓预防措施[18-19,21]。妊娠期间非产科手术可能会诱发子宫收缩,围手术期可预防性使用宫缩抑制剂[34-35]。当患者 ≥ 25 孕周进行乳腺癌手术时,建议产科及新生儿科专家在场,随时启动紧急胎儿分娩[11]。

专家组指出,目前缺乏妊娠期接受化疗患者及新生儿结局的大数据长期随访资料,妊娠期化疗需谨慎。研究表明,化疗可能导致妊娠期高血压、胎儿宫内生长受限、新生儿出生体重减轻以及早产等问题[15,36]。妊娠早期接受化疗尤其易导致早产和畸形[9,12]。针对必须接受化疗的 BCP 患者建议与产科医师进行讨论,完善胎儿畸形筛查,共同评估后制订化疗方案。原则上推荐化疗在妊娠中晚期进行[9,11-15]。35 孕周后或计划分娩前 3 周内不应进行妊娠期化疗,以避免分娩时发生血液学并发症[8,11-12]。

一项基于 160 例妊娠期接受蒽环类化疗药物治疗的研究结果显示,妊娠中晚期使用剂量 < 70 mg/m² 的多柔比星(阿霉素)引起胎儿畸形、死亡和自然流产等风险较低[37]。另一项评估产前暴露于化疗药物(其中 53 例孕妇暴露于蒽环类药物)的 70 名出生时、18 个月、5 ~ 6 岁、8 ~ 9 岁、11 ~ 12 岁、14 ~ 15 岁或 18 岁儿童发育状况的研究结果显示,产前接受化疗与中枢神经系统、心脏、听觉或一般生长发育受损无关,认知障碍可能与早产有关;暴露于蒽环类药物的儿童,心脏收缩和舒张功能均在正常范围内[38]。因此,BCP 患者可谨慎选用蒽环类药物为基础的化疗方案[12,15,37-39]。紫杉烷类已获得欧洲肿瘤内科学会(European Society for Medical Oncology, ESMO)的认同[12],但是 2023 年

《NCCN 乳腺癌临床实践指南》指出尚无足够安全性证据支持推荐妊娠期间常规使用紫杉醇[11]。建议化疗剂量按照实际体表面积计算,不建议剂量密集方案[9,40]。

研究结果表明,他莫昔芬易导致胎儿畸形、阴道出血和流产[8,12]。胎盘组织及胎儿肾组织中均有 HER2 表达,曲妥珠单抗对胎儿肾细胞的毒性作用可导致羊水减少,应在产后给药[9,12,22-23]。妊娠期间放疗可能增加胎儿宫内生长受限、精神发育迟滞、胎儿患癌等风险,甚至导致胎儿死亡[9,12]。因此,BCP 患者在妊娠期间禁用他莫昔芬内分泌治疗、抗 HER2 靶向治疗和放疗。

BCP 患者通常较年轻,且处于妊娠这一特殊时期,医护人员应当重视患者的心理健康,必要时进行专业的心理咨询和疏导。另外,BCP 患者的生育力保存问题逐渐受到关注,同时应排除遗传性乳腺癌的可能,指导患者生育及下一代遗传性乳腺癌相关风险管理[41]。BCP 患者除定期乳腺科随访外,建议增加其子女儿童保健等专科的随访,建立接受产前治疗的婴儿健康状况的长期随访资料,从而增加两代人随访资料的积累。

哺乳期乳腺癌临床实践指南

一、推荐意见

除哺乳以外,PBC 患者可以参照非妊娠期乳腺癌诊治原则。

	哺乳禁忌证	证据等级	推荐强度
1	化疗期间禁止哺乳[11,42-43]	I 类	A 级
2	内分泌治疗期间禁止哺乳[11]	I 类	A 级
3	靶向治疗期间禁止哺乳[11]	I 类	A 级

二、讨论

文献中 PBC 定义略有不同,大多数学者认为 PBC 是指产后 1 年内确诊的乳腺癌[8,24-25]。美国放射学会(American College of Radiology,ACR)专家认为,哺乳期女性乳腺检查方法首选乳腺超声检查,乳腺 X 射线摄影及乳腺 MRI 可作为补充[44]。文献报道,哺乳期使用碘造影剂及钆造影剂可能是安全的,检查前需排空乳汁以尽可能减少乳汁分泌对影像学诊断的影响,检查完成排乳 12 ~ 24 小时后可继续哺乳[45]。PBC 患者如不考虑哺乳问题,其全身评估方法与处于非妊娠或哺乳期乳腺癌相同。如继续哺乳,骨扫描及 PET/CT 检查时使用的放射性核素虽无明确证据对婴儿有害[46],临床仍需谨慎选择。针对乳腺影像学检查 BI-RADS 4 类、5 类以及 BI-RADS 3 类伴有危险因素的哺乳期女性在无禁忌证的情况下可接受 CNB 检查,以获得病理组织学诊断[8-10]。

PBC 手术治疗原则可以参考处于非妊娠或哺乳期的乳腺癌手术治疗原则执行,但临床医师需注意哺乳期乳房形态发生改变的可能性,谨慎选择保乳手术及一期重建手术。目前无明确证据证明哺乳期进行乳腺手术需终止哺乳,可于术前排空乳汁,术后健侧乳房继续哺乳[47]。多柔比星(阿霉素)、紫杉烷类、铂类、环磷酰胺等均可进入母乳,化疗期间禁止哺乳[11,42-43]。内分泌治疗期间、抗 HER2 靶向治疗期间以及靶向治疗完成 6 个月内禁止哺乳[11]。放疗可能引起乳汁质量下降、皮肤皲裂、难治性乳腺炎等,继而导致哺乳困难[11,16]。因此,放疗期间不建议哺乳。

(执笔:陈 青 吴克瑾)

附件 投票情况

本指南投票专家委员会成员共 31 名,均为乳腺外科医师(100%)。

参考文献

[1] CHEN Q, QIU Y R, ZHANG M D, et al. Clinical practice guidelines for pregnancy-associated breast cancer: Chinese Society of Breast Surgery (CSBrS) practice guidelines 2021 [J]. Chin Med J (Engl), 2021, 134 (20): 2395-2397.

[2] AMANT F, LEFRÈRE H, BORGES V F, et al. The definition of pregnancy-associated breast cancer is outdated and should no longer be used [J]. Lancet Oncol, 2021, 22 (6): 753-754.

[3] JERZAK K J, LIPTON N, NOFECH-MOZES S, et al. Clinical outcomes and prognostic biomarkers

among pregnant, post-partum and nulliparous women with breast cancer: a prospective cohort study [J]. Breast Cancer Res Treat, 2021, 189(3): 797-806.

［4］ SUN J, LEE M C. Clinical Presentation, Diagnosis and prognosis of pregnancy-associated breast cancer[J]. Adv Exp Med Biol, 2020, 1252: 87-93.

［5］ Committee on Obstetric Practice. Committee Opinion No. 723: guidelines for diagnostic imaging during pregnancy and lactation [J]. Obstet Gynecol, 2017, 130(4): e210-e216.

［6］ ROBBINS J, JEFFRIES D, ROUBIDOUX M, et al. Accuracy of diagnostic mammography and breast ultrasound during pregnancy and lactation[J]. Am J Roentgenol, 2011, 196(3): 716-722.

［7］ TORLONI M R, VEDMEDOVSKA N, MERIALDI M, et al. Safety of ultrasonography in pregnancy: WHO systematic review of the literature and meta-analysis[J]. Ultrasound Obstet Gynecol, 2009, 33(5): 599-608.

［8］ AMANT F, LOIBL S, NEVEN P, et al. Breast cancer in pregnancy [J]. Lancet, 2012, 379(9815): 570-579.

［9］ LOIBL S, SCHMIDT A, GENTILINI O, et al. Breast cancer diagnosed during pregnancy: adapting recent advances in breast cancer care for pregnant patients [J]. JAMA Oncol, 2015, 1(8): 1145-1153.

［10］ SHANNON J, DOUGLAS-JONES A G, DALLIMORE N S. Conversion to core biopsy in preoperative diagnosis of breast lesions: is it justified by results? [J]. J Clin Pathol, 2001, 54(10): 762-765.

［11］ National Comprehensive Cancer Network. NCCN clinical practice guidelines in oncology: breast cancer, Version 5, 2023[EB/OL]. (2023-12-05) [2023-12-05]. https://www.nccn.org/professionals/physician_gls/default.aspx.

[12] PECCATORI F A, AZIM HA J R, ORECCHIA R, et al. Cancer, pregnancy and fertility: ESMO clinical practice guidelines for diagnosis, treatment and follow-up[J]. Ann Oncol, 2013, 24 (suppl 6): vi160-170.

[13] RING A E, SMITH I E, JONES A, et al. Chemotherapy for breast cancer during pregnancy: an 18-year experience from five London teaching hospitals [J]. J Clin Oncol, 2005, 23 (18): 4192-4197.

[14] AMANT F, VANDENBROUCKE T, VERHEECKE M, et al. Pediatric outcome after maternal cancer diagnosed during pregnancy[J]. N Engl J Med, 2015, 373 (19): 1824-1834.

[15] LOIBL S, HAN S N, VON MINCKWITZ G, et al. Treatment of breast cancer during pregnancy: an observational study[J]. Lancet Oncol, 2012, 13 (9): 887-896.

[16] SHACHAR S S, GALLAGHER K, MCGUIRE K, et al. Multidisciplinary management of breast cancer during pregnancy[J]. Oncologist, 2017, 22 (3): 324-334.

[17] ANNANE K, BELLOCQ J P, BRETTES J P, et al. Infiltrative breast cancer during pregnancy and conservative surgery[J]. Fetal Diagn Ther, 2005, 20 (5): 442-444.

[18] American College of Obstetricians and Gynecologists. ACOG Committee Opinion No. 775: Nonobstetric surgery during pregnancy [J]. Obstet Gynecol, 2019, 133: e285-e286.

[19] ARKENBOSCH J H C, VAN RULER O, DE VRIES A C. Non- obstetric surgery in pregnancy

(including bowel surgery and gallbladder surgery)[J]. Best Pract Res Clin Gastroenterol, 2020, 44-45: 101669.

[20] TOLCHER M C, FISHER W E, CLARK S L. Nonobstetric surgery during pregnancy[J]. Obstet Gynecol, 2018, 132(2): 395-403.

[21] GUYATT G H, AKL E A, CROWTHER M, et al. Executive summary: antithrombotic therapy and prevention of thrombosis, 9th ed: American College of Chest Physicians Evidence-Based Clinical Practice Guidelines[J]. Chest, 2012, 141(suppl 2): 7-47.

[22] ZAGOURI F, SERGENTANIS T N, CHRYSIKOS D, et al. Trastuzumab administration during pregnancy: a systematic review and meta-analysis[J]. Breast Cancer Res Treat, 2013, 137(2): 349-357.

[23] LAMBERTINI M, MARTEL S, CAMPBELL C, et al. Pregnancies during and after trastuzumab and/ or lapatinib in patients with human epidermal growth factor receptor 2-positive early breast cancer: analysis from the NeoALTTO (BIG 1-06) and ALTTO (BIG 2-06) trials[J]. Cancer, 2019, 125(2): 307-316.

[24] AZIM H A Jr, SANTORO L, RUSSELL- EDU W, et al. Prognosis of pregnancy- associated breast cancer: a meta- analysis of 30 studies[J]. Cancer Treat Rev, 2012, 38(7): 834-842.

[25] BAE S Y, KIM K S, KIM J S, et al. Neoadjuvant chemotherapy and prognosis of pregnancy- associated breast cancer: a time-trends study of the Korean breast cancer registry database[J]. J

Breast Cance, 2018, 21（4）: 425-432.

[26] REYES E, XERCAVINS N, SAURA C, et al. Breast cancer during pregnancy: matched study of diagnostic approach, tumor characteristics, and prognostic factors[J]. Tumori, 2020, 106（5）: 378-387.

[27] SECHOPOULOS I, SURYANARAYANAN S, VEDANTHAM S, et al. Radiation dose to organs and tissues from mammography: Monte Carlo and phantom study[J]. Radiology, 2008, 246（2）: 434-443.

[28] RAY J G, VERMEULEN M J, BHARATHA A, et al. Association between MRI exposure during pregnancy and fetal and childhood outcomes[J]. JAMA, 2016, 316（9）: 952-961.

[29] 马田雨，代文杰 . 妊娠期乳腺癌诊断及治疗进展 [J]. 中国实用外科杂志 , 2014, 34（4）: 376-378.

[30] BRAKKE B D, SVIGGUM H P. Anaesthesia for non-obstetric surgery during pregnancy[J]. BJA Educ, 2023, 23（3）: 78-83.

[31] GENTILINI O, CREMONESI M, TRIFIRÒ G, et al. Safety of sentinel node biopsy in pregnant patients with breast cancer[J]. Ann Oncol, 2004, 15（9）: 1348-1351.

[32] PANDIT-TASKAR N, DAUER L T, MONTGOMERY L, et al. Organ and fetal absorbed dose estimates from 99mTc-sulfurcolloid lymphoscintigraphy and sentinel node localization in breast cancer patients[J]. J Nucl Med, 2006, 47（7）: 1202-1208.

[33] GENTILINI O, CREMONESI M, TOESCA A, et al. Sentinel lymph node biopsy in pregnant patients with breast cancer[J]. Eur J Nucl Med Mol Imaging, 2010, 37（1）: 78-83.

［34］ UPADYA M, SANEESH P J. Anaesthesia for non-obstetric surgery during pregnancy[J]. Indian J Anaesth, 2016, 60(4): 234-241.

［35］ American College of Obstetricians and Gynecologists'Committee on Practice Bulletins—Obstetrics. Practice Bulletin No.171: Management of Preterm Labor[J]. Obstet Gynecol, 2016, 128(4): e155-e164.

［36］ PECCATORI F A, LAMBERTINI M, SCARFONE G, et al. Biology, staging, and treatment of breast cancer during pregnancy: reassessing the evidences[J]. Cancer Biol Med, 2018, 15(1): 6-13.

［37］ GERMANN N, GOFFINET F, GOLDWASSER F. Anthracyclines during pregnancy: embryo-fetal outcome in 160 patients[J]. Ann Oncol, 2004, 15(1): 146-150.

［38］ AMANT F, VAN CALSTEREN K, HALASKA M J, et al. Long-term cognitive and cardiac outcomes after prenatal exposure to chemotherapy in children aged 18 months or older: an observational study[J]. Lancet Oncol, 2012, 13(3): 256-264.

［39］ DE HAAN J, VERHEECKE M, VAN CALSTEREN K, et al. Oncological management and obstetric and neonatal outcomes for women diagnosed with cancer during pregnancy: a 20- year international cohort study of 1170 patients[J]. Lancet Oncol, 2018, 19(3): 337-346.

［40］ CARDONICK E, IACOBUCCI A. Use of chemotherapy during human pregnancy[J]. Lancet Oncol, 2004, 5(5): 283-291.

［41］ 吴克瑾, 陈玉芸, 金玉春, 等. 年轻女性早期乳腺癌病人生育相关调查研究 [J]. 中国实用外科

杂志, 2021, 41(11): 1262-1268.

[42] PISTILLI B, BELLETTINI G, GIOVANNETTI E, et al. Chemotherapy, targeted agents, antiemetics and growth-factors in human milk: how should we counsel cancer patients about breastfeeding? [J]. Cancer Treat Rev, 2013, 39(3): 207-211.

[43] GRIFFIN S J, MILLA M, BAKER T E, et al. Transfer of carboplatin and paclitaxel into breast milk[J]. J Hum Lact, 2012, 28(4): 457-459.

[44] DIFLORIO-ALEXANDER R M, SLANETZ P J, MOY L, et al. ACR Appropriateness Criteria® breast imaging of pregnant and lactating women[J]. J Am Coll Radiol, 2018, 15(11S): S263-S275.

[45] ACR Committee on Drugs and Contrast Media. Administration of contrast media to women who are breastfeeding[EB/OL]. (2021-07-14)[2021-08-08]. https: //www. acr. org/-/media/ACR/Files/Clinical-Resources/Contrast_Media. pdf.

[46] LEIDE-SVEGBORN S, AHLGREN L, JOHANSSON L, et al. Excretion of radionuclides in human breast milk after nuclear medicine examinations. Biokinetic and dosimetric data and recommendations on breastfeeding interruption[J]. Eur J Nucl Med Mol Imaging, 2016, 43(5): 808-821.

[47] JOHNSON H M, MITCHELL K B. Breastfeeding and breast cancer: managing lactation in survivors and women with a new diagnosis[J]. Ann Surg Oncol, 2019, 26(10): 3032-3039.

第十九章
乳腺癌术后乳房重建临床实践指南

　　乳房缺失给乳腺癌患者带来心理创伤,严重影响患者生活质量,针对具有适应证的乳腺癌患者实施乳房重建已经在国内外获得广泛认同。为推动中国乳腺癌术后乳房重建的规范化进程,中华医学会外科学分会乳腺外科学组通过文献调研与专家讨论,确定了乳腺癌术后乳房重建临床实践的关键问题,参照 GRADE 系统对相关文献证据进行评价,结合中国临床实践可及性,制定本指南,为中国乳腺外科医师提供借鉴和参考。

一、推荐意见

1. 适应证

适应证	证据等级	推荐强度
乳腺癌行乳房切除术,有乳房再造需求的患者[1-2]	Ⅱ类	A级

2. 禁忌证

禁忌证	证据等级	推荐强度
2.1 绝对禁忌证:炎性乳腺癌[3]	Ⅱ类	A级
2.2 相对禁忌证:吸烟和肥胖[2,4-8]	Ⅱ类	A级

3. 乳房重建的手术时机

手术时机	证据等级	推荐强度
3.1 即刻重建[2,9]	Ⅱ类	A级
3.2 延期重建[2,9]	Ⅱ类	A级
3.3 延迟即刻重建[10-13]	Ⅱ类	A级

4. 自体组织乳房重建方式

自体组织乳房重建方式	证据等级	推荐强度
4.1 TRAM（transverse rectus abdominis myocutaneous）皮瓣重建[14-16]	Ⅱ类	A级
4.2 DIEP（deep inferior epigastric perforator）皮瓣重建[14-15,17]	Ⅱ类	A级
4.3 LDF（latissimus dorsi flap）皮瓣重建[14-15,18]	Ⅱ类	A级

5. 假体乳房重建方式

假体乳房重建方式	证据等级	推荐强度
5.1 即刻假体植入重建（一步法）[9,15,19]	Ⅱ类	A级
5.2 组织扩张器-更换假体（二步法）[9,15,19]	Ⅱ类	A级

6. 自体组织联合假体乳房重建方式

自体组织联合假体乳房重建方式	证据等级	推荐强度
背阔肌肌皮瓣联合假体重建[20-21]	Ⅱ类	A级

7. 乳房重建常用被覆材料

乳房重建常用被覆材料	证据等级	推荐强度
7.1 脱细胞真皮基质(acellular dermal matrix,ADM)[22-24]	Ⅱ类	A级
7.2 钛化物包裹的聚丙烯网片(titanium-coated polypropylene mesh, TCPM)[23-24]	Ⅱ类	A级

二、讨论

乳腺癌是中国女性发病率最高的恶性肿瘤[25],随着国内乳腺癌筛查和早期诊断水平的提高,约30%的早期乳腺癌患者可以通过保乳手术提高生活质量,然而还有60%以上的乳腺癌患者需接受乳房切除手术[26-27]。乳房缺失给乳腺癌患者带来极大的心理创伤并严重影响其生活质量,乳房重建有利于帮助女性患者重新树立信心,改善自身及家庭的生活质量。

根据中国抗癌协会乳腺癌专业委员会和中华医学会外科学分会乳腺外科学组调查,约有10%乳腺切除术后患者接受了乳房重建手术[26]。NCCN指南提出所有接受乳房切除的乳腺癌患者都可以选择乳房重建手术[1-2],同时指出炎性乳腺癌是乳房重建的绝对禁忌证[2-3],吸烟和肥胖是乳房重建的相对禁忌证[2,4-8]。无论选择假体重建还是自体组织重建,吸烟和肥胖均会增加各类乳房重建并发症的风险[2,4-8]。除此之外，局部晚期乳腺癌、既往放疗史、伴远处转移的Ⅳ期乳腺癌及合并结缔组织病均非乳房重建的禁忌证。专家组认为，基于局部晚期乳腺癌乳房切除术后需要接受放疗的原因，乳房重建手术计划可考虑延迟至放疗结束后进行或乳房切除时置入组织扩张器，待放疗结束后取出扩张器并更换假体完成重建（二步法）[28-29]。接受放疗后的患者实施乳房重建可能增加并发症发生率，并影响重建效果，应引起临床重视[30-31]；如局部晚期乳腺癌、既往放疗史、伴远处转移的Ⅳ期乳腺癌及合并结缔组织病患者有强烈重建意愿，可根据实际情况实施乳房重建手术，但目前尚无高级别循证医学证据支持。

专家组强调，乳腺癌术后乳房重建必须坚持肿瘤学安全的原则，达到局部 R_0 切除是必须遵循的外科基本原则，包括皮肤切缘在内的手术区域无肿瘤残留是乳房切除手术和整形手术的必要前提。乳腺癌患者乳房重建应以提高生存率为基础，再考虑美观。临床医师应坚持根治基础上的美容，而非美容基础上的根治。任何乳房重建手术都不能影响患者接受规范的乳腺癌系统治疗。专家组认为应针对拟接受乳房重建的患者进行 MDT，并制订个体化乳房重建方案，选择适合的乳房重建时机和方法。

乳房重建可按时机分为即刻乳房重建、延期乳房重建及延迟即刻乳房重建。即刻乳房重建是在乳房切除手术的同时完成乳房重建[9]，最大程度保留乳房美学元素，以达到最佳美容效果；延期乳房重建一般在手术 1 年后，或放疗后半年以上再行乳房重建，可避免放疗对乳房重建的不利影响[9]；延迟即刻重建，先置入组织扩张器，最大限度地保留乳房区域皮肤和美学结构[10]，对于确定不需要放疗的患者，术后短期内可行乳房重建手术，对于需要接受放疗的患者，可于放疗后半年再行重建[13]。根据牛津大学统计资料,有 30%~40% 乳腺癌患者接受乳房切除手术,其中 50% 患者接受乳房重建手术,即刻乳房重建约占乳房重建手术的 70%~80%[32]。根据复旦大学统计资料,乳腺切除术后乳房重建手术比例为 10.7%,其中即刻重建占 67.6%、延期重建占 32.4%[26]。专家组讨论后一致认为,对于不需要乳房切除术后放疗(post-mastectomy radiation therapy,PMRT)的患者,推荐选择即刻乳房重建或延迟即刻乳房重建;对于术中不能确定腋淋巴结状态,无法判断是否需要 PMRT 的患者,推荐选择延迟即刻乳房重建;对于已确定需 PMRT 的患者,推荐选择延期乳房重建。

自体组织皮瓣重建是乳房重建的主要方法之一[14-15],手术常用的自体组织瓣有横行腹直肌肌皮瓣(transverse rectus abdominis myocutaneous flap,TRAM)[33]、腹壁下动脉穿支皮瓣(deep inferior epigastric perforator,DIEP)[17]、背阔肌肌皮瓣(latissimus dorsi flap,LDF)[18]。自体组织重建中 TRAM 适合于各种类型的乳房重建,其缺点是可能造成腹壁缺损,导致腹壁疝[34];DIEP 重建减少了腹壁损伤,但需要术者具备血管吻合的技术;LDF 仅适用于中小体积乳房重建。专家组认为,自体组织皮瓣重建中,术前和术中移植皮瓣血供状态的判断尤为重要,这是保证移植成功最重要的因素。在自体皮瓣供区的选择中,应遵循血供优先原则、经济原则和节省供区原则。对于有生育要求的年轻乳腺癌患者,则不建议采用 TRAM 进行乳房重建。

近年来,脂肪移植技术也被应用到乳腺癌术后乳房重建中。2009 年,美国整形外科医师学会(American Society of Plastic Surgeons,ASPS)对脂肪移植技术进行评估,解除了脂肪移植技术应用于乳房填充的禁令[35-36]。大量基础研究发现,由于移植脂肪细胞中含有干细胞组分[37],有促进肿瘤细胞转移的可能。因此脂肪移植技术的肿瘤安全性是临床外科医师普遍关注的重要问题。目前绝大多数临床试验未发现脂肪移植技术明确增加乳腺癌患者肿瘤复发或转移的风险[38]。专家组一致认为脂肪移植技术可以运用到乳腺癌术后乳房重建手术，并带来临床获益，应尽快组织开展多中心临床合作研究，以得到更高级别的循证医学证据。

在所有的重建方式中，假体乳房重建是乳腺癌术后最常见的手术方式[14-15]。欧洲百万妇女调查显示，30% 的乳腺癌患者接受了乳房切除术，其中约 50% 行重建手术，假体重建约占所有重建手术的 80%[32]。复旦大学附属肿瘤医院吴炅教授团队研究显示，假体重建占国内所有乳房重建手术的65.7%[26]。假体重建包括一步法重建和扩张器 - 假体置换二步法重建[14,19]。一步法重建适合皮肤缺损较小、皮下组织较厚的乳腺癌患者；二步法重建适用于术后需要放疗或皮肤缺损较大的乳腺癌患者。假体位置的稳定性是手术成功的关键之一，需结合良好的假体覆盖，故保留皮肤的乳房切除术（skin-sparing mastectomy, SSM）和保留乳头乳晕的乳房切除术（nipple-sparing mastectomy, NSM）是乳房切除术后乳房重建的重要前提保障。发表于 2015 年外科肿瘤学年鉴的荟萃分析显示 NSM 不显著降低乳腺癌患者肿瘤安全性，是可行的手术方式[39]。专家组一致认为，乳房切除术后乳房重建应基于恰当的 SSM 或 NSM。二步法需经过两次手术，可以通过二次手术调整获得更优的再造乳房美学效果。

背阔肌联合假体重建也是乳房重建的术式之一，单纯应用背阔肌肌皮瓣进行乳房再造可能因组织量不足，而不能获得理想的美学效果，需要在背阔肌肌皮瓣下植入假体以补充再造乳房的体积。专家组认为此术式既弥补了单纯使用背阔肌重建组织量不足的缺陷，也能避免假体表面覆盖不足的问题。因此背阔肌肌皮瓣联合假体重建更适合较大乳房的重建。

假体重建中假体覆盖的强度和厚度是决定重建后乳房外观的关键因素。在胸肌后植入假体是目前较为常用的术式[24,40]。缝合胸大肌与前锯肌可有效避免假体外露、假体移位及包膜挛缩。游离胸大肌和部分前锯肌并用其覆盖假体表面,可以增加美学效果。胸肌前植入假体与胸肌后植入假体相比更符合解剖学要求,避免了胸肌损伤,甚至可以重建出较为下垂的乳房形态[41-42]。在需要植入较大假体或胸肌不足以完全覆盖假体时,补片可以起到延伸肌肉和修复乳房下皱襞的作用,同时补片对假体形成无张力覆盖,使乳房下皱襞更加饱满自然。乳房重建手术运用的补片分为两类,生物源性材料如脱细胞真皮基质(acellular dermal matrix,ADM)[22-24];人工合成材料如钛化物包裹的聚丙烯网片(titanium-coated polypropylene mesh,TCPM)[23-24]。目前国外也有应用补片包裹假体放置于胸肌前的报道,但此术式在国内开展甚少,专家组认为还需要更多高质量多中心临床研究。同时,补片应用虽可以降低乳房重建手术的难度,但增加了术后并发症的发生率。术中应严格遵循无菌原则,以降低感染及其他并发症的风险。

乳腺癌术后乳房重建手术不同于健康女性的乳房美容。乳腺癌手术造成的组织缺损和手术切口的限制均增加了乳房重建手术的难度。为达到较好的乳房重建美容效果,专家组一致认为,重建后还应酌情通过修整手术改善乳房外观,甚至可能需要进行健侧乳房的对称性修复手术。术者术前必须对患者作出准确评估,并与患者充分沟通,使患者认识到乳腺癌术后乳房重建存在一定限制,重建目的在于避免乳房切除术造成的乳房畸形、提高生活质量。

随着乳腺癌诊治理念的进步和中国社会经济文化的发展,乳腺癌患者对乳房的美学要求逐渐增加,接受乳房重建的患者比例逐渐上升[26]。中华医学会外科学分会乳腺外科学组以提高中国乳腺术后乳房重建水平为己任,高度重视中国乳腺癌术后乳房重建手术的专业化问题,希望通过搭建良好的多学科合作平台,为提高中国女性乳腺癌的诊治水平做出贡献。

(执笔:李妍霜　杜俊娴　蒋宏传　朱玮)

附件　投票情况

本指南投票委员会成员共 76 名,其中乳腺外科医师 62 人(81.6%),肿瘤内科医师 4 人(5.3%),医学影像科医师 4 人(5.3%),病理科医师 2 人(2.6%),放疗科医师 2 人(2.6%),流行病学专家 2 人(2.6%)。

参考文献

[1] NICE. Improving outcomes in breast cancer manual update [EB/OL]. (2002-08-28)[2020-07-08]. https://www. nice. org. uk/guidance/csg1/resources/improving-outcomes-in-breast-cancer-update-pdf-773371117.

[2] GRADISHAR W J, ANDERSON B O, ABRAHAM J, et al. Breast cancer, Version 3. 2020, NCCN clinical practice guidelines in oncology [J]. J Natl Compr Canc Netw, 2020,18(4):452-478.

[3] CHANG E I, CHANG E I, ITO R, et al. Challenging a traditional paradigm: 12-year experience with autologous free flap breast reconstruction for inflammatory breast cancer [J]. Plast Reconstr Surg, 2015, 135(2): e262-e269.

[4] FISCHER J P, WES A M, KANCHWALA S, et al. Effect of BMI on modality-specific outcomes in

immediate breast reconstruction(IBR)-a propensity-matched analysis using the 2005-2011 ACS-NSQIP datasets [J]. J Plast Surg Hand Surg, 2014, 48(5): 297-304.

[5] PANAYI A C, AGHA R A, SIEBER B A, et al. Impact of obesity on outcomes in breast reconstruction: a systematic review and meta-analysis [J]. J Reconstr Microsurg, 2018, 34(5): 363-375.

[6] SRINIVASA D R, CLEMENS M W, QI J, et al. Obesity and breast reconstruction: complications and patient-reported outcomes in a multicenter, prospective study [J]. Plast Reconstr Surg, 2020, 145(3): e481-e490.

[7] TOYODA Y, FU R H, LI L, et al. Smoking as an independent risk factor for postoperative complications in plastic surgical procedures: a propensity score-matched analysis of 36, 454 patients from the NSQIP database from 2005 to 2014 [J]. Plast Reconstr Surg, 2018, 141(1): 226-236.

[8] GOLTSMAN D, MUNABI N C O, ASCHERMAN J A. The association between smoking and plastic surgery outcomes in 40 465 patients: an analysis of the American College of Surgeons National Surgical Quality Improvement Program Data Sets [J]. Plast Reconstr Surg, 2017, 139(2): 503-511.

[9] 中国医师协会外科医师分会乳腺外科医师专委会(CSBS), 中国抗癌协会乳腺癌专业委员会(CBCS). 乳腺肿瘤整形与乳房重建专家共识(2018 年版)[J]. 中国癌症杂志, 2018, 28(6): 139-480.

[10] OTTE M, NESTLE-KRÄMLING C, FERTSCH S, et al. Conservative mastectomies and Immediate-DElayed AutoLogous(IDEAL)breast reconstruction: the DIEP flap [J]. Gland Surg, 2016, 5(1): 24-31.

[11] KRONOWITZ S J. Delayed-immediate breast reconstruction: technical and timing considerations [J].

Plast Reconstr Surg, 2010, 125 (2): 463-474.

[12] KRONOWITZ S J, HUNT K K, KUERER H M, et al. Delayed-immediate breast reconstruction [J]. Plast Reconstr Surg, 2004, 113 (6): 1617-1628.

[13] ALBINO F P, PATEL K M, SMITH J R, et al. Delayed versus delayed-immediate autologous breast reconstruction: a blinded evaluation of aesthetic outcomes [J]. Arch Plast Surg, 2014, 41 (3): 264-270.

[14] Beier J P, Horch R E, Bach A D, et al. Breast reconstruction after breast-cancer surgery [J]. N Eng J Med, 2009, 360 (4): 411-418.

[15] GARDANI M, BERTOZZI N, GRIECO M P, et al. Breast reconstruction with anatomical implants: a review of indications and techniques based on current literature [J]. Ann Med Surg, 2017, 21: 96-104.

[16] KIM E K, EOM J S, HWANG C H, et al. Immediate transverse rectus abdominis musculocutaneous (TRAM) flap breast reconstruction in underweight Asian patients [J]. Breast Cancer, 2014, 21 (6): 693-697.

[17] ADAM H, DOCHERTY SKOGH A C, EDSANDER NORD Å, et al. Risk of recurrence and death in patients with breast cancer after delayed deep inferior epigastric perforator flap reconstruction [J]. Br J Surg, 2018, 105 (11): 1435-1445.

[18] DeLong M R, Tandon V J, Rudkin G H, et al. Latissimus dorsi flap breast reconstruction-a nationwide inpatient sample review [J]. Ann Plast Surg, 2017, 78 (5 Suppl 4): S185-S188.

[19] Lee K T, Mun G H. Comparison of one-stage vs two-stage prosthesis-based breast reconstruction: a

systematic review and meta-analysis [J]. Am J Surg, 2016, 212(2): 336-344.

[20] YOUSSEF M M, PUCHER P H, KENNEDY K, et al. Use of acellular dermal matrix versus latissimus dorsi flap for breast reconstruction: clinical and patient-reported outcomes [J]. Breast J, 2016, 22(6): 702-704.

[21] PATRINELY J R, FARINAS A, AL-MAJED B, et al. Acellular dermal matrix performance compared with latissimus dorsi myocutaneous flap in expander-based breast reconstruction [J]. Plast Reconstr Surg Glob Open, 2019, 7(9): e2414.

[22] NEGENBORN V L, YOUNG-AFAT D A, DIKMANS R E G, et al. Quality of life and patient satisfaction after one-stage implant-based breast reconstruction with an acellular dermal matrix versus two-stage breast reconstruction (BRIOS): primary outcome of a randomised, controlled trial [J]. Lancet Oncol, 2018, 19(9): 1205-1214.

[23] GSCHWANTLER-KAULICH D, SCHRENK P, BJELIC-RADISIC V, et al. Mesh versus acellular dermal matrix in immediate implant-based breast reconstruction-a prospective randomized trial [J]. Eur J Surg Oncol, 2016, 42(5): 665-671.

[24] Paepke S, Kiechle M, Ankel C, et al. Surgical studies of reconstructive breast surgery-an overview of the topics at the 2019 Annual Meeting of the Working Group for Reconstructive Surgery in Oncology-Gynecology [J]. Geburtshilfe Frauenheilkd, 2019, 79(6): 584-590.

[25] CHEN W, ZHENG R, BAADE P D, et al. Cancer statistics in China, 2015 [J]. CA Cancer J Clin,

2016, 66 (2): 115-132.

[26] YANG B, REN G, SONG E, et al. Current Status and Factors Influencing Surgical Options for Breast Cancer in China: A Nationwide Cross-Sectional Survey of 110 Hospitals [J]. Oncologist, 2020, 25 (10): e1473-e1480.

[27] LAZOW S P, RIBA L, ALAPATI A, et al. Comparison of breast-conserving therapy vs mastectomy in women under age 40: national trends and potential survival implications [J]. Breast J, 2019, 25 (4): 578-584.

[28] NEWMAN L A, KUERER H M, HUNT K K, et al. Feasibility of immediate breast reconstruction for locally advanced breast cancer [J]. Ann Surg Oncol, 1999, 6 (7): 671-675.

[29] TANOS G, PROUSSKAIA E, CHOW W, et al. Locally advanced breast cancer: autologous versus implant-based reconstruction [J]. Plast Reconstr Surg Glob Open, 2016, 4 (2): e622.

[30] BARRY M, KELL M R. Radiotherapy and breast reconstruction: a meta-analysis [J]. Breast Cancer Res Treat, 2011, 127 (1): 15-22.

[31] HO A Y, HU Z I, MEHRARA B J, et al. Radiotherapy in the setting of breast reconstruction: types, techniques, and timing [J]. Lancet Oncol, 2017, 18 (12): e742-e753.

[32] GATHANI T, BALKWILL A, REEVES G, et al. Characteristics of women who undergo breast reconstruction following mastectomy for breast cancer in the Million Women Study [J]. Eur J Cancer, 2014, 50: S106-S107.

［33］ GOODENOUGH C J, ROSE J. Breast transverse rectus abdominus muscle procedure [M]//StatPearls (Internet). Treasure Island (FL): StatPearls Publishing, 2021. https://www. ncbi. nlm. gov/books/ NBK5397591.

［34］ CYRIAC C, SHARMA R K, SINGH G. Assessment of the abdominal wall function after pedicled TRAM flap surgery for breast reconstruction: use of modified mesh repair for the donor defect [J]. Indian J Plast Surg, 2010, 43 (2): 166-172.

［35］ KASEM A, WAZIR U, HEADON H, et al. Breast lipofilling: a review of current practice [J]. Arch Plast Surg, 2015, 42 (2): 126-130.

［36］ American Society of Plastic Surgeons. Guiding principles: post-mastectomy fat graft/fat transfer [EB/OL]. (2015-06) [2020-07-08]. https://www. plasticsurgery. org/Documents/Health-Policy/ Principles/ principle-2015-post-mastectomy-fat-grafting. pdf.

［37］ Lindroos B, Suuronen R, Miettinen S. The potential of adipose stem cells in regenerative medicine [J]. Stem Cell Rev Rep, 2011, 7 (2): 269-291.

［38］ LARGO R D, TCHANG L A, MELE V, et al. Efficacy, safety and complications of autologous fat grafting to healthy breast tissue: a systematic review [J]. J Plast Reconstr Aesthet Surg, 2014, 67 (4): 437-448.

［39］ DE LA CRUZ L, MOODY A M, TAPPY E E, et al. Overall survival, disease-free survival, local recurrence, and nipple-areolar recurrence in the setting of nipple-sparing mastectomy: a meta-analysis and systematic review [J]. Ann Surg Oncol, 2015, 22(10): 3241-3249.

[40] MIRHAIDARI S J, AZOUZ V, WAGNER D S. Prepectoral versus subpectoral direct to implant immediate breast reconstruction [J]. Ann Plast Surg, 2020, 84(3): 263-270.

[41] Vidya R, Masià J, Cawthorn S, et al. Evaluation of the effectiveness of the prepectoral breast reconstruction with Braxon dermal matrix: First multicenter European report on 100 cases [J]. Breast J, 2017, 23(6): 670-676.

[42] Ter Louw R P, Nahabedian M Y. Prepectoral breast reconstruction [J]. Plast Reconstr Surg, 2017, 140(5S Advances in Breast Reconstruction): S51-S59.

第二十章
乳腺外科腔镜手术临床实践指南

以腔镜手术为代表的微创外科技术是 20 世纪外科重大进展之一,在借鉴其他学科经验的基础上,乳腺外科医师克服了针对无腔隙器官进行腔镜手术的各种困难,操作技术逐渐趋于成熟。中华医学会外科学分会乳腺外科学组通过文献检索与专家讨论确定中国乳腺外科腔镜手术临床实践指南的关键临床问题,参照 GRADE 系统对临床研究证据质量进行评价,并结合中国乳腺外科临床实践的可及性,制定本指南,旨在为中国乳腺外科医师临床工作提供参考。

一、推荐意见

本指南有关乳腺外科腔镜手术包括乳腺癌腔镜保留乳头乳晕全乳房切除 ± I 期假体重建术、乳腺癌腔镜腋窝或内乳淋巴结清扫 / 前哨淋巴结活检术。

1. 乳腺外科腔镜手术适应证与禁忌证

乳腺外科腔镜手术适应证与禁忌证	证据等级	推荐强度
1.1 适应证		
1.1.1 影像学资料肿瘤未侵及乳头、乳晕及皮下组织，且肿瘤边缘至乳晕边缘距离 ≥ 2cm[1-3]	Ⅱ类	A级
1.1.2 早期乳腺癌临床及影像学检查腋淋巴结分期 ≤ cN_1[4]	Ⅰ类	A级
1.1.3 需要内乳淋巴结清扫 / 活检[5]	Ⅱ类	A级
1.2 禁忌证		
1.2.1 重度乳房下垂[6]	Ⅱ类	A级
1.2.2 乳房体积 > 500ml[7]	Ⅱ类	A级
1.2.3 腋窝手术史[4]	Ⅰ类	A级
1.2.4 炎性乳腺癌[8]	Ⅱ类	A级

2. 相关临床问题

相关临床问题	证据等级	推荐强度
2.1 操作空间建立方式		
2.1.1 吸脂法建立,二氧化碳充气法或悬吊法维持操作空间[9]	Ⅱ类	A级
2.1.2 不吸脂法建立,二氧化碳充气法或悬吊法维持操作空间[10-11]	Ⅱ类	A级
2.1.3 全程监视器观察下操作[3]	Ⅱ类	A级
2.1.4 持续正压通气预防高碳酸血症[12]	Ⅱ类	A级
2.2 手术并发症处理		
2.2.1 术中大量出血、无法明确来源时应中转开放手术[13-14]	Ⅱ类	A级
2.2.2 术后活动性出血,腔镜探查或开放止血手术[15]	Ⅱ类	A级

二、讨论

　　文献报道,腔镜手术可以通过微小隐蔽切口完成相同的乳腺外科手术操作,并具有出血少、恢复快、美观等优势。在患者术后形体和心理康复方面具有常规手术难以达到的突出效果。目前,国内多家医院已经采用腔镜技术完成了前哨淋巴结活检术、腋淋巴结清扫术、保留乳头乳晕的全乳切除术、乳腺癌改良根治术、乳腺癌保留乳房切除术（保乳手术），以及部分乳房成形和重建手术。有关腔镜技术在乳腺癌治疗中的应用已经在临床实践中得到广泛关注和积极地探索。但是，目前尚缺少高级别证据支持。专家组在复习文献的基础上，参照 GRADE 系统重新对乳腺癌外科腔镜技术相关临床研究证据质量进行评价，并结合中国乳腺外科临床实践的可及性，编写、制定本指南，旨在为国内乳腺外科医师临床工作提供参考。专家组经过深入讨论形成共识性意见，认为腔镜技术作为临床外科重要的技术操作方式已经得到广泛应用，并带来临床获益，中国乳腺外科应尽快组织开展多中心合作研究，以提供更高级别的循证医学证据。

研究证明，腔镜腋淋巴结清扫手术的安全性不劣于开放手术[16-17]。伴随腔镜高清设备的引进，腔镜下腋窝解剖结构更加清晰，可以最大限度地避免对腋窝神经、血管和淋巴管的损伤，有效提高了患者生活质量[18-19]。

有关乳腺癌患者内乳淋巴结转移的诊断与治疗日益受到关注。其中，采用腔镜技术针对适应证患者实施内乳淋巴结清扫已经在国内获得成功。经胸腔入路腔镜内乳淋巴结活检或清扫术的操作空间建立更便捷、视野更佳，并且可以避免切除肋软骨造成的损伤[5,20]。

NSABP-B32 研究证实了保乳手术的安全性。但是，我国保乳手术的开展仍处于较低的水平，中华医学会外科学分会乳腺外科学组开展的 CSBrS-005 研究数据显示，34 家医院保乳手术比例仅在 15% 左右。因此，提高我国早期乳腺癌患者保乳手术比例应成为乳腺外科医师关注的重点。近年来开展的全腔镜联合术中超声定位 + 真空辅助旋切或染料标记切缘技术实施早期乳腺癌精准局部扩大切除,已经覆盖了保乳手术的关键技术要点。与常规开放手术比较,达到了最佳的保乳效果[21],为提高保乳手术技术提供了新的技术方向。

腔镜手术在乳腺重建手术同样具有优势。其中,假体植入重建是目前全乳切除术后乳房重建最常用的方式之一。腔镜皮下腺体切除 + Ⅰ期假体植入乳房重建的围手术期并发症发生率更低[6,22-23]。腔镜技术辅助获取背阔肌肌皮瓣可获得与传统手术相同的组织量,同时避免了背部巨大手术瘢痕,美容和微创效果明显优于常规手术[24]。随着技术的成熟,皮下腺体切除和背阔肌转移乳房重建可在全腔镜下完成,最大限度地突出了腔镜手术的微创和美容优势,同时又可减少术后出血水肿、瘀斑、血清肿和感染等并发症的风险[25]。有关腔镜技术完成带蒂大网膜乳房重建手术的安全性也见于报道[26-27]。

目前,国内外医疗机构乳腺外科腔镜手术开展水平仍参差不齐,为规范中国乳腺癌腔镜手术技术的临床应用,2019 年中华医学会外科学分会乳腺外科学组发布《乳腺癌腔镜治疗专家共识与操作指导意见(2019 版)》[3]。该文指出,开展腔镜手术操作的乳腺外科专科医师需要接受规范化培训,在掌握腔镜手术基本原理的基础上,循序渐进进行操作及实践,避免盲目追求手术效果而给病患带来额外创伤。有关乳腺癌腔镜治疗技术的规范仍缺乏高级别循证医学证据支持,尽管乳腺腔镜手术已经在国内外广泛应用,但是其治疗规范化及推广应用的任务仍非常艰巨。

(执笔:唐 鹏 胡 滢 王子函 高国璇 屈 翔 姜 军)

附件 1　投票情况

本指南投票委员会成员共 76 名,其中乳腺外科专业医师 63 人(82.89%),肿瘤内科专业医师 4 人(5.26%),医学影像科专业医师 4 人(5.26%),病理科专业医师 2 人(2.63%),放射治疗专业医师 1 人(1.32%),流行病学专业医师 2 人(2.63%)。

附件 2　乳腺癌腔镜手术基本操作意见

1. 术前准备
(1)严格掌握手术适应证;
(2)术前完善与乳腺腔镜手术相关影像学资料;
(3)术前超声、X 射线摄影或 MRI 定位,评估肿瘤大小、切除范围及淋巴结情况;
(4)签署知情同意书。

2. 体位选择　采用仰卧位,患侧肩背部垫高 15°,必要时向健侧倾斜,以方便腔镜下手术操作。患肢外展 90°,或将上肢前伸,前臂屈曲 90° 固定在头架上,以免上肢外展位影响腔镜的观察角度。

3. 操作过程
(1)溶脂、吸脂并建立操作空间:灭菌蒸馏水 250ml+0.9% 氯化钠溶液 250ml+2% 利多卡因 20ml+0.1% 肾上腺素 0.5ml,配成溶脂液。溶脂液要均匀注射在手术部位的皮下脂肪层,需行乳房切除时溶脂液还应注射到乳房后间隙。溶脂液的注射量根据术野大小或乳房大小决定。注射溶脂液后间隔 10 分钟开始吸脂操作，溶脂时间不足或过长均不利于充分抽吸脂肪。皮下吸脂时要注意避免吸引头侧孔直接朝向皮肤。乳房后间隙吸脂时吸引头侧孔朝向腺体，腋窝吸脂时吸引头侧孔要背向腋静脉，避免暴力操作。溶脂、吸脂完成后，通过充气设备将二氧化碳充入术野，维持二氧化碳压力在 $6\sim10\mathrm{mmHg}$（$1\mathrm{mmHg}=0.133\mathrm{kPa}$），在密闭的气腔空间进行手术操作。

（2）非吸脂法建立操作空间：在插入穿刺鞘处切开皮肤、皮下组织，用分离棒从 3 个穿刺鞘进入点进入并在皮下会师。插入并固定穿刺鞘后，通过充气设备将二氧化碳充入术野，维持二氧化碳压力在 $6\sim10\mathrm{mmHg}$（$1\mathrm{mmHg}=0.133\mathrm{kPa}$）。在乳腺腔镜监视器观察下，用电钩、电剪或超声刀等逐步扩大操作空间。沿解剖标志逐步完成分离和切除等操作。

（3）腔镜操作技术：乳腺腔镜操作应在监视器观察下进行。一般部位的脂肪和纤维组织分离可用电钩、电剪操作。重要神经、血管旁操作应使用超声刀进行，以避免意外损伤。较大血管离断应采用超声刀完成，必要时需先用生物夹夹闭血管后再行切断。切断乳房下方大乳管时，应注意保护乳头区血供。建议使用非能量器械。乳腺癌腔镜手术切除范围和重要组织保护等与常规开放手术相同。

（4）标本取出：一般经腋窝处扩大腔镜穿刺鞘切口作为标本取出通道，并可由此通道植入假体。恶性肿瘤手术标本应放入标本袋。避免标本直接接触切口发生种植转移。

（5）冲洗和检查：手术结束前冲洗术野腔隙。仔细检查术野并彻底止血。

（6）引流和包扎：腔镜乳腺切除术和腋淋巴结清扫术后应放置引流管。引流管可利用穿刺鞘口引出或另取切口引出，并行持续负压吸引，应妥善固定引流管并保证引流通畅、有效。伤口包扎应有利于观察乳头、乳晕变化。有同期假体植入整形者须在假体周围适当加压包扎固定。

4. 常见并发症及处理

(1) 皮下气肿：当采用二氧化碳充气方式建立操作空间时，气腔压力过大可能造成手术区以外的皮下气肿，严重时皮下气肿可发展到颈部甚至发生纵隔气肿压迫静脉。手术时应随时注意充气压力，保持在 4～10mmHg 属于安全范围，以免压力过高造成手术区以外的皮下气肿。穿刺鞘拔除时注意关闭二氧化碳气阀。

(2) 高碳酸血症：乳腺腔镜手术分离范围二氧化碳气腔较大、手术时间长、持续的二氧化碳充气可能使创面吸收的二氧化碳增多。但良好的正压通气可保证体内过多的二氧化碳排出而不至于发生高碳酸血症。目前乳腺腔镜手术仍需选择无严重心肺疾病或心肺功能正常的患者，同时，术中应常规监测并保持动脉血氧分压（PaO_2）及二氧化碳分压（$PaCO_2$）等血气分析指标在正常范围内，避免出现高碳酸血症。

(3) 出血性并发症：术中意外出血是影响手术操作并导致中转开放手术的主要原因。对于技术熟练的操作者，乳房及腋窝手术中的所有血管均可通过电凝处理，但对于较大的血管，应用超声刀切断更加安全、可靠。注意各部位解剖特点，直视下仔细操作和避免粗暴撕扯是防止术中出血的关键。如遇到不可控制的大血管出血，可以从皮肤处指压出血点并果断中转为开放手术妥善彻底止血。术后出血多为腔镜手术中止血不彻底所致。因此，手术完成后应再次仔细检查整个术野，认真止血。术后应注意观察引流情况，如果每日出血量超过 400ml，应果断手术止血。可先将原切口打开，插入腔镜，冲洗清除积血，找到出血点妥善止血。如腔镜下不能止血应开放切口止血。

(4)皮瓣和乳头、乳晕坏死：皮瓣坏死可能为悬吊法建立操作空间时拉钩牵拉损伤或电凝烧灼损伤所致。手术时需特别注意游离皮瓣的厚度和电凝操作时间。皮下乳房全切除术后常常因血运障碍发生乳头、乳晕坏死。术中要特别注意保护真皮下血管网。切断乳管时应避免用超声刀或电刀长时间操作。如果直接用超声刀切断乳管束，可因局部过热导致细小血管热损伤，从而引起术后乳头坏死，应注意避免。腔镜手术后发生皮瓣或乳头、乳晕坏死应根据具体情况妥善处理。

(5)重要血管及神经损伤：如果术者对腔镜下解剖特点不熟悉、重要结构特征不了解，可能损伤重要血管、神经。因此，术者必须经过专门学习训练才能开展相应的乳腺腔镜手术。

参考文献

[1] TUKENMEZ M, OZDEN B C, AGCAOGLU O, et al. Videoendoscopic single-port nipple-sparing mastectomy and immediate reconstruction [J]. J Laparoendosc Adv Surg Tech A, 2014, 24（2）: 77-82.

[2] LAI H W, WU H S, CHUANG K L, et al. Endoscopy-assisted total mastectomy followed by immediate pedicled transverse rectus abdominis musculocutaneous（TRAM）flap reconstruction: preliminary results of 48 patients [J]. Surg Innov, 2015, 22（4）: 382-389.

[3] 姜军, 屈翔, 唐鹏. 乳腺癌腔镜治疗专家共识与操作指导意见(2019版)[J]. 中华外科杂志, 2020, 58（4）: 257-260.

[4] LUO C, GUO W, YANG J, et al. Comparison of mastoscopic and conventional axillary lymph node dissection in breast cancer: long-term results from a randomized, multicenter trial [J]. Mayo Clin Proc,

2012, 87(12): 1153-1161.

[5] HE Q, JIANG J, YANG X, et al. A pilot study on thoracoscopic internal mammary lymphatic chain dissection for breast cancer [J]. Breast, 2008, 17(6): 568-573.

[6] 张晔, 钟玲, 刘静, 等. 腔镜与开放的保留乳头乳晕乳腺癌根治切除加一期假体植入乳房重建的对比研究 [J]. 中华外科杂志, 2019, 57(10): 770-775.

[7] 中华医学会外科学分会内分泌外科学组. 乳腺疾病腔镜手术技术操作指南(2016 版)[J]. 中华乳腺病杂志(电子版), 2016, 10(4): 193-199.

[8] WANG Z H, QU X, TENG C S, et al. Preliminary results for treatment of early stage breast cancer with endoscopic subcutaneous mastectomy combined with endoscopic sentinel lymph node biopsy in China [J]. J Surg Oncol, 2016, 113(6): 616-620.

[9] SHI F, HUANG Z, YU J, et al. Immediate liposuction could shorten the time for endoscopic axillary lymphadenectomy in breast cancer patients [J]. World J Surg Oncol, 2017, 15(1): 35.

[10] KAMPRATH S, BECHLER J, KUHNE-HEID R, et al. Endoscopic axillary lymphadenectomy without prior liposuction. Development of a technique and initial experience [J]. Surg Endosc, 1999, 13(12): 1226-1229.

[11] FANG J, MA L, ZHANG Y H, et al. Endoscopic sentinel lymph node biopsy and endoscopic axillary lymphadenectomy without liposuction in patients with early stage breast cancer [J]. Surg Oncol, 2017, 26(4): 338-344.

［12］何家璇，张会娟，吕建瑞，等．全麻下后腹腔镜手术中应用呼气末正压加高呼吸频率通气模式对呼吸功能的影响［J］．山西医科大学学报，2015，46（4）：371-374．

［13］姜军．腔镜乳腺手术并发症预防与处理［J］．中国实用外科杂志，2007，27（9）：705-706．

［14］张建，陈杰，张新民．乳腔镜乳腺癌保乳术及腋淋巴结清扫 50 例临床分析［J］．中华普外科手术学杂志（电子版），2016，10（6）：493-496．

［15］骆成玉，张键，季晓昕，等．乳腔镜腋淋巴结清扫手术中出血的预防及处理［J］．中华外科杂志，2008，46（14）：1112-1113．

［16］KUEHN T, SANTJOHANSER C, GRAB D, et al. Endoscopic axillary surgery in breast cancer [J]. Br J Surg, 2001, 88（5）: 698-703.

［17］SAIMURA M, MITSUYAMA S, ANAN K, et al. Endoscopy-assisted breast-conserving surgery for early breast cancer [J]. Asian J Endosc Surg, 2013, 6（3）: 203-208.

［18］IGLESIAS M, GONZALEZ-CHAPA D R. Endoscopic latissimus dorsi muscle flap for breast reconstruction after skin-sparing total mastectomy: report of 14 cases [J]. Aesthetic Plast Surg, 2013, 37（4）: 719-727.

［19］丁波泥，钱立元，赵于军，等．腔镜腋淋巴结清扫术与传统开放手术治疗乳腺癌的 Meta 分析［J］．中南大学学报（医学版），2015，40（7）：782-789．

［20］杨新华，姜军，范林军，等．乳腺癌腔镜内乳淋巴结清扫的初步研究［J］．第三军医大学学报，2007，29（17）：1719-1720．

[21] XU Y, MING J, ZHOU Y, et al. Mammotome-assisted endoscopic breast-conserving surgery: a novel technique for early-stage breast cancer [J]. World J Surg Oncol, 2014, 12: 99.

[22] DU J, LIANG Q, QI X, et al. Endoscopic nipple sparing mastectomy with immediate implant-based reconstruction versus breast conserving surgery: a long-term study [J]. Sci Rep, 2017, 7: 45636.

[23] FAN L J, JIANG J, YANG X H, et al. A prospective study comparing endoscopic subcutaneous mastectomy plus immediate reconstruction with implants and breast conserving surgery for breast cancer [J]. Chin Med J (Engl), 2009, 122 (24): 2945-2950.

[24] MISSANA M C, POMEL C. Endoscopic latissimus dorsi flap harvesting [J]. Am J Surg, 2007, 194 (2): 164-169.

[25] CHA W, JEONG W J, AHN S H. Latissimus dorsi muscle free flap revisited: a novel endoscope-assisted approach [J]. Laryngoscope, 2013, 123 (3): 613-617.

[26] ZAHA H, INAMINE S, NAITO T, et al. Laparoscopically harvested omental flap for immediate breast reconstruction [J]. Am J Surg, 2006, 192 (4): 556-558.

[27] ZAHA H, ONOMURA M, NOMURA H, et al. Free omental flap for partial breast reconstruction after breast-conserving surgery [J]. Plast Reconstr Surg, 2012, 129 (3): 583-587.

第二十一章
炎性乳腺癌诊治临床实践指南

　　炎性乳腺癌(inflammatory breast cancer, IBC)是一种少见的乳腺癌临床类型,具有起病快、进展迅速、预后差等高侵袭性特征。为提高 IBC 临床诊治水平,中华医学会外科学分会组织专家通过文献调研和讨论,提出与 IBC 临床实践相关的关键临床问题,参照 GRADE 系统对相关证据进行评价,并结合中国临床可及性,制定本指南,旨在为中国乳腺癌及其他专业医师提供参考借鉴。

一、推荐意见

1. 诊断标准

诊断标准	证据等级	推荐强度
1.1 典型临床表现：快速出现乳房红斑、水肿和/或橘皮样变和/或皮温升高；病变受累面积大于乳房 1/3；伴或不伴潜在可触及乳房内肿块；病史持续时间不超过 6 个月[1-2]	I 类	A 级
1.2 皮肤穿刺或空芯针活检病理学证实为乳腺癌[1-2]	I 类	A 级

2. 辅助检查

辅助检查	证据等级	推荐强度
2.1 局部		
体格检查	I 类	A 级
乳腺医学摄像[3-4]	I 类	A 级
乳腺 X 射线摄影[3-4]	I 类	A 级
乳腺及区域淋巴结 B 超[3-4]	I 类	A 级
乳腺 MRI[3]	I 类	A 级

辅助检查	证据等级	推荐强度
2.2　全身检查		
核素扫描或 FDG PET/CT[4]	Ⅱ类	A级
头颅 / 胸 / 腹 / 盆腔增强 CT/MRI 检查[4]	Ⅰ类	A级

3. 治疗

		治疗	证据等级	推荐强度
3.1	基本原则	多学科协作,优先推荐全身治疗[3-4]	Ⅰ类	A级
		根据第 8 版 AJCC 乳腺癌临床分期和分子分型选择治疗方案[3]	Ⅰ类	A级
3.2	全身系统治疗	HER2 阳性:以曲妥珠单抗联合帕妥珠单抗等抗 HER2 靶向治疗药物为基础的化疗方案[4-6]	Ⅰ类	A级
		HER2 阴性:以蒽环、紫杉类药物为基础的化疗方案[1,3-4]	Ⅰ类	A级

治疗		证据等级	推荐强度
3.3 手术			
3.3.1 适应证	术前治疗方案≥4周期，参照RESIST(1.1)标准，疗效评价cPR或cCR，临床预测乳腺病灶可以R_0切除的非首诊Ⅳ期IBC[4,7]；病情控制稳定，手术可以明显改善生活质量的Ⅳ期IBC[8-9]	Ⅰ类	A级
3.3.2 手术方式	改良根治术[3-4]	Ⅰ类	A级
	冰冻病理切片皮肤切缘评价	Ⅱ类	A级
	禁忌保乳手术[3-4]	Ⅰ类	A级
	禁忌前哨淋巴结活检术[3-4]	Ⅰ类	A级
3.4 放疗			
3.4.1 适应证	接受R_0切除术后的IBC[3-4]	Ⅰ类	A级
	未接受手术、新辅助治疗反应不显著[10]	Ⅱ类	A级

		治疗	证据等级	推荐强度
3.4.2	部位	R_0 切除术后:胸壁、同侧锁骨上下、内乳区[3-4]	I 类	A 级
		未接受手术:全乳 + 淋巴引流区[10]	II 类	A 级
3.4.3	剂量	常规剂量:pCR:50 Gy;非 pCR:51 Gy;加量:15 Gy 或 16 Gy[3]	I 类	A 级
		术前放疗:45~50Gy,姑息放疗:残留病灶加量 10~25Gy[10]	II 类	A 级
3.5	辅助内分泌	绝经前:LHRHa+AI[11]	I 类	A 级
		绝经后:AI[11]	I 类	A 级

注:RESIST. 实体瘤疗效评价标准;cPR. 临床部分缓解;cCR. 临床完全缓解;pCR. 病理完全缓解。LHRHa. 促黄体生成素释放激素类似物;AI. 芳香化酶抑制剂。

4. 随访[12]

随访		证据等级	推荐强度
4.1 时间	频率		
术后 2 年内	每 3 个月 1 次	I 类	A 级
术后 2~5 年	每 6 个月 1 次	I 类	A 级
术后大于 5 年	每年 1 次	I 类	A 级
4.2 检查项目			
体格检查		I 类	A 级
胸壁、淋巴引流区域、肝脏超声		I 类	A 级
实验室检查		I 类	A 级
胸部 CT、核素扫描、头颅 CT 或 MRI 等		I 类	A 级
PET/CT		I 类	A 级

二、讨论

1924 年, Lee 和 Tannenbaum 首次提出 IBC 概念, 并定义为一种侵袭性强、预后差的乳腺癌临床类型[13]。文献报道, 美国 IBC 发病率为 1.6/10 万～3.1/10 万, 约占新发乳腺癌的 2%, 死亡率占乳腺癌死亡人数的 8%～10%[14-15]。国内一项多中心研究显示 IBC 约占所有乳腺癌的 0.3%[16]。目前, IBC 病因尚不明确, 研究显示病毒感染、暴露于外源性激素、体重指数、母乳喂养时间、遗传因素等可能是 IBC 的风险因素[17-19]。在过去的十几年中, 随着对 IBC 临床关注度的增加, 全身系统治疗、靶向治疗、新型技术放疗的临床应用和多学科协作逐步改善了 IBC 患者的预后。

AJCC 第 8 版乳腺癌分期标准明确指出: IBC 的诊断主要是依据临床表现, 并强调"弥漫性红斑和水肿改变"和"涉及至少乳腺 1/3 皮肤"为基本特征; 有或无潜在可触及的肿块; 病史持续时间不超过 6 个月。IBC 定义不包括局部晚期乳腺癌伴有继发性红斑改变[1]。第一届国际 IBC 专家组关于 IBC 诊治标准共识中推荐 IBC 诊断标准包括: 快速出现乳房皮肤红斑、水肿和 / 或橘皮样变和 / 或皮温升高, 伴或不伴潜在可触及肿块; 红斑至少占乳房皮肤 1/3; 病史不超过 6 个月; 病理证实为浸润性癌。并建议符合 IBC 诊断标准的患者至少接受两次皮肤穿刺活检, 尤其在乳腺实质或区域淋巴结不存在转移病灶情况下, 发现真皮淋巴管癌浸润可协助诊断 IBC。推荐采样区域在皮肤颜色改变最突出的部位, 选取直径为 2～8mm 的标本进行活检[2]。在真皮淋巴管中发现肿瘤并不是诊断 IBC 的必要条件。IBC 患者皮肤改变的原因是真皮淋巴管内的肿瘤栓子引起的淋巴水肿, 文献报道[20]即使对皮肤进行了足够的取样, 并对组织块进行多切片评估, 也至多在 75% 的 IBC 患者中发现真皮淋巴管浸润癌栓。专家组同意并推荐乳腺实质或区域淋巴结不存在转移病灶的患者接受皮肤活检。

专家组强调体检和局部医学照片对于 IBC 疗效评估有重要作用，可协助确定手术切除皮肤受累范围和后期放射治疗区域，并建议在接受全身治疗前对皮肤受累范围文身标记。目前，乳腺局部医学摄像的价值也获得一致认同[3]。IBC 局部影像学表现为乳腺的皮肤增厚和肿块，但是，由于缺乏特征性改变，不足以定义 IBC 特异性的影像学征象，因此，影像学改变不是诊断的必要条件。2018 年炎性乳腺癌临床管理国际共识中推荐 IBC 初始检查方法包括：所有疑似 IBC 的患者应接受乳腺 X 射线摄影、乳腺及区域淋巴结超声及 MRI 检查。2021 年 NCCN 指南中推荐的局部影像学检查包括双侧乳腺X 射线摄影，超声和乳腺 MRI[4]。

考虑到 IBC 的高侵袭性，参照 AJCC 第 8 版乳腺癌分期标准对初诊 IBC 患者进行分期诊断是制订治疗计划的关键。2021 年 NCCN 临床实践指南建议，对于临床 / 病理诊断为 IBC 的患者，可采用胸部和骨盆平扫 CT 成像及腹部增强 CT 成像（2B 类证据；当出现肺部症状时胸部平扫 CT 成像为 2A 类证据），以及骨扫描或 FDG PET/CT（2B 类证据）来确定是否存在远处转移。专家组推荐 FDG PET/CT 和平扫 CT 可同时进行，如 FDG PET/CT 和平扫 CT 均明确显示骨转移，则不需要进行骨扫描或氟化钠 PET/CT 检查。FDG PET/CT 可能有助于识别未知的区域淋巴结和 / 或远处转移疾病[4]。

AJCC 乳腺癌分期标准定义 IBC 乳腺病灶为 T₄，因此，确诊 IBC 患者其临床分期至少为Ⅲ期。由于存在广泛皮肤受累，不仅外科手术难以达到 R₀ 切除，而且放疗的治疗效果也不满意。5 年总生存时间（overall survival, OS）< 10%[21]。专家组一致同意 IBC 需要 MDT 进行综合治疗[22]。2018 年炎性乳腺癌临床管理国际共识和美国 NCCN 指南均建议新辅助化疗、改良根治性乳房切除术和辅助放疗

三联疗法是非转移性 IBC 主要治疗模式[3-4]。接受标准三联疗法的 IBC 患者的 5 年和 10 年 OS 可提升至 55.4% 和 37.3%[23]。

2018 年炎性乳腺癌临床管理国际共识中推荐 Ⅲ 期 IBC 患者预先接受全身系统治疗，包括化疗或化疗联合靶向治疗，在 Ⅳ 期 IBC 患者中，建议全身系统治疗达到最佳反应后，多学科综合评估手术和放疗的可行性和必要性[3]。曲妥珠单抗 + 帕妥珠单抗联合化疗是 HER2 阳性 IBC 患者新辅助治疗的标准方案。其证据主要来源于 NOAH[5] 和 NeoSphere 研究[6]。在 NOAH 研究人群中，20% 入组患者为 IBC，加入曲妥珠单抗治疗可以使总人群的 pCR 率提升至 48%，5 年 DFS 提升至 64%。NeoSphere 研究中 7% 的入组患者为 IBC，加入曲妥珠单抗和帕妥珠单抗可将 pCR 提高至 45.8%。TRYPHAENA 试验中[24]，6% 的患者为 IBC，加入卡铂可将 pCR 率提高至 64%。TRYPHAENA 试验 3 年随访结果显示 TCbPH 方案组 pCR 率和 DFS 与另外两组相比（FEC-TPH 组和 FECPH-TPH 组）均无显著差异[25]。但由于 TRYPHAENA 试验最初的设计疗效并不是主要研究目标，且 IBC 人群入组例数较少，因此，铂类替代蒽环类药物治疗 IBC 的证据不足，临床上应谨慎选择含铂类的方案。

对于 HER2 阴性 IBC 患者，多数共识建议使用蒽环和紫杉类为基础的化疗方案进行初始治疗[1,3-4]。MD Anderson 的回顾性研究报道[26]：178 名 IBC 患者接受蒽环为基础的新辅助化疗联合放疗客观缓解率为 74%，中位 OS 为 37 个月，10 年 OS 为 33%。其他研究报道蒽环基础上增加紫杉醇可进一步将 pCR 率从 10% 提高到 25%，在雌激素受体阴性亚组获益尤为明显，紫杉醇联合用药组无进展生存期由 18 个月提升至 27 个月，OS 由 32 个月提升至 54 个月[27]。小样本研究显示化疗剂量强度增加同样可以提高 pCR 率，但差异无统计学意义[28-29]。

MD Anderson 癌症中心推荐 IBC 患者手术适应证包括：Ⅲ期 IBC 经新辅助治疗后临床疗效显著；新辅助治疗临床疗效不佳可考虑改变系统治疗方案及术前放疗[7]。NCCN 指南不建议术前全身治疗无效的 IBC 患者进行乳房切除术，而考虑更改系统治疗方案和 / 或术前放疗；对后续治疗有效的患者，再考虑手术和后续治疗[4]。MD Anderson 癌症中心研究[9]显示手术切缘阴性 IBC 患者 4 年局部复发率为 5.6%（95%CI1.03%～9.90%），与非 IBC 患者无明显差异。专家组认为，Ⅲ期 IBC 至少应完成 4 周期新辅助治疗；严格按照 RECIST（1.1）标准进行疗效评价；拟行手术治疗的Ⅲ期 IBC 患者应确定是否可以获得 R_0 切除；切口设计应参照初诊病变范围，并对切缘进行冰冻病理切片评价。冰冻切缘病理检测的目的是确保切缘阴性，这是手术的基本要求，也是实现手术目的的根本保证，但在临床实践的具体操作流程和规范上还没有形成统一标准，投票专家的意见也存在分歧。如病变范围较大，可考虑游离植皮或转移皮瓣修复创面。专家组强调，新辅助治疗期间要合理掌握手术时机，在完成预定治疗周期或效果最大化时是最佳手术时机。

初诊Ⅳ期 IBC 患者外科手术价值存在争议，尤其缺乏总体生存获益的证据。ECOG-ACRIN 2108 试验发现[30]，全身治疗后无进展的患者，手术组与非手术组相比，3 年 OS 没有差异（68.4% vs. 67.9%；HR，1.09；90%CI，0.80～1.49；P= 0.63）。但是，非手术组局部进展更高（25.6% vs. 10.2%；P= 0.003）。一项单中心回顾性分析发现，首诊Ⅳ期 IBC 全身治疗反应良好（HR0.49，CI 0.3～0.8，P= 0.005）和原发肿瘤切除加放疗（HR 0.9，CI 0.2～0.6，P= 0.000 1）是 OS 的独立预测因素[8]。专家组认为，初诊Ⅳ期 IBC 患者与Ⅲ期 IBC 患者治疗原则相同；首诊Ⅳ期 IBC 患者手术治疗的主要目的是提高局部控制率和降低肿瘤负荷，针对全身治疗有效、局部可以 R_0 切除且预计生存期＞ 6 个月的首诊Ⅳ期 IBC 患者可以考虑选择切除原发病灶。手术方式与非首诊Ⅳ期 IBC 患者相同。

IBC 多伴有真皮淋巴管肿瘤浸润和高侵袭性特点。文献报道约 85% 的初诊 IBC 患者伴随区域淋巴结转移，约 30% 有远处转移[31]。2018 年炎性乳腺癌临床管理国际共识[3]指出，即使对全身治疗疗效评价满意的 IBC 患者，其受累乳房皮肤中仍可能存在残留肿瘤细胞，推荐手术方式为改良根治术。2021 年 NCCN 指南建议对 IBC 化疗疗效进行多学科评估后实施改良根治术、包括乳腺切除和第Ⅰ水平、第Ⅱ水平腋淋巴结清扫术[4]。专家组认为，由于 IBC 多伴有真皮淋巴管肿瘤浸润的特点，保乳手术不能保证切缘安全；同时，尚无证据支持 IBC 患者接受 SLNB 的安全性和可行性。考虑到获取 R_0 切除的重要性及后续必须接受放疗的必要性，IBC 患者不应考虑接受同期乳房重建[3-4]。

乳房切除联合放疗可以提高 IBC 患者 5 年生存率已经获得广泛共识[32]。各大国际指南一致认为 IBC 接受 R_0 切除术后应接受放疗[3-4]。对于全身治疗疗效欠佳，疗效评估无法接受手术切除患者，可与放疗科医师协商后考虑术前放疗，如放疗疗效仍不佳，可更改为姑息放疗，尽可能增加局部控制[10]。

MD Anderson 和 Dana-Farber 癌症研究机构均推荐 IBC 术后放疗部位包括胸壁和锁骨上、锁骨下和内乳淋巴结区域[3]。NCCN 指南推荐 IBC 术后放疗部位包括胸壁和锁骨上、锁骨下区域，内乳淋巴结受累者应进行内乳区放疗，即使无临床受累证据，也可考虑内乳淋巴结放疗（3 类证据）[4]。《乳腺癌放射治疗指南（中国医师协会 2020 版）》建议局部不可手术 IBC，放疗部位包括全乳腺和淋巴结引流区[10]。

对于 IBC 放疗剂量，MD Anderson 癌症中心建议：新辅助化疗获得 pCR 患者放疗剂量为 50Gy，年龄小于 45 岁，距离切缘较近、未获得 pCR 患者放疗剂量为 51Gy。胸壁和引流淋巴结区域加量为

15～16Gy[3]。《乳腺癌放射治疗指南(中国医师协会 2020 版)》建议对于不可手术切除的 IBC 放疗剂量：45～50Gy，常规分割，放疗 4～6 周后可行局部手术切除，如疗效不佳仍不可局部切除，可考虑单纯姑息放疗，对残留病灶追加剂量 10～25Gy[10]。

激素受体(hormone receptor，HR)阳性的 IBC 患者应接受内分泌治疗，可以参考非 IBC 乳腺癌患者方案实施，具体参照中国临床肿瘤学会发布的《中国临床肿瘤学会(CSCO)乳腺癌诊疗指南 2021》[11]。

IBC 患者术后随访可参考非 IBC 患者的随访频率和检查项目进行[12]；考虑到 IBC 患者复发风险高、预后差，建议增加随访频率以利于早发现和早干预。

(执笔：刘运江　马　力　张彦收　唐甜甜　张香梅)

附件　投票情况

本指南投票委员会成员共 32 名，均为乳腺外科医师(100%)。

参考文献

[1] DAWOOD S, MERAJVER S D, VIENS P, et al. International expert panel on inflammatory breast cancer: consensus statement for standardized diagnosis and treatment [J]. Ann Oncol, 2011,22(3): 515-523.

[2] AMIN M B, EDGE S B, GREENE F L, et al. AJCC Cancer Staging Manual[M]. 8thed. New York: Springer,2016：589-630.

[3] UENO N T, ESPINOSA FERNANDEZ J R, CRISTOFANILLI M, et al. International consensus on the clinical management of inflammatory breast cancer from the Morgan Welch Inflammatory Breast Cancer Research Program 10th Anniversary Conference [J]. J Cancer, 2018,9(8)：1437-1447.

[4] National Comprehensive Cancer Network. NCCN Clinical Practice Guidelines in Oncology(2021-Breast Version 5)[EB/OL].(2021-06-28)[2022-04-08]. https://www.nccn.org/professionals/physician_gls/pdf/breast.pdf.

[5] GIANNI L, EIERMANN W, SEMIGLAZOV V, et al. Neoadjuvant and adjuvant trastuzumab in patients with HER2-positive locally advanced breast cancer(NOAH): follow-up of a randomised controlled superiority trial with a parallel HER2-negative cohort[J]. Lancet Oncol, 2014,15(6)：640-647.

[6] GIANNI L, PIENKOWSKI T, IM Y H, et al. Efficacy and safety of neoadjuvant pertuzumab and trastuzumab in women with locally advanced, inflammatory, or early HER2-positive breast cancer (NeoSphere): a randomised multicentre, open-label, phase 2 trial[J]. Lancet Oncology, 2016, 13 (1):25-32.

[7] ADESOYE T, LUCCI A. Current Surgical Management of Inflammatory Breast Cancer[J]. Ann Surg

Oncol, 2021, 28(10):5461-5467.

[8] AKAY C L, UENO N T, CHISHOLM, G B, et al. Primary tumor resection as a component of multimodality treatment may improve local control and survival in patients with stage IV inflammatory breast cancer[J]. Cancer, 2014,120(9):1319-1328.

[9] ROSSO K J, TADROS A B, WEISS A, et al. Improved Locoregional Control in a Contemporary Cohort of Nonmetastatic Inflammatory Breast Cancer Patients Undergoing Surgery[J]. Ann Surg Oncol, 2017, 24(10):2981-2988.

[10] 中国医师协会放射肿瘤治疗医师分会.乳腺癌放射治疗指南(中国医师协会2020版)[J].中华放射肿瘤学杂志, 2021, 4(4):321-342.

[11] 中国临床肿瘤学会指南工作委员会.乳腺癌诊疗指南2021[M].北京:人民卫生出版社, 2021:57-63.

[12] 中国抗癌协会乳腺癌专业委员会.中国抗癌协会乳腺癌诊治指南与规范(2021年版)[J].中国癌症杂志, 2021, 264(10):954-1040.

[13] LEE B, TANNENBAUM E. Inflammatory carcinoma of the breast[J]. Surg Gynecol Obstet, 1924, 39: 580-595.

[14] HANCE K W, ANDERSON W F, DEVESA S S, et al. Trends in inflammatory breast carcinoma incidence and survival: the surveillance, epidemiology, and end results program at the National Cancer Institute[J]. J Natl Cancer Inst, 2005,97(13): 966-975.

[15] GOLDNER B, BEHRENDT C E, SCHOELLHAMMER H F, et al. Incidence of inflammatory breast cancer in women, 1992-2009, United States[J]. Ann Surg Oncol, 2014,21(4):1267-1270.

[16] ZHOU Q, ZHANG H P, ZHAO Y T, et al. Multi-center investigation of the clinical and pathological characteristics of inflammatory breast cancer based on Chinese Society of Breast Surgery (CSBrs-007) [J]. Chin Med J (Engl), 2020,133(21):2552-2557.

[17] POGO B G, HOLLAND J F, LEVINE P H. Human mammary tumor virus in inflammatory breast cancer[J]. Cancer, 2010,116(11 Suppl):2741-2744.

[18] LÊ M G, ARRIAGADA R, BAHI J. Are risk factors for breastcancer similar in women with inflammatory breast cancer and in those with on-inflammatory breast cancer？ [J]. Breast, 2006,15 (3):355-362.

[19] JIMENEZ A M, GROWNEY A, BEHRENS G, et al. Hereditary inflammatory breast cancer associated with BRCA2 mutation: a rare disease presentation in mother and daughter[J]. Clin Adv Hematol Oncol, 2012,10(6):402-404.

[20] BONNIER P, CHARPIN C, LEJEUNE C et al. Inflammatory carcinomas of the breast: a clinical, pathological, or a clinical and pathological definition?[J]. Int J Cancer, 1995,62(4): 382-385.

[21] KOH E H, BUZDAR A U, AMES F C, et al. Inflammatory carcinoma of the breast: results of a combined-modality approach--M.D. Anderson Cancer Center experience[J]. Cancer Chemother

Pharmacol, 1990,27(2):94-100.

[22] DAWOOD S, CRISTOFANILLI M. What progress have we made in managing inflammatory breast cancer? [J]. Oncology(Williston Park), 2007, 21(6):673-679.

[23] RUETH N M, LIN H Y, BEDROSIAN I, et al. Underuse of trimodality treatment affects survival for patients with inflammatory breast cancer: an analysis of treatment and survival trends from the National Cancer Database[J]. J Clin Oncol, 2014,32(19):2018-2024.

[24] SCHNEEWEISS A, CHIA S, HICKISH T, et al. Pertuzumab plus trastuzumab in combination with standard neoadjuvant anthracycline-containing and anthracycline-free chemotherapy regimens in patients with HER2-positive early breast cancer: a randomized phase II cardiac safety study (TRYPHAENA)[J]. Ann Oncol, 2013, 24(9):2278-2284.

[25] SCHNEEWEISS A, CHIA S, HICKISH T, et al. Long-term efficacy analysis of the randomised, phase II TRYPHAENA cardiac safety study: Evaluating pertuzumab and trastuzumab plus standard neoadjuvant anthracycline-containing and anthracycline-free chemotherapy regimens in patients with HER2-positive early breast cancer[J]. Eur J Cancer, 2018,89:27-35.

[26] UENO N T, BUZDAR A U, SINGLETARY S E, et al. Combined-modality treatment of inflammatory breast carcinoma: twenty years of experience at M. D. Anderson Cancer Center[J]. Cancer Chemother Pharmacol, 1997,40(4):321-329.

[27] CRISTOFANILLI M, GONZALEZ-ANGULO A M, BUZDAR A U, et al. Paclitaxel improves the

prognosis in estrogen receptor negative inflammatory breast cancer: the M. D. Anderson Cancer Center experience[J]. Clin Breast Cancer, 2004,4(6):415-419.

[28] DITSCH N, VODERMAIER A, HINKE A, et al. Dose dense intensified sequential versus conventionally dosed anthracycline and taxane-containing neoadjuvant therapy in patients with inflammatory breast cancer[J]. Anticancer Res, 2012,32(8):3539-3545.

[29] ELLIS G K, BARLOW W E, GRALOW J R, et al. Phase III comparison of standard doxorubicin and cyclophosphamide versus weekly doxorubicin and daily oral cyclophosphamide plus granulocyte colony-stimulating factor as neoadjuvant therapy for inflammatory and locally advanced breast cancer: SWOG 0012[J]. J Clin Oncol, 2011,29(8):1014-1021.

[30] KHAN S A, ZHAO F, SOLIN L J, et al. A randomized phase III trial of systemic therapy plus early local therapy versus systemic therapy alone in women with de novo stage IV breast cancer: a trial of the ECOG-ACRIN Research Group (E2108)[J]. J Clin Oncol, 2020,38(15_suppl):LBA2.

[31] WALSHE J M, SWAIN S M. Clinical aspects of inflammatory breast cancer[J]. Breast Dis, 2005-2006,22:35-44.

[32] MUZAFFAR M, JOHNSON H M, VOHRA N A, et al. The impact of locoregional therapy in nonmetastatic inflammatory breast cancer: a population-based study[J]. Int J Breast Cancer, 2018,2018:6438635.

第二十二章
初诊Ⅳ期乳腺癌诊疗临床实践指南

初诊Ⅳ期乳腺癌(*de novo* stage Ⅳ breast cancer)是指首次诊断已存在远处转移的乳腺癌。目前，初诊Ⅳ期乳腺癌首选全身系统治疗理念已经获得共识。伴随诊治水平的提高，初诊Ⅳ期乳腺癌患者生存时间和生活质量得到大幅度改善，有关局部外科处理原则成为临床关注的热点问题。为规范我国初诊Ⅳ期乳腺癌患者外科诊治策略，中华医学会外科学分会乳腺外科学组组织专家参照GRADE方法对相关的临床研究证据质量进行评价，并结合中国乳腺外科临床实践的可行性，制定本指南，旨在为国内乳腺外科医师临床工作提供参考。

一、推荐意见

1. 初诊Ⅳ期乳腺癌的定义

诊断依据	证据等级	推荐强度
初次诊断、任何 T、任何 N、M₁[1]	I 类	A 级

2. 初诊Ⅳ期乳腺癌的诊断原则

诊断原则	证据等级	推荐强度
2.1 基本原则	I 类	A 级

参照 AJCC 乳腺癌分期标准进行评价,准确记录远处转移器官部位和转移病灶数目,尤其明确是否内脏转移[1-3]。全面评价患者全身状态及伴随疾病[4],并了解家族病史

2.2 影像学检查		
2.2.1 采用超声对腋淋巴结进行评价[5-6]	I 类	A 级
2.2.2 采用平扫 CT 评估肺转移;采用增强 CT 评估纵隔淋巴结转移[3,5]	I 类	A 级

诊断原则	证据等级	推荐强度
2.2.3　采用超声、增强 CT 评估腹部器官转移[3,5]	I 类	A 级
2.2.4　采用 MRI 评估头颅转移[7]	I 类	A 级
2.2.5　采用核素扫描评估骨转移,对可疑部位选择 MRI 或 CT 检查[8]	I 类	A 级
2.3　病理学检查		
2.3.1　采用 CNB 或 VABB 对乳腺病灶进行组织病理评价,确定分子分型[9-10]	I 类	A 级
2.3.2　采用 CNB 或细针抽吸活检对区域可疑淋巴结进行组织病理或细胞病理评价[9]	I 类	A 级
2.3.3　采用 CNB 对转移病灶行组织病理评价[2,8]	I 类	A 级
2.4　行胚系 *BRCA* 基因突变检测[3,11]	I 类	A 级

注:CNB. 空芯针穿刺活检;VABB. vacuum-assisted breast biopsy,真空辅助乳腺活检。

3. 初诊Ⅳ期乳腺癌的治疗原则

	治疗原则	证据等级	推荐强度
3.1	多学科团队参与制订治疗决策[2,3]	Ⅰ类	A级
3.2	参照分子分型优先选择全身治疗,全身治疗方案应参照国际和国内晚期乳腺癌临床实践指南推荐意见,并根据患者全身评价状态个体化选择。应重视患者全身伴随症状,尤其应改善患者顽固性疼痛症状,对于存在危及生命等严重并发症,优先选择解救性外科手术[5,8,12]	Ⅰ类	A级
3.3	外科手术目的 解决并发症,提高生活质量,降低肿瘤负荷,追求 R_0 切除[2,12]	Ⅱ类	A级

4. 初诊Ⅳ期乳腺癌的外科治疗

	外科治疗	证据等级	推荐强度
4.1	并发症相关手术[2,3,7]		
4.1.1	适应证:内科控制不佳且威胁生命的颅内高压;严重胸、腹水造成纵隔移位和呼吸困难;椎体转移或承重骨转移造成脊髓压迫或病理性骨折以及顽固性疼痛;肿瘤破溃、感染、出血等情况	Ⅱ类	A级

外科治疗	证据等级	推荐强度
4.1.2 手术方式:颅内转移瘤完全切除术、颅内转移瘤次全切和部分切除术、减压性手术与分流手术等;胸(腹)腔穿刺引流术、胸膜固定术等;骨损伤固定术、置换术和神经松解术等;姑息性乳房切除术及皮瓣修复术等	Ⅱ类	A级
4.2 原发病灶切除手术[3,13-16]		
4.2.1 适应证:全身治疗有效、预计生存时间长且可以 R_0 切除	Ⅱ类	A级
4.2.2 手术时机:全身治疗疗效稳定且维持 6 个月以上	Ⅱ类	A级
4.3 转移病灶切除手术		
4.3.1 适应证:对于寡转移病灶,在全身治疗有效且稳定的前提下,可考虑行转移病灶 R_0 切除[17-26]	Ⅱ类	A级
4.3.2 手术方式:转移器官部分切除;区域淋巴结清扫术等	Ⅱ类	A级

第二十二章 初诊Ⅳ期乳腺癌诊疗临床实践指南

5. 初诊 IV 期乳腺癌的其他局部治疗方式

其他局部治疗方式	证据等级	推荐强度
5.1　放疗[2,12]	II 类	A 级
5.2　介入治疗	II 类	A 级

二、讨论

初诊 IV 期乳腺癌约占所有初诊乳腺癌患者的 6%～10%[27]。中华医学会外科学分会乳腺外科学组统计全国 33 个中心乳腺癌患者资料显示,我国初诊 IV 期乳腺癌占乳腺外科收治的 1.07%,中位年龄 51.5 岁[28]。随着时代的发展,全球晚期乳腺癌中位生存时间逐年上升,2017 年美国研究组报道 60% 以上的晚期乳腺癌患者生存期超过 2 年,17% 的患者生存超过 10 年[29],而初诊 IV 期乳腺癌患者生存期更好[30]。专家组一致认为,初诊 IV 期乳腺癌应进行分类治疗,其中,患者基线评估尤为重要。基线评估包括全身状态评估和肿瘤学评估。在全面评价患者全身状态及伴随疾病[4]基础上还应该充分了解家族病史。并进行详细的体格检查和血液学检查。有关肿瘤学评估推荐参照 AJCC 第 8 版乳腺癌分期标准进行评价。采用乳腺超声、乳腺 X 射线摄影、乳腺 MRI[4]评价乳腺病灶及区域淋巴结[5,6]。应准确记录远处转移器官部位和转移病灶数目,尤其明确是否内脏转移[2,3]。推荐采用平扫胸部 CT 评估肺转移病灶,采用增强 CT 评估纵隔淋巴结转移病灶[3,5];采用超声、腹部增强 CT 检查评估腹部器官转移病灶[3,5];采用 MRI 检查评估颅脑转移病灶[7];采用核素扫描评估骨转移病灶,对可疑部位进一步行 CT 或 MRI 检查[8]。文献报道,PET/CT 相较于传统成像技术,在诊断远处转移上具有较高的敏感度和准确度[31-34]。但是,专家组认为,PET/CT 对于初诊Ⅳ期乳腺癌远隔部位诊断价值的证据多来自于回顾性研究[35-37],临床上在怀疑多发病灶或者标准影像学检查结果不明确时可以谨慎选择[38-39]。获得组织病理确定分子分型是制订分类治疗方案的关键,专家组推荐采用 CNB 或 VABB 对乳腺病灶及可疑淋巴结进行组织病理评价[9,10]。根据分子分型制订的全身治疗方案与患者的长期生存密切相关。作为异质性很强的恶性肿瘤,转移灶与原发灶的分子分型可能不完全一致,专家组建议如果条件允许,尽量取得转移病灶组织病理标本[2,8]。2021 版 CSBrS 乳腺癌 *BRCA* 基因检测指南推荐初诊Ⅳ期乳腺癌是 *BRCA* 基因检测的适应证人群[11]。同时,OlympiAD 研究[40]证实多聚腺苷二磷酸核糖聚合酶(poly ADP-ribose polymerase, PARP)抑制剂奥拉帕利可显著减少胚系 *BRCA* 突变晚期乳腺癌患者疾病进展或死亡风险。专家组建议对初诊Ⅳ期患者推荐接受胚系 *BRCA* 基因检测[3,11]。

多数初诊Ⅳ期乳腺癌患者不可治愈,改善生活质量、延长生存时间是基本原则。专家组推荐采用 MDT 形式,在充分评价患者全身状态以及对治疗方案耐受性的基础上,依据分子分型优先个体化选择全身治疗方案[5,8,12]。初诊Ⅳ期乳腺癌患者常伴随严重疼痛等症状,参考国际疼痛评价量表[41]和三阶梯镇痛原则制订个体化镇痛方案可以提高患者治疗依从性。

CSBrS-002 研究[28]显示,中国 54.2% 的初诊Ⅳ期乳腺癌患者接受了乳腺切除手术。专家组认为,外科治疗目的应包括解决严重影响患者生活质量的并发症、降低肿瘤负荷和获取原发病灶和 / 或远隔

病灶 R_0 切除三方面。专家组一致同意,初诊患者首先应评价是否存在并发症[3]。其中,对于难以控制且威胁生命的颅内高压,严重胸、腹水造成纵隔移位和呼吸困难,椎体或承重骨转移造成脊髓压迫或病理性骨折,以及顽固性疼痛和肿瘤破溃、感染、出血等情况,应联合多学科会诊,尽快实施简单有效的手术方式,以改善患者生活质量,为接受全身治疗奠定基础。手术方式包括:颅内转移瘤切除术、颅内转移瘤姑息切除术;减压性手术与分流手术(可以迅速降低颅内压、抢救生命)[7];胸(腹)腔穿刺引流术、胸膜固定术等[2];骨损伤固定术、置换术和神经松解术(可以解除神经压迫、减轻疼痛、恢复肢体功能);姑息性乳房切除术及皮瓣修复术等(解决肿瘤局部破溃、感染、出血等情况)[2-3]。

除解决并发症外,在全身治疗有效且病情稳定的前提下,初诊Ⅳ期乳腺癌局部病灶手术是否带来临床获益已成为关注的热点问题[2,12]。但是,由于缺乏高级别循证医学数据支持,手术适应证、手术时机及手术方式等具体问题成为初诊Ⅳ期乳腺癌外科治疗的难点。研究发现,原发灶手术可以改善局部症状及患者的生活质量[42]。2019 年美国杜克大学对 24 015 名初诊Ⅳ期乳腺癌患者的长期生存进行了研究,结果显示,接受外科手术治疗组比单纯接受系统治疗组患者长期生存更好[16]。土耳其 MF07-01 研究[43]入组 274 例初诊Ⅳ期乳腺癌患者,随机分为接受局部治疗序贯全身治疗组和仅全身治疗组,随访 10 年的结果提示接受局部治疗后行全身治疗组总生存时间显著高于仅全身治疗组。也有研究报道 HR 阳性或 HER2 阳性者更能从局部病灶切除手术中获益[44]。对于单个远隔器官转移(肺、肝、骨、脑)的三阴性乳腺癌患者,原发肿瘤的切除也能改善生存[45]。但是,TBCRC013 研究[46]入组 112 例初诊Ⅳ期乳腺癌患者,随访 3 年的结果显示一线系统治疗有效者倾向取得更好的总生存时间,手术并未改善任何分子亚型的无进展生存时间。ECOG 和 ACRIN 联合的 EA2108 三期临床试验[47]将 256 例全身治疗有效的初诊Ⅳ期乳腺癌患者随机分为两组,131 例继续接受全身治疗,125 例进行全身治疗联合完整原发肿瘤局部区域治疗。结果表明,局部治疗并未改变初诊Ⅳ期乳腺癌患者的生存结局,尽管早期局部控制可以改善局部症状,但并未影响整体生活质量。目前的前瞻性研究大多局限于单个研究中心,患者基线特征迥异,也存在选择性偏倚,且入组患者大多一般状态好,肿瘤负荷不重,依从性良好。目前,关于原发灶手术时机尚无统一定论,美国的一项回顾性研究按照手术时机将患者分组,结果表明在诊断 3 个月及以后接受手术者,无进展生存时间(progression-free survival,PFS)得到改善[13]。EA2108 三期临床试验[47]则将术前系统治疗时间设置为 4~8 个月。Criscitiello 等[15]的研究认为,系统治疗控制良好达 6 个月的特定患者可以考虑原发灶手术。在结合国际指南及中国国情的基础上,专家组考虑对全身治疗有效且预计生存时间 > 6 个月的初诊Ⅳ期乳腺癌患者,在综合评价患者全身情况的条件下,客观选择手术时机,并以达到 R_0 切除为基本原则。

初诊Ⅳ期乳腺癌患者原发病灶标准手术方式尚无共识。一项关于原发灶手术对晚期乳腺癌患者长期生存率影响的研究发现,单纯乳房肿瘤切除术与全乳房切除术的总生存率差异无统计学意义,腋窝清扫也未带来远期生存获益[48]。但是,满足切缘阴性的原发肿瘤切除术能改善生存,切缘阳性者则不能改善[13,49-50]。专家组认为,在临床实践中,对于系统治疗有效且稳定维持一定时间(> 6 个月)的初诊Ⅳ期乳腺癌患者,可以考虑对原发病灶实施 R_0 切除术。具体术式包括全乳房切除术、保乳手术等。

关于转移病灶的外科处理问题可参考初诊Ⅳ期乳腺癌外科处理总体原则,即在全身治疗有效且稳定的前提下,明确局部治疗目的后行个体化干预。文献报道,低负荷转移病灶(不限一个器官,不超过 5 个转移灶)称为寡转移,乳腺癌寡转移者预后相对较好,可以采取相对积极的局部治疗手段[12]。研究发现，乳腺癌肺转移患者同时行原发灶和转移灶切除，5年生存率较好[17]。一项入组86例乳腺癌肝转移患者的研究发现，在全身治疗有效后行肝脏病灶完整切除者生存显著改善[22]。一项回顾性研究结果也表明初诊Ⅳ期乳腺癌患者转移灶切除可能与提高生存率有关，尤其是仅累及肺或肝的患者[51]。另有研究发现，转移灶数目较少、激素受体阳性的患者更能从肺或肝转移灶切除术中获益[20,52-54]。目前尚不存在以腋淋巴结清扫术为第一研究目标的临床试验，仅有的回顾性研究数据发现晚期乳腺癌患者是否接受腋淋巴结清扫术对其生存率的影响并没有统计学意义[55-56]。对侧腋淋巴结转移是Ⅳ期乳腺癌的一种特殊类型，回顾性研究表明，对侧腋淋巴结转移者接受手术治疗和系统治疗以达到治愈目的时，与其他远处转移相比，生存结局相对较好[57]。目前Ⅳ期乳腺癌患者行锁骨上淋巴结清扫术存在较大争议，锁骨上淋巴结清扫术可能对特定分子分型乳腺癌的局部控制有一定作用[58-59]，但多项研究结果发现手术清扫并不能改善总体生存[60-62]。有限数目脑转移患者，在综合考虑肿瘤的大小、部位及手术风险后，可行个体化手术治疗[2]。专家组建议，在全身治疗有效且病情稳定的前提下，充分评估外科手术带来的获益与风险，谨慎选择转移灶 R_0 切除手术。

放疗是初诊Ⅳ期乳腺癌局部和远隔转移病灶的一种重要治疗方式。包括外科手术后补充放疗以及对乳房和转移病灶的姑息性放疗。乳房手术后补充放疗是积极的补充性局部治疗。但是，现有的循证医学证据还无法证明手术基础上辅助放疗是否可以改善患者的生存率[50,63-67]。专家组建议，乳房局部以及转移病灶姑息性放疗应明确治疗目的。此外，介入栓塞治疗等也具有一定的杀伤肿瘤细胞的作用，对于缓解疼痛、改善患者运动功能也具有一定的效果。

（执笔：王　嘉　郭宝良　王　杉　张殿龙　王弥迦　周天阳　张建国　金　锋）

附件　投票情况

本指南投票委员会成员共30名,其中乳腺外科医师30人(100%)。

参考文献

[1] GIULIANO A E, EDGE S B, HORTOBAGYI G N. Eighth Edition of the AJCC cancer staging manual: breast cancer[J]. Ann Surg Oncol,2018,25(7):1783-1785.

[2] 国家肿瘤质控中心乳腺癌专家委员会,中国抗癌协会乳腺癌专业委员会,中国抗癌协会肿瘤药物临床研究专业委员会. 中国晚期乳腺癌规范诊疗指南(2020 版)[J]. 中华肿瘤杂志,2020,42(10):781-797.

[3] GRADISHAR W J, MORAN M S, ABRAHAM J, et al. NCCN Guidelines® insights: breast cancer, Version 4.2021[J]. J Natl Compr Canc Netw, 2021,19(5):484-493.

[4] ZHENG C, YU Z G,Chinese Society of Breast Surgery. Clinical practice guidelines for pre-operative evaluation of breast cancer: Chinese Society of Breast Surgery (CSBrS) practice guidelines 2021[J]. Chin Med J(Engl),2021,134(18):2147-2149.

[5] 中国临床肿瘤学会指南工作委员会. 中国临床肿瘤学会(CSCO)乳腺癌诊疗指南 2021[M]. 北京: 人民卫生出版社,2021.

［6］Expert Panel on Breast Imaging, SLANETZ P J, MOY L, et al. ACR Appropriateness Criteria® monitoring response to neoadjuvant systemic therapy for breast cancer[J]. J Am Coll Radiol, 2017, 14 (11S): S462-S475.

［7］中国临床肿瘤学会指南工作委员会. 中国临床肿瘤学会(CSCO)中枢神经系统转移性肿瘤诊疗指南(2021)[M]. 北京:人民卫生出版社,2021.

［8］中国抗癌协会乳腺癌专业委员会. 中国抗癌协会乳腺癌诊治指南与规范(2021年版)[J]. 中国癌症杂志,2021,31(10):954-1040.

［9］MA J F, CHEN L Y, WU S L, et al. Clinical practice guidelines for ultrasound-guided breast lesions and lymph nodes biopsy: Chinese society of breast surgery (CSBrS) practice guidelines 2021[J]. Chin Med J (Engl), 2021, 134 (12): 1393-1395.

［10］LI S J, HAO X P, HUA B, et al. Clinical practice guidelines for ultrasound-guided vacuum-assisted breast biopsy: Chinese Society of Breast Surgery (CSBrS) practice guidelines 2021[J]. Chin Med J (Engl), 2021, 134 (12): 1390-1392.

［11］XIE F, WANG S. Clinical practice guideline of BRCA1/2 testing for patients with breast cancer: Chinese Society of Breast Surgery (CSBrS) practice guideline 2021[J]. Chin Med J (Engl), 2021, 134 (13): 1516-1518.

［12］CARDOSO F, PALUCH-SHIMON S, SENKUS E, et al. 5th ESO-ESMO international consensus guidelines for advanced breast cancer (ABC 5)[J]. Ann Oncol, 2020, 31 (12): 1623-1649.

[13] RAO R, FENG L, KUERER H M, et al. Timing of surgical intervention for the intact primary in stage Ⅳ breast cancer patients[J]. Ann Surg Oncol, 2008, 15(6):1696-1702.

[14] XUE F, YU L, LIN Y, et al. Surgery in initially metastatic breast cancer: prognosis is associated with patient characteristics and timing of surgery[J]. J BUON, 2019, 24(2):543-548.

[15] CRISCITIELLO C, GIULIANO M, CURIGLIANO G, et al. Surgery of the primary tumor in de novo metastatic breast cancer: To do or not to do?[J]. Eur J Surg Oncol, 2015, 41(10):1288-1292.

[16] LANE W O, THOMAS S M, BLITZBLAU R C, et al. Surgical resection of the primary tumor in women with de novo stage iv breast cancer: contemporary practice patterns and survival analysis[J]. Ann Surg, 2019, 269(3):537-544.

[17] FRIEDEL G, PASTORINO U, GINSBERG R J, et al. Results of lung metastasectomy from breast cancer: prognostic criteria on the basis of 467 cases of the International Registry of Lung Metastases[J]. Eur J Cardiothorac Surg, 2002, 22(3):335-344.

[18] MIMOTO R, KOBAYASHI T, IMAWARI Y, et al. Clinical relevance and low tumor-initiating properties of oligometastatic breast cancer in pulmonary metastasectomy[J]. Breast Cancer Res Treat, 2014, 147(2):317-324.

[19] CHEN F, FUJINAGA T, SATO K, et al. Clinical features of surgical resection for pulmonary metastasis from breast cancer[J]. Eur J Surg Oncol, 2009, 35(4):393-397.

[20] MEIMARAKIS G, RÜTTINGER D, STEMMLER J, et al. Prolonged overall survival after

pulmonary metastasectomy in patients with breast cancer[J]. Ann Thorac Surg, 2013, 95(4): 1170-1180.

[21] PLANCHARD D, SORIA J C, MICHIELS S, et al. Uncertain benefit from surgery in patients with lung metastases from breast carcinoma[J]. Cancer, 2004, 100(1): 28-35.

[22] ABBOTT D E, BROUQUET A, MITTENDORF E A, et al. Resection of liver metastases from breast cancer: estrogen receptor status and response to chemotherapy before metastasectomy define outcome[J]. Surgery, 2012, 151(5): 710-716.

[23] MARGONIS G A, BUETTNER S, SASAKI K, et al. The role of liver-directed surgery in patients with hepatic metastasis from primary breast cancer: a multi-institutional analysis[J]. HPB (Oxford), 2016, 18(8): 700-705.

[24] CHUN Y S, MIZUNO T, CLOYD J M, et al. Hepatic resection for breast cancer liver metastases: Impact of intrinsic subtypes[J]. Eur J Surg Oncol, 2020, 46(9): 1588-1595.

[25] MARIANI P, SERVOIS V, DE RYCKE Y, et al. Liver metastases from breast cancer: Surgical resection or not? A case-matched control study in highly selected patients[J]. Eur J Surg Oncol, 2013, 39(12): 1377-1383.

[26] GRAZI G L. Renewed considerations on the utility (or the futility) of hepatic resections for breast cancer liver metastases[J]. Hepatobiliary Surg Nutr, 2021, 10(1): 49-58.

[27] SIEGEL R L, MILLER K D, FUCHS H E, et al. Cancer Statistics, 2021[J]. CA Cancer J Clin, 2021,

71(1):7-33.

[28] ZHENG A, GUO B L, ZHANG J G, et al. Clinical information and management status of de novo stage Ⅳ breast cancer patients: a Chinese multicenter investigation (CSBrS-002) [J]. Chin Med J (Engl),2021,134(13):1569-1575.

[29] MARIOTTO A B, ETZIONI R, HURLBERT M, et al. Estimation of the number of women living with metastatic breast cancer in the United States[J]. Cancer Epidemiol Biomarkers Prev,2017,26 (6):809-815.

[30] MALMGREN J A, MAYER M, ATWOOD M K, et al. Differential presentation and survival of de novo and recurrent metastatic breast cancer over time: 1990-2010[J]. Breast Cancer Res Treat,2018, 167(2):579-590.

[31] KOOLEN B B, VRANCKEN PEETERS M J, AUKEMA T S, et al. 18F-FDG PET/CT as a staging procedure in primary stage Ⅱ and Ⅲ breast cancer: comparison with conventional imaging techniques[J]. Breast Cancer Res Treat,2012,131(1):117-126.

[32] RONG J, WANG S, DING Q, et al. Comparison of 18 FDG PET-CT and bone scintigraphy for detection of bone metastases in breast cancer patients. a meta-analysis[J]. Surg Oncol,2013,22 (2):86-91.

[33] ULANER G A, CASTILLO R, GOLDMAN D A, et al, (18)F-FDG-PET/CT for systemic staging of newly diagnosed triple-negative breast cancer[J]. Eur J Nucl Med Mol Imaging,2016,43(11):

1937-1944.

[34] VOGSEN M, JENSEN J D, CHRISTENSEN I Y, et al. FDG-PET/CT in high-risk primary breast cancer-a prospective study of stage migration and clinical impact[J]. Breast Cancer Res Treat, 2021, 185(1):145-153.

[35] PODOLOFF D A, ADVANI R H, ALLRED C, et al. NCCN task force report: positron emission tomography(PET)/computed tomography(CT) scanning in cancer[J]. J Natl Compr Canc Netw, 2007, 5(Suppl 1):S1-22; quiz S23-2.

[36] ROSEN E L, EUBANK W B, MANKOFF D A. FDG PET, PET/CT, and breast cancer imaging[J]. Radiographics, 2007, 27(Suppl 1):S215-S229.

[37] GROHEUX D, COCHET A, HUMBERT O, et al. ^{18}F-FDG PET/CT for staging and restaging of breast cancer[J]. J Nucl Med, 2016, 57(Suppl 1):S17-S26.

[38] CONSTANTINIDOU A, MARTIN A, SHARMA B, et al. Positron emission tomography/computed tomography in the management of recurrent/metastatic breast cancer: a large retrospective study from the Royal Marsden Hospital[J]. Ann Oncol, 2011, 22(2):307-314.

[39] EUBANK W B, MANKOFF D, BHATTACHARYA M, et al. Impact of FDG PET on defining the extent of disease and on the treatment of patients with recurrent or metastatic breast cancer[J]. AJR Am J Roentgenol, 2004, 183(2):479-486.

[40] ROBSON M E, TUNG N, CONTE P, et al. OlympiAD final overall survival and tolerability results:

Olaparib versus chemotherapy treatment of physician's choice in patients with a germline BRCA mutation and HER2-negative metastatic breast cancer[J]. Ann Oncol, 2019, 30(4):558-566.

[41] PRICE D D, MCGRATH P A, RAFII A, et al. The validation of visual analogue scales as ratio scale measures for chronic and experimental pain[J]. Pain, 1983, 17(1):45-56.

[42] SI Y, YUAN P, HU N, et al. Primary tumor surgery for patients with de novo stage IV breast cancer can decrease local symptoms and improve quality of life[J]. Ann Surg Oncol, 2020, 27(4): 1025-1033.

[43] SORAN A, OZMEN V, OZBAS S, et al. Primary surgery with systemic therapy in patients with de novo stage IV breast cancer: 10-year follow-up; Protocol MF07-01 randomized clinical trial[J]. J Am Coll Surg, 2021, 233(6):742-751. e5.

[44] NEUMAN H B, MORROGH M, GONEN M, et al. Stage IV breast cancer in the era of targeted therapy: does surgery of the primary tumor matter? [J]. Cancer, 2010, 116(5):1226-1233.

[45] GU Y, WU G, ZOU X, et al. Prognostic value of site-specific metastases and surgery in de novo stage IV triple-negative breast cancer: a population-based analysis[J]. Med Sci Monit, 2020, 26: e920432.

[46] KING T A, LYMAN J P, GONEN M, et al. Prognostic impact of 21-gene recurrence score in patients with stage IV breast cancer: TBCRC 013[J]. J Clin Oncol, 2016, 34(20):2359-2365.

[47] KHAN S A, ZHAO F, GOLDSTEIN L J, et al. Early local therapy for the primary site in de novo

stage Ⅳ breast cancer: results of a randomized clinical trial（EA2108）[J]. J Clin Oncol, 2022, JCO2102006.

[48] RUITERKAMP J, ERNST M F, VAN DE POLL-FRANSE L V, et al. Surgical resection of the primary tumour is associated with improved survival in patients with distant metastatic breast cancer at diagnosis[J]. Eur J Surg Oncol, 2009, 35(11):1146-1151.

[49] PATHY N B, VERKOOIJEN H M, TAIB N A, et al. Impact of breast surgery on survival in women presenting with metastatic breast cancer[J]. Br J Surg, 2011, 98(11):1566-1572.

[50] RAPITI E, VERKOOIJEN H M, VLASTOS G, et al. Complete excision of primary breast tumor improves survival of patients with metastatic breast cancer at diagnosis[J]. J Clin Oncol, 2006, 24(18):2743-2749.

[51] BILANI N, YAGHI M, MAIN O, et al. Metastasectomy versus radiation of secondary sites in stage Ⅳ breast cancer: analysis from a national cancer registry[J]. Breast, 2021, 60:185-191.

[52] FAN J, CHEN D, DU H, et al. Prognostic factors for resection of isolated pulmonary metastases in breast cancer patients: a systematic review and meta-analysis[J]. J Thorac Dis, 2015, 7(8):1441-1451.

[53] FENG Y, HE X G, ZHOU C M, et al. Comparison of hepatic resection and systemic treatment of breast cancer liver metastases: a propensity score matching study[J]. Am J Surg, 2020, 220(4):945-951.

[54] ERCOLANI G, ZANELLO M, SERENARI M, et al. Ten-year survival after liver resection for breast metastases: a single-center experience[J]. Dig Surg, 2018, 35(4):372-380.

［55］ MCGUIRE K P, EISEN S, RODRIGUEZ A, et al. Factors associated with improved outcome after surgery in metastatic breast cancer patients[J]. Am J Surg,2009,198(4):511-515.

［56］ LANG J E, TEREFFE W, MITCHELL M P, et al. Primary tumor extirpation in breast cancer patients who present with stage Ⅳ disease is associated with improved survival[J]. Ann Surg Oncol,2013,20(6):1893-1899.

［57］ MAGNONI F, COLLEONI M, MATTAR D, et al. Contralateral axillary lymph node metastases from breast carcinoma: is it time to review TNM cancer staging? [J].Ann Surg Oncol,2020,27(11):4488-4499.

［58］ AI X, WANG M, LI J, et al. Supraclavicular lymph node dissection with radiotherapy versus radiotherapy alone for operable breast cancer with synchronous ipsilateral supraclavicular lymph node metastases: a real-world cohort study[J]. Gland Surg,2020,9(2):329-341.

［59］ 张薇, 齐晓敏, 陈翱翔, 等. 锁上淋巴结清扫在初诊伴锁上淋巴结转移乳腺癌患者治疗中的作用[J]. 中华肿瘤杂志,2017,39(5):374-379.

［60］ KIM K, KIM S S, SHIN K H, et al. Aggressive surgical excision of supraclavicular lymph node did not improve the outcomes of breast cancer with supraclavicular lymph node involvement（KROG 16-14）[J]. Clin Breast Cancer,2020,20(1):51-60.

［61］ NIKPAYAM M, UZAN C, RIVERA S, et al. Impact of radical surgery on outcome in locally advanced breast cancer patients without metastasis at the time of diagnosis[J]. Anticancer Res,2015,

35(3):1729-1734.

[62] JUNG J, KIM S S, AHN S D, et al. Treatment outcome of breast cancer with pathologically proven synchronous ipsilateral supraclavicular lymph node metastases[J]. J Breast Cancer,2015,18(2):167-172.

[63] GNERLICH J, JEFFE D B, DESHPANDE A D, et al. Surgical removal of the primary tumor increases overall survival in patients with metastatic breast cancer: analysis of the 1988-2003 SEER data[J]. Ann Surg Oncol,2007 ,14(8):2187-2194.

[64] KHAN S A, STEWART A K, MORROW M. Does aggressive local therapy improve survival in metastatic breast cancer? [J].Surgery,2002,132(4):620-626; discussion 626-627.

[65] LIAN C L, GUO L Y, ZHANG L, et al. Aggressive local treatment improves survival in stage Ⅳ breast cancer with synchronous metastasis[J]. Front Oncol,2020,10:522580.

[66] PONS-TOSTIVINT E, KIROVA Y, LUSQUE A, et al. Radiation therapy to the primary tumor for de novo metastatic breast cancer and overall survival in a retrospective multicenter cohort analysis[J]. Radiother Oncol, 2020,145:109-116.

[67] VIANI G A, GOUVEIA A G, LOUIE A V, et al. Stereotactic body radiotherapy to treat breast cancer oligometastases: a systematic review with meta-analysis[J]. Radiother Oncol,2021,164:245-250.

第二十三章
早期乳腺癌新辅助治疗临床实践指南

　　进入 21 世纪以来,针对具有适应证的早期乳腺癌选择新辅助治疗可带来临床获益已经获得广泛共识,新辅助治疗的目的和意义也有了更丰富的内容,包括适应证、治疗方案、疗效评价都有了更多的临床证据[1-2]。中华医学会外科学分会乳腺外科学组组织相关专业专家针对乳腺癌新辅助治疗问题进行文献收集与讨论,参照 GRADE 系统对相关证据进行评价,并结合中国国情可及性,制定本指南,旨在为中国乳腺外科医师提供借鉴和参考。

一、推荐意见

1. 新辅助治疗团队资质

新辅助治疗团队资质	证据等级	推荐强度
应具备 MDT[3]	I 类	A 级

注:MDT. multi-disciplinary team,多学科诊疗团队。

2. 新辅助治疗适应证

新辅助治疗适应证	证据等级	推荐强度
2.1 肿块较大(> 5cm)[1]	I 类	A 级
2.2 腋淋巴结转移[1]	I 类	A 级
2.3 HER2 阳性乳腺癌[1]	I 类	A 级
2.4 三阴性乳腺癌[1]	I 类	A 级
2.5 有保乳意愿,但肿瘤大小占乳房体积比例大难以保乳者[1]	I 类	A 级

注:HER2. 人表皮生长因子受体 2。

3. 新辅助治疗方案

新辅助治疗方案	证据等级	推荐强度
3.1 参照辅助治疗方案制订新辅助治疗方案[1,3]	I 类	A 级
3.2 新辅助治疗应足量、足疗程[1,3]	I 类	A 级
3.3 个体化选择免疫检查点抑制剂、铂类药物等[3-6]	I 类	A 级

4. 新辅助治疗评价

新辅助治疗评价	证据等级	推荐强度
4.1 全身性评价		
新辅助治疗前应采用影像学及血液学检查对全身重要脏器功能进行评价[1-2]	I 类	A 级
4.2 肿瘤学评价		
4.2.1 参照 AJCC 第 8 版在新辅助治疗前进行分期评价;采用 CT、MRI、PET/CT 及核素扫描排除远隔部位转移[7]	I 类	A 级
4.2.2 治疗前通过乳腺超声、乳腺 X 线、动态增强 MRI 等影像学检查对乳腺肿瘤和 / 或腋淋巴结径线进行描述[2,8]	I 类	A 级

新辅助治疗评价	证据等级	推荐强度
4.2.3 治疗前采用皮肤文身/肿物描绘/金属夹置入等方法对病灶定位标记[2,9]	I 类	A 级
4.2.4 治疗前采用金属夹置入对腋窝阳性淋巴结定位标记[2,9-10]	I 类	A 级
4.2.5 参照 RECIST(1.1)标准,每 2 个周期采用与基线相同的影像学方法进行疗效评价[2,11]	I 类	A 级
4.3 病理学评价	I 类	A 级
4.3.1 新辅助治疗前采用 CNB/VABB 对原发病灶/淋巴结进行组织病理评价[9]	I 类	A 级
4.3.2 因评价疗效需要,可对病灶进行二次 CNB 和病理评价[12-13]	II 类	A 级
4.3.3 参照 Miller&Payne/RCB 评级系统进行病理疗效评价[9,14-15]	I 类	A 级

注:AJCC. 美国癌症联合委员会;PET/CT. positron emission tomography and computed tomography, 正电子发射计算机体层显像仪;RECIST. 实体瘤临床疗效评价标准,response evaluation criteria in solid tumor;CNB. 空芯针穿刺活检;VABB. 真空辅助乳腺活检;RCB. 残余肿瘤负荷(residual cancer burden,RCB)。

5. 新辅助治疗后手术

新辅助治疗后手术	证据等级	推荐强度
5.1 手术时机		
5.1.1 完成计划新辅助治疗方案 ≥ 4 周期[2,16]	I 类	A 级
5.1.2 新辅助治疗后手术时机应依据疗效以及患者对治疗的依从性,并结合肿瘤分期、分子分型个体化选择[2]	I 类	A 级
5.2 新辅助治疗后影像评价 cCR 仍推荐进行手术治疗[17-18]	I 类	A 级
5.3 手术必须坚持 R_0 切除原则,手术方式包括保乳手术、前哨淋巴结活检、乳腺单纯切除、保留乳头乳晕皮下腺体切除、改良根治术、乳房重建等	I 类	A 级

注:cCR. clinical complete response,临床完全缓解。

6. 新辅助治疗后系统治疗

新辅助治疗后系统治疗	证据等级	推荐强度
应依据肿瘤分期、治疗反应、分子分型制订治疗决策[1-3,11]	I 类	A 级

二、讨论

随着乳腺癌分类治疗认识的进步,针对适应证患者实施新辅助治疗可以带来获益的理念逐步得到认同。乳腺癌的诊治涉及多个学科,专家组推荐 MDT 团队全程参与制订新辅助治疗策略及相应调整[1-3,11]。MDT 团队包括影像科、病理科、乳腺外科、肿瘤内科、妇科、遗传咨询、心理专业以及护理团队[19-21]。

专家组认为,新辅助治疗的目的不仅局限于降低肿瘤负荷以获得 R_0 切除或增加保乳手术机会;通过新辅助治疗获得的疗效信息,将成为客观指导制订辅助治疗决策的重要依据。专家组同意中国临床肿瘤学会(CSCO)乳腺癌诊疗指南推荐的早期乳腺癌新辅助治疗适应证,并强烈推荐针对具有适应证的患者考虑实施新辅助治疗。

专家组认为标准的乳腺癌辅助治疗方案应成为制订新辅助治疗策略的参考依据[3]。同时,尽管临床研究显示针对三阴性乳腺癌加用免疫检查点抑制剂、PARP 酶抑制剂、铂类药物等新辅助治疗强化方案可显著提高 pCR 率并改善生存[4,22-25]。但是,有些药物适应证尚未获批,专家组建议在新辅助治疗中谨慎选择免疫检查点抑制剂、铂类药物等。

专家组认为,乳腺癌患者接受新辅助治疗前应进行全身评价。全身评价的目的是综合评估患者的身体状况及对药物的耐受性,并判断患者是否适合接受新辅助治疗[1-2]。建议通过影像学、血液学检查对重要脏器进行评价,并结合年龄、伴随疾病综合考量。专家组认为,接受新辅助化疗的患者

原则应 < 70 岁、排除严重心脑血管疾病、肝肾功能不全，美国东部肿瘤协作组（Eastern Cooperative Oncology Group，ECOG）评分 ≤ 2 分。在整个治疗过程中需密切监测重要脏器功能的改变。对于接受蒽环类药物、抗 HER2 靶向治疗的患者需监测心脏功能，如左室射血分数。

新辅助治疗前应进行肿瘤学评价，专家组强烈推荐针对超声诊断 BI-RADS 4 类或 3 类伴有家族史的患者采用 CNB 获取乳腺病灶 / 淋巴结的组织病理诊断，以确定浸润性乳腺癌患者的分子分型和肿瘤生物学特性；专家组推荐参照第 8 版 AJCC 乳腺癌分期标准进行肿瘤分期。乳腺体检、乳腺超声、乳腺 X 线以及乳腺动态增强 MRI 是乳腺癌 T 分期基线评价的优选方法；体检、超声是区域淋巴结分期的优选方法；胸部平扫 CT、腹部超声 / 增强 CT、颅脑 MRI、全身核素扫描及 PET/CT 有助于排除远隔转移病灶。专家组推荐接受新辅助治疗的患者采用体检、乳腺超声 / 乳腺动态增强 MRI 对乳腺病灶进行基线评价，采用体检、乳腺超声对区域淋巴结进行基线评价；并参照 RECIST（1.1）标准记录可测量、可评价病灶最大径线之和[26]；接受新辅助治疗的患者每 2 周期应采用基线相同的影像学方法进行疗效评价。由于乳腺 X 线对肿瘤径线测量受到挤压力度和角度影响以及乳腺 MRI 使用乳腺专用线圈对区域淋巴结诊断效能有限，不推荐乳腺 X 线对乳腺肿瘤的 T 分期进行疗效评价，不推荐乳腺 MRI 对区域淋巴结进行疗效评价[1-2]。

专家组推荐新辅助治疗前对乳腺肿瘤位置、径线进行标记[9]。肿瘤病灶表面皮肤文身标记简便易行，但存在体表留痕等缺点。此外，肿物描绘法、坐标纸法建立坐标系亦可详细描述肿块位置及径线情况。文献报道，新辅助治疗前在肿瘤病灶放置标记夹有助于肿瘤定位和病理疗效评价；在腋窝转移淋巴结放置标记夹可以显著降低新辅助治疗后 cN_1 转为 cN_0 患者前哨淋巴结活检的假阴性率[9-10,27]。

鉴于国内尚缺少相关高级别研究证据,专家组建议结合具体情况谨慎选择。

《中华医学会乳腺外科临床实践指南(2021版)》明确推荐针对适应证患者的乳腺病灶和/或区域淋巴结采用CNB获得组织病理评价[7]。推荐使用14G穿刺针扇形获取4条组织标本,可明确肿瘤定性诊断和分子分型诊断。组织病理取材及标本固定应遵循病理检验规范[9]。通过免疫组织化学和/或原位杂交检测确定雌激素受体(estrogen receptor,ER)、孕激素受体(progesterone receptor,PR)、HER2和Ki-67状态是制订新辅助治疗方案和预测治疗反应的重要依据。新辅助治疗后手术切除标本应进行病理评价。临床医师应明确标注送检组织为新辅助治疗后标本,并提供治疗前肿瘤组织学诊断、生物标志物检测结果、治疗前肿瘤位置和径线。目前,国际多采用Miller&Payne分级系统和RCB系统进行新辅助治疗后病理疗效评价。Miller&Payne分级系统采用5级分类法:1级为浸润性癌细胞数量无改变;2级为浸润性癌细胞轻度减少,不超过30%;3级表示为浸润性癌细胞减少,30%~90%;4级为浸润性癌细胞明显减少,超过90%;5级即一般意义上的乳腺病灶pCR,表示为原发灶瘤床部位未见浸润性癌细胞,但允许存在导管原位癌。Miller&Payne分级系统仅评价乳腺原发灶,而未包括腋淋巴结,因此仅能判断乳腺pCR而无法对腋淋巴结进行评价。而且,由于化疗后肿瘤细胞密度的不均一性,导致该系统可能出现人为误差[9]。近年来,RCB系统受到临床广泛关注,该系统需要评价乳腺原发灶残余肿瘤范围、残余肿瘤细胞密度、原位癌占比、阳性淋巴结数和淋巴结残余转移癌最大径[15],该系统分为4级:0级为乳腺及淋巴结内无癌残留;Ⅰ级为反应较好,微小残留病灶;Ⅱ级为部分反应,中等残留病变;Ⅲ级为反应差或无反应,广泛残留病变。专家组推荐根据具体条件选择Miller&Payne或RCB评级系统进行病理疗效评价。

专家组认为新辅助治疗应按照既定方案完成足量、足疗程。专家组推荐临床可耐受，疗效评价 cPR 患者至少应在 4 周期新辅助治疗后再进行手术。对于新辅助治疗疗效评价疾病稳定（stable disease，SD）患者，如何调整治疗决策缺乏高级别临床证据[16]。新辅助治疗期间严格的疗效评价是避免疾病进展（progressive disease，PD）而失去 R_0 切除机会的保证[2]。前瞻性、多中心队列研究显示，新辅助治疗后 cCR 的患者中多点穿刺活检假阴性率达到 37%[17-18]，因此专家组一致推荐新辅助治疗后临床疗效评价 cCR 患者仍需进行手术治疗。实现 R_0 切除是新辅助治疗后手术方式的基本原则[7,28-29]。充分的影像学资料评价尤为重要，新辅助治疗后影像学检查呈现筛状退缩模式的患者实施保乳手术应审慎进行，以避免肿瘤残留[30]。

新辅助治疗后非 pCR 乳腺癌患者辅助强化治疗有改善预后的可能[31-33]。专家组推荐新辅助治疗后系统治疗应依据肿瘤分期、生物学特性及治疗反应性个体化决策。

（执笔：张聚良　凌　瑞　刘荫华）

附件　投票情况

本指南投票委员会成员共 28 名，均为乳腺外科专业医师（100%）。

参考文献

[1] 中国临床肿瘤学会指南工作委员会. 中国临床肿瘤学会(CSCO)乳腺癌诊疗指南(2021)[M]. 北京: 人民卫生出版社, 2021.

[2] 中国抗癌协会乳腺癌专业委员会. 中国抗癌协会乳腺癌诊治指南与规范(2021年版)[J]. 中国癌症杂志, 2021,31(10): 945-1040.

[3] GRADISHAR W J, MORAN M S, ABRAHAM J, et al.NCCN Guidelines® Insights: breast cancer, Version 4.2021[J]. J Natl ComprCancNetw, 2021,19(5): 484-493.

[4] SCHMID P, CORTES J, PUSZTAI L,et al. Pembrolizumab for early triple-negative breast cancer[J]. N Engl J Med, 2020 ,382(9): 810-821.

[5] VAN DER VOORT A, VAN RAMSHORST M S, VAN WERKHOVEN E D,et al.Three-year follow-up of neoadjuvant chemotherapy with or without anthracyclines in the presence of dual ERBB2 blockade in patients with ERBB2-positive breast cancer: a secondary analysis of the TRAIN-2 randomized, Phase 3 Trial[J]. JAMA Oncol, 2021, 7(7): 978-984.

[6] SCHMID P, CORTES J, PUSZTAI L,et al. Pembrolizumab for early triple-negative breast cancer[J]. N Engl J Med, 2020, 382(9): 810-821.

[7] 向泓雨,刘倩,刘荫华. 2021版《中华医学会乳腺外科临床实践指南》重点内容解读 [J]. 中国实用外科杂志,2021,41(11):1257-1261.

［8］ CROSHAW R, SHAPIRO-WRIGHT H, SVENSSON E,et al.Accuracy of clinical examination, digital mammogram, ultrasound, and MRI in determining postneoadjuvant pathologic tumor response in operable breast cancer patients[J]. Ann Surg Oncol, 2011, 18(11): 3160-3163.

［9］《乳腺癌新辅助治疗的病理诊断专家共识(2020 版)》编写组．乳腺癌新辅助治疗的病理诊断专家共识(2020 版)[J]. 中华病理学杂志, 2020,49(4): 296-304.

［10］ BOUGHEY J C, BALLMAN K V, LE-PETROSS H T,et al. Identification and resection of clipped node decreases the false-negative rate of sentinel lymph node surgery in patients presenting with node-positive breast cancer (T0-T4, N1-N2) who receive neoadjuvant chemotherapy: results from ACOSOG Z1071(Alliance)[J]. Ann Surg, 2016, 263(4): 802-807.

［11］ KORDE L A, SOMERFIELD M R, CAREY L A, et al.Neoadjuvant Chemotherapy, Endocrine Therapy, and Targeted Therapy for Breast Cancer: ASCO Guideline[J]. J Clin Oncol, 2021, 39(13): 1485-1505.

［12］ ZHANG Y, SHEN J, WU S,et al. The use of a second core needle biopsy to predict response to neoadjuvant chemotherapy in breast cancer patients, especially in the HER2-positive population[J]. Surgery, 2020, 168(6): 1115-1121.

［13］ NIELSEN T O, LEUNG S C Y, RIMM D L, et al., Assessment of Ki67 in breast cancer: updated recommendations from the international Ki67 in Breast Cancer Working Group[J]. J Natl Cancer Inst, 2021, 113(7): 808-819.

[14] OGSTON K N, MILLER I D, PAYNE S,et al.A new histological grading system to assess response of breast cancers to primary chemotherapy: prognostic significance and survival[J]. Breast, 2003, 12 (5):320-327.

[15] SYMMANS W F, PEINTINGER F, HATZIS C,et al.Measurement of residual breast cancer burden to predict survival after neoadjuvant chemotherapy[J]. J Clin Oncol, 2007, 25 (28): 4414-4422.

[16] HUOBER J, VON MINCKWITZ G, DENKERT C,et al.Effect of neoadjuvant anthracycline-taxane-based chemotherapy in different biological breast cancer phenotypes: overall results from the GeparTrio study[J]. Breast Cancer Res Treat, 2010, 124 (1): 133-140.

[17] RING A, WEBB A, ASHLEY S,et al.Is surgery necessary after complete clinical remission following neoadjuvant chemotherapy for early breast cancer？ [J]. J Clin Oncol, 2003, 21 (24): 4540-4545.

[18] Van Loevezijn A A, Van Der Noordaa M E M, Van Werkhoven E D,et al.Minimally Invasive Complete Response Assessment of the Breast After Neoadjuvant Systemic Therapy for Early Breast Cancer (MICRA trial): Interim Analysis of a Multicenter Observational Cohort Study[J]. Ann Surg Oncol, 2021, 28 (6): 3243-3253.

[19] LEE S J, SCHOVER L R, PARTRIDGE A H,et al.American Society of Clinical Oncology recommendations on fertility preservation in cancer patients[J]. J Clin Oncol, 2006, 24 (18): 2917-2931.

[20] MILLIRON K J, GRIGGS J J.Advances in genetic testing in patients with breast cancer, high-quality

decision making, and responsible resource allocation[J]. J Clin Oncol, 2019, 37(6): 445-447.

[21] BEAVER K, WILLIAMSON S, BRIGGS J. Exploring patient experiences of neo-adjuvant chemotherapy for breast cancer[J]. Eur J Oncol Nurs, 2016, 20: 77-86.

[22] GIANNI L, PIENKOWSKI T, IM Y H,et al.5-year analysis of neoadjuvant pertuzumab and trastuzumab in patients with locally advanced, inflammatory, or early-stage HER2-positive breast cancer(NeoSphere): a multicentre, open-label, phase 2 randomised trial[J]. Lancet Oncol, 2016, 17 (6): 791-800.

[23] SHAO Z, PANG D, YANG H,et al.Efficacy, Safety, and tolerability of pertuzumab, trastuzumab, and docetaxel for patients with early or locally advanced ERBB2-positive breast cancer in Asia: The PEONY Phase 3 randomized clinical trial[J]. JAMA Oncol, 2020, 6(3): e193692-e193697.

[24] TUTT A N J, GARBER J E, KAUFMAN B,et al.Adjuvant olaparib for patients with BRCA1-or BRCA2-mutated breast cancer[J]. N Engl J Med, 2021,384(25):2394-2405.

[25] LITTON J K, SCOGGINS M E, HESS K R,et al. Neoadjuvant talazoparib for patients with operable breast cancer with a germline brca pathogenic variant[J]. J Clin Oncol, 2020, 38(5):388-394.

[26] EISENHAUER E A, THERASSE P, BOGAERTS J,et al., New response evaluation criteria in solid tumours: revised RECIST guideline(version 1.1)[J]. Eur J Cancer, 2009, 45(2): 228-247.

[27] SAMIMI M, BONNEAU C, LEBAS P, et al.Mastectomies after vacuum core biopsy procedure for microcalcification clusters: value of clip[J]. Eur J Radiol, 2009, 69(2): 296-299.

［28］ 中华医学会外科学分会乳腺学组 . 中国早期乳腺癌保乳手术临床实践指南（2022 版）[J]. 中国实用外科杂志 ,2022,42（2）:132-136.

［29］ 中华医学会外科学分会乳腺学组 . 中国早期乳腺癌前哨淋巴结活检手术临床实践指南（2022 版）[J]. 中国实用外科杂志 ,2022,42（2）:137-145.

［30］ Early Breast Cancer Trialists' Collaborative Group（EBCTCG）.Long-term outcomes for neoadjuvant versus adjuvant chemotherapy in early breast cancer: meta-analysis of individual patient data from ten randomised trials[J]. Lancet Oncol, 2018, 19（1）: 27-39.

［31］ FOLDI J, ROZENBLIT M, PARK T S, et al. Optimal management for residual disease following neoadjuvant systemic therapy[J]. Curr Treat Options Oncol, 2021, 22（9）:79-93.

［32］ MASUDA N, LEE S J, OHTANI S, et al. Adjuvant capecitabine for breast cancer after preoperative chemotherapy[J]. N Engl J Med, 2017, 376（22）: 2147-2159.

［33］ VON MINCKWITZ G, HUANG C S, MANO M S, et al.Trastuzumab emtansine for residual invasive HER2-positive breast cancer[J]. N Engl J Med, 2019, 380（7）: 617-628.

第二十四章
乳腺癌相关淋巴水肿临床诊治指南

乳腺癌相关淋巴水肿(breast cancer related lymphedema, BCRL)是乳腺癌患者术后最常见的并发症之一,是由于乳腺癌手术、放疗等相关治疗,造成上肢淋巴管破坏,导致淋巴液回流受阻所引发的组织水肿、慢性炎症和组织纤维化等一系列的病理改变。由于诊断标准不同,文献报道其发病率为5%~21%[1]。BCRL 发生率与术后监测时间有关。随访发现 89% 的上肢水肿出现在术后 3 年[2]。针对高危人群进行有效预防,可降低术后上肢 BCRL 的发生率[3]。目前,BCRL 治疗仍然以保守治疗为主。随着显微外科技术的发展,外科手术已经逐渐成为保守治疗无效患者重要的治疗手段。为规范BCRL 临床诊断与治疗,中华医学会外科学分会组织专家针对 BCRL 相关临床问题进行文献收集,参照 GRADE 标准,对相关问题进行证据质量评价,并结合中国乳腺外科临床实践的可及性,制定本指南,为国内乳腺专科医师临床工作提供参考。

一、推荐意见

1. 高危人群

高危人群	证据等级	推荐强度
1.1　腋淋巴结清扫术[1, 4-7]	I 类	A 级
1.2　腋窝淋巴引流区放疗[8]	I 类	A 级
1.3　BMI > 30kg/m² [9-11]	I 类	A 级
1.4　化疗[12]	II 类	A 级

2. 诊断方法

诊断方法	证据等级	推荐强度
2.1　主观症状[13]	I 类	A 级
2.2　体征测量	I 类	A 级
2.2.1　水置换法[14-16]	I 类	A 级
2.2.2　上肢周径测量法[14, 16]	I 类	A 级
2.2.3　生物电阻抗光谱仪（bioimpedance spectroscopy, BIS）[17-19]		
2.2.3.1　早、中期 BCRL	I 类	A 级

诊断方法	证据等级	推荐强度
2.2.3.2　晚期 BCRL	Ⅱ类	A级
2.3　影像学评估		
2.3.1　B 超检查[20-22]	Ⅱ类	A级
2.3.2　磁共振淋巴成像[23-24]	Ⅰ类	A级
2.3.3　近红外荧光显像[25-27]	Ⅰ类	A级

3. 疾病分期

国际淋巴学协会(International Society of Lymphology, ISL) BCRL 分期[28]		
0/ⅠA 期	亚临床期	淋巴系统已有损害,临床上没有水肿表现
ⅠB 期	轻度水肿	抬高患肢后水肿可完全消退,皮肤组织尚无纤维化改变
Ⅱ期	中度水肿	抬高患肢水肿可部分消退,皮肤组织出现纤维化改变,可伴发丹毒等皮肤感染表现
Ⅲ期	淋巴性象皮肿	组织纤维化严重,皮肤感染发作频繁,可伴有硬化性厚皮病及皮肤广泛的疣状增生

4. 治疗

治疗	证据等级	推荐强度
4.1 非手术治疗		
综合消肿治疗(comprehensive decongestive therapy, CDT)[28-30]	Ⅰ类	A级
4.2 手术治疗		
4.2.1 减容手术(脂肪抽吸术)[31-34]	Ⅱ类	A级
4.2.2 淋巴系统重建手术(血管化淋巴结移植,淋巴管静脉吻合)[35-40]	Ⅱ类	A级

5. 术后康复治疗

手术方式	术后康复治疗及随访	证据等级	推荐强度
5.1 脂肪抽吸术	抬高患肢,患肢穿戴定制或标准压力服装[41]	Ⅰ类	A级
	每3个月随访一次,再次测量臂围,调整压力服装尺寸	Ⅰ类	A级

手术方式	术后康复治疗及随访	证据等级	推荐强度
5.2 血管化淋巴结移植（vascularized lymph node transfer, VLNT）	加压治疗、抬高患肢；术后常规抗感染和抗凝治疗[42]，引流量低于 30ml 可拔除引流管。2～3 周后，恢复 CDT	I 类	A 级
	第 1 年每月随访一次，之后每 3 个月随访一次。术后 12 个月时，可使用磁共振淋巴管成像和近红外荧光显像评估移植淋巴结功能	II 类	A 级
5.3 淋巴管 - 静脉吻合术（lymphovenous anastomosis, LVA）	应用弹力绷带加压治疗；术后使用血管扩张剂（前列环素等）直到伤口愈合；术后 1 个月开始进行手法淋巴引流（manual lymphatic drainage, MLD），至少持续 6 个月[43-45]	I 类	A 级
	常规进行术后随访；术后 12 个月随访时，通过淋巴显影评估淋巴引流情况	I 类	A 级

二、讨论

专家组认为乳腺癌患者术后预防 BCRL 理念应贯穿始终。及时发现及干预对减少上肢水肿及进展意义重大。预防方式包括：①强调正常体重的重要性；②正确选择腋窝手术方式；③规范术后康复训练；④避免术后患肢提拉重物；⑤必要的 BCRL 管理培训；⑥ BCRL 的早期诊断及干预。

BCRL 风险与腋窝手术方式存在相关性。文献报道前哨淋巴结活检（SLNB）也存在 BCRL 可能性，但是，腋淋巴结清扫术（ALND）患者 BCRL 发生率约为 SLNB 患者 4 倍以上，且与清除腋淋巴结数目呈正相关[1, 4-7]。尽管淋巴引流区放疗（regional lymph node radiation, RLNR）代替 ALND 可以显著降低 BCRL 发生风险，但是 RLNR 本身仍然是 BCRL 独立的高风险因素之一[8]。因此，接受 ALND 或 RLNR 治疗的患者，淋巴管损伤较接受 SLNB 或胸壁放疗的患者更重，同时，针对 BCRL 的治疗效果较差。文献报道，肥胖也是 BCRL 独立危险因素之一，前瞻性研究表明，BMI ≥ 30kg/m² 患者 BCRL 发生率约为其他患者的 3.6 倍[9-11]。专家组建议将 BMI 作为 BCRL 的术前评估因素之一。此外，也有化疗可以增加 BCRL 风险的文献报道[12]。

上肢肿胀及负重感是早期 BCRL 的主要症状。通过调查问卷方式可以帮助临床诊断，并评估水肿程度进行分级。国际常用诺曼电话问卷（Norman questionnaire）[13]的准确性和有效性已经得到验证，但是，国内应用该方法的可靠性仍需证实。此外，通过血液学检查进行 BCRL 的评估缺乏足够的临床研究证据支持。

客观准确的体征测量对于 BCRL 诊断和治疗评估非常重要。方法包括水置换法、上肢周径测量法、生物电阻抗光谱仪（BIS）等。水置换法曾经作为测量 BCRL 肢体肿胀程度的"金标准"，但是，由于不能测量上肢特定肿胀部分，临床已经较少应用。上肢周径测量法具有经济、方便的特点，已成为临床最常用的方法之一，但是，测量点位置及测量结果评判标准尚需规范。一般认为，每个测量点之间肢体长度不超过 10cm，当患侧周径较健侧增加 > 2cm 即可诊断 BCRL。但是，上肢周径测量法无法评估亚临床阶段 BCRL。BIS 可以通过电阻抗分析检测细胞外液的早期变化，常用于诊断早期无明显临床症状 BCRL，具有快速、敏感、高精确度等特性，但是，该方法不适宜晚期组织纤维化严重的 BCRL[17-19]。

近年来，针对 BCRL 的影像学技术得到很大发展，B 超通过皮下组织、筋膜层及肌层的改变可检测潜在的组织变化，磁共振淋巴成像可获得清晰的淋巴管影像，用于术前评估淋巴管断端位置，为外科治疗提供参考[23-24]。近红外荧光淋巴显像已被广泛用于 BCRL 诊断，其优势在于高时间敏感性，可以动态、定量监测淋巴液在体内回流状态，包括不同部位淋巴管堵塞的严重程度，为制订手术方案提供可靠依据[25-27]。专家组推荐使用磁共振淋巴成像或近红外荧光淋巴显像作为手术前后评估淋巴水肿的检测手段。

目前，国际淋巴学协会（ISL）BCRL 分期已经获得广泛共识[28, 46]。BCRL 应根据主观症状、体征测量及影像学评估综合诊断。临床医师通过病史了解影响淋巴回流的危险因素。首先应排除肿瘤复发导致的淋巴水肿；其次要考虑患肢有无淋巴管感染表现，患肢反复丹毒是淋巴水肿发展的独立因素；此外尚需排除心源性、肾源性、肝源性及内分泌代谢性疾病导致的全身性水肿及静脉血栓形成、血管源性水肿。专家组支持采用 ISL 分期标准对 BCRL 进行分期评价并指导制订治疗决策。

BCRL 治疗目的在于减轻水肿、保护患肢功能，避免病情恶化。尽管多种方法具有疗效，但难以持久且无法根本解决问题。其中，首选保守治疗已经获得共识。CDT 包括手法按摩引流、压力治疗、患肢功能锻炼及个性化皮肤护理[29]。CDT 治疗过程分为还原治疗阶段和维持治疗阶段。全部 BCRL 患者均应接受还原治疗阶段，维持治疗是在还原治疗阶段取得疗效后，继续给予持续加压装置或手法引流以维持疗效。对于合并淋巴管炎及蜂窝织炎患者，在 CDT 治疗前应积极给予一定时间、适当强度的敏感抗菌药物治疗，在此期间，不做 CDT 治疗。

CDT 治疗后病情反复或 CDT 治疗无效患者应考虑手术治疗。手术方式包括通过减容手术降低淋巴系统负荷，以及通过淋巴系统重建提高淋巴系统运转能力两种方式[30-31]。

减容手术多采用负压抽吸法。主要用于 BCRL 脂质肿胀阶段。该方法通过多个切口抽吸清除皮下组织内淤滞的淋巴液和增生的脂肪组织，具有切口小、创伤轻微、安全有效，对严重复发患者可以多次重复抽吸等特点，与物理加压疗法相结合，可有效防止复发。但是负压抽吸手术并未从根本上解决淋巴回流障碍问题，只适用于尚未进入不可逆病理阶段的非可凹性脂质肿胀期，对纤维化明显的肢体效果并不理想[33-34]。

LVA 是最常见的淋巴系统重建方式。2010 年，Campisi 等[35]报道了 1 800 例 BCRL 患者接受 LVA，术后 87% 患者主观症状改善；水置换法测量证实 83% 患者的患肢平均还原度达到 67%，平均随访 10 年患肢还原度达到 69%，蜂窝织炎发生率减少 87%；85% 患者可以中断物理疗法而保持疗效。无论是短期疗效还是远期疗效均比较肯定。LVA 早期疗效显著是由于手术初期上肢处于水肿期时，淋巴-静脉系统存在压力差促使淋巴液通过吻合口大量回流至静脉,达到淋巴液引流的目的。一旦消肿压力梯度减小甚至消失,可能出现逆转倒流现象,使吻合口阻塞并影响远期疗效。为提高疗效,该术式通常需要大量的淋巴管与静脉吻合操作来保证长期疗效[37-40]。LVA术后应通过加压绷带包裹并抬高患肢继续加压治疗。常规使用抗感染和抗深静脉血栓治疗。术后1个月由专业护理人员通过手法按摩促进淋巴引流。术后第12个月门诊随访时,可通过淋巴造影评估淋巴引流情况。患者肢体有明显改善时,逐渐停止物理治疗[43-45]。

淋巴管移植与静脉代替淋巴管移植重建理论上是最符合生理特点的手术方法。但是,缺乏肌层组织的淋巴管对显微吻合技术要求更高。术前对淋巴管残缺状况及供区淋巴管功能的了解和熟练的显微外科技巧是手术成功的关键。由于供移植淋巴管来源有限,且移植淋巴管要有相当的口径和长度,下肢浅表淋巴管是最理想的来源。2003年,Baumeister等[47]报道127例BCRL患者接受淋巴管移植治疗,选择腹股沟区截取约30cm淋巴管,将上肢和锁骨下区淋巴管桥接,术后患肢平均减容体积23.8%,10年以上随访还原度32.5%,术者认为此方法治疗BCRL具有长期稳定的效果。此外,静脉具有存在瓣膜结构、取材方便、来源广泛及供区较少遗留静脉回流障碍等优点。

VLNT是基于淋巴结节律收缩在淋巴循环中起类似泵的作用,通过增加淋巴结泵作用,消除局部妨碍淋巴管再生的因素,在含有功能淋巴结的正常组织与淋巴回流障碍区域间建立有效连接,利用淋巴结泵作用促进淋巴管再生、重建淋巴循环的手术[48]。2006年,Becker等[49]报道24例BCRL将腹股沟区淋巴结转移至患肢腋窝,术后10例患肢周径恢复正常,6例还原度>50%,6例还原度<50%,2例无变化,1年后15例(63.5%)无需继续物理治疗。2009年,Lin等[50]将13例BCRL患者的腹股

沟区淋巴结转移至手腕背侧,中位随访 56 个月,其中 12 例患肢肿胀缓解明显($P < 0.01$),还原度为(50.55% ± 19.26%)。血管化淋巴结移植术后,推荐常规进行抗生素治疗。对于未发生蜂窝织炎患者进行为期 1 周的抗生素预防,对于复发或者有严重蜂窝织炎病史的患者,建议进行数月或者更长时间的抗生素预防。此外,推荐围手术期进行抗凝治疗,以预防深静脉血栓形成。研究显示,使用肝素抗凝时间为 1 个月,阿司匹林抗凝时间为 3 个月[35,42,50]。由于移植部位发生局部淋巴水肿是术后最严重的并发症。因此,选择适宜患者、术前仔细评估供体和受体部位以及做好术后护理是移植成功的重要因素。

带蒂皮瓣引流术通过皮瓣丰富的毛细血管将溢到术区的淋巴液吸收回流入体循环,而非通过淋巴管新生,达到治疗目的。带蒂皮瓣转移至受区后皮瓣内的淋巴管可与受区淋巴管自行吻合相通,并可通过其内丰富的毛细血管及毛细淋巴管共同吸收,起到促进受区淋巴回流的效果。

综合分析淋巴水肿手术治疗方式,专家组认为任何 BCRL 术前均需要 MDT 来充分评估肿瘤的安全性及手术风险,治疗 BCRL 的绝大多数手术均需要接受显微甚至超显微技术培训后才可以开展。手术方式众多意味着淋巴水肿外科治疗并未真正走向成熟。LVA 手术创伤最小,尤其是荧光显像技术引导的 LVA,明显缩短了手术时间,是最常见的淋巴系统重建方式。淋巴水肿减容手术具有切口小、创伤轻微的特点,能有效改善患肢形态。淋巴管移植与静脉代替淋巴管移植、血管化淋巴结移植、带蒂皮瓣引流术等术式切口多、创伤大、难度大、时间长,需要充分评估手术安全性及手术风险。同时,各种手术术后仍需有效的 CDT 治疗。

BCRL 接受任何手术治疗之后均需要规律康复治疗。为达到良好的治疗效果,专家组认为制订良好的随访计划十分关键。术后第 1 个月每周就诊一次，一年内每个月就诊一次，之后每 3 个月就诊一次，如有异常症状，及时就诊。

随着乳腺癌诊治理念的进步和社会经济文化的发展，乳腺癌患者对术后生存质量的要求逐渐增加。专家组高度重视乳腺癌相关上肢 BCRL 外科治疗后康复治疗及随访的专业化问题，希望通过搭建良好的多学科、多中心合作平台，为提高中国乳腺癌的诊治水平做出贡献。

（执笔：赵海东　赵作伟　李 珺　刘 淼　马振海　李学璐　梁 曦
王弥迦　高济越　邢 婵　蒋 奕　唐 玮　沈文彬）

附件　投票情况

本指南投票委员会成员共 28 名，均为乳腺外科专业医师（100%）

参考文献

[1] BERNAS M, THIADENS S R J, STEWART P, et al. Secondary lymphedema from cancer therapy [J]. Clin Exp Metastasis, 2021, doi: 10.1007/s10585-021-10096-w. Epub ahead of print. PMID: 33950413.

[2] SHAH C, ARTHUR D W, WAZER D, et al. The impact of early detection and intervention of breast cancer-related lymphedema: a systematic review [J]. Cancer Med, 2016, 5（6）：1154-1162.

[3] SAYEGH H E, ASDOURIAN M S, SWAROOP M N, et al. Diagnostic methods, risk factors,

prevention, and management of breast cancer-related lymphedema: past, present, and future directions [J]. Curr Breast Cancer Rep, 2017, 9(2): 111-121.

[4] SALINAS-HUERTAS S, LUZARDO-GONZALEZ A, VAZQUEZ-GALLEGO S, et al. Risk factors for lymphedema after breast surgery: a prospective cohort study in the era of sentinel lymph node biopsy [J]. Breast Dis, 2022, 41(1): 97-108.

[5] AKEZAKI Y, TOMINAGA R, KIKUUCHI M, et al. Risk factors for lymphedema in breast cancer survivors following axillary lymph node dissection [J]. Prog Rehabil Med, 2019, 4 : 20190021.

[6] BRAHMA B, YAMAMOTO T. Breast cancer treatment-related lymphedema (BCRL): An overview of the literature and updates in microsurgery reconstructions [J]. Eur J Surg Oncol, 2019, 45(7): 1138-1145.

[7] HE L, QU H, WU Q, et al. Lymphedema in survivors of breast cancer [J]. Oncol Lett, 2020, 19(3): 2085-2096.

[8] DONKER M, VAN TIENHOVEN G, STRAVER M E, et al. Radiotherapy or surgery of the axilla after a positive sentinel node in breast cancer (EORTC 10981-22023 AMAROS): a randomised, multicentre, open-label, phase 3 non-inferiority trial [J]. Lancet Oncol, 2014, 15(12): 1303-1310.

[9] GOWDA A U, NIE J, METS E, et al. Risk factors for lymphedema after breast conservation therapy and oncoplastic reduction [J]. Ann Plast Surg, 2021, 87(3): 248-252.

[10] LERAY H, MALLOIZEL-DELAUNAY J, LUSQUE A, et al. Body mass index as a major risk factor

for severe breast cancer-related lymphedema [J]. Lymphat Res Biol, 2020, 18(6): 510-516.

[11] ROCKSON S G. The role of body mass index in breast cancer-associated lymphedema [J]. Lymphat Res Biol, 2020, 18(6): 501.

[12] RIBEIRO PEREIRA A C P, KOIFMAN R J, BERGMANN A. Incidence and risk factors of lymphedema after breast cancer treatment: 10 years of follow-up [J]. Breast, 2017, 36 :67-73.

[13] DE GROEF A, DE VRIEZE T, DAMS L, et al. Reliability and validity of a Dutch Lymphoedema Questionnaire: Cross-cultural validation of the Norman Questionnaire [J]. Eur J Cancer Care(Engl), 2020, 29(4): e13242.

[14] TAYLOR R, JAYASINGHE U W, KOELMEYER L, et al. Reliability and validity of arm volume measurements for assessment of lymphedema [J]. Phys Ther, 2006, 86(2): 205-214.

[15] DELTOMBE T, JAMART J, RECLOUX S, et al. Reliability and limits of agreement of circumferential, water displacement, and optoelectronic volumetry in the measurement of upper limb lymphedema [J]. Lymphology, 2007, 40(1): 26-34.

[16] SANDER A P, HAJER N M, HEMENWAY K, et al. Upper-extremity volume measurements in women with lymphedema: a comparison of measurements obtained via water displacement with geometrically determined volume [J]. Phys Ther, 2002, 82(12): 1201-1212.

[17] BRUNELLE C L, TAGHIAN A G. ASO author reflections: breast cancer-related lymphedema-a suggested clinical pathway for diagnosis [J]. Ann Surg Oncol, 2022, 29(2): 1003-1004.

[18] BYUN H K, CHANG J S, IM S H, et al. Risk of lymphedema following contemporary treatment for breast cancer: an analysis of 7617 consecutive patients from a multidisciplinary perspective [J]. Ann Surg, 2021, 274(1): 170-178.

[19] FORTE A J, HUAYLLANI M T, BOCZAR D, et al. Use of bioimpedance spectroscopy for prospective surveillance and early diagnosis of breast cancer-related lymphedema [J]. Breast Dis, 2021, 40(2): 85-93.

[20] KIM W, CHUNG S G, KIM T W, et al. Measurement of soft tissue compliance with pressure using ultrasonography [J]. Lymphology, 2008, 41(4): 167-177.

[21] MELLOR R H, BUSH N L, STANTON A W, et al. Dual-frequency ultrasound examination of skin and subcutis thickness in breast cancer-related lymphedema [J]. Breast J, 2004, 10(6): 496-503.

[22] HWANG J H, LEE C H, LEE H H, et al. A new soft tissue volume measurement strategy using ultrasonography [J]. Lymphat Res Biol, 2014, 12(2): 89-94.

[23] ERDINC GUNDUZ N, DILEK B, SAHIN E, et al. Diagnostic contribution of ultrasonography in breast cancer-related lymphedema [J]. Lymphat Res Biol, 2021, 19(6): 517-523.

[24] KIM G, DONOHOE K, SMITH M P, et al. Use of non-contrast MR in diagnosing secondary lymphedema of the upper extremities [J]. Clin Imaging, 2021, 80 ;400-405.

[25] YAMAMOTO T, YAMAMOTO N, ISHIURA R. Indocyanine green lymphography for lymphedema screening following breast cancer treatment [J]. Plast Reconstr Surg, 2017, 139(6): e1365-e1366.

[26] AKITA S, UNNO N, MAEGAWA J, et al. A phase III, multicenter, single-arm study to assess the utility of indocyanine green fluorescent lymphography in the treatment of secondary lymphedema [J]. J Vasc Surg Venous Lymphat Disord, 2021, S2213-333X (21) 00488-1.

[27] GENTILI F, MAZZEI F G, MONTELEONE I, et al. Comparison of indocyanine green fluorescence lymphangiography and magnetic resonance lymphangiography to investigate lymphedema of the extremities [J]. Ann Ital Chir, 2021, 92 :452-459.

[28] FU M R. Breast cancer-related lymphedema: symptoms, diagnosis, risk reduction, and management [J]. World J Clin Oncol, 2014, 5 (3): 241-247.

[29] NELSON N L. Breast cancer-related lymphedema and resistance exercise: a systematic review [J]. J Strength Cond Res, 2016, 30 (9): 2656-2665.

[30] CHANG D W, DAYAN J, GREENE A K, et al. Surgical treatment of lymphedema: a systematic review and meta-analysis of controlled trials. results of a consensus conference [J]. Plast Reconstr Surg, 2021, 147 (4): 975-993.

[31] CHEN K, SINELNIKOV M Y, SHCHEDRINA M A, et al. Surgical management of postmastectomy lymphedema and review of the literature [J]. Ann Plast Surg, 2021, 86 (3S Suppl 2): S173-S176.

[32] CHANG D W, SUAMI H, SKORACKI R. A prospective analysis of 100 consecutive lymphovenous bypass cases for treatment of extremity lymphedema [J]. Plast Reconstr Surg, 2013, 132 (5): 1305-1314.

[33] CHOLLET C, MALLOIZEL-DELAUNAY J, CABARROU B, et al. Liposuction-assisted brachioplasty in breast cancer-related lymphedema: Impact on volume reduction and quality of life [J]. J Plast Reconstr Aesthet Surg, 2021, 74(7): 1633-1701.

[34] KARLSSON T, KARLSSON M, OHLIN K, et al. Liposuction of Breast Cancer-Related Arm Lymphedema Reduces Fat and Muscle Hypertrophy [J]. Lymphat Res Biol, 2021.

[35] CAMPISI C, BELLINI C, CAMPISI C, et al. Microsurgery for lymphedema: clinical research and long-term results [J]. Microsurgery, 2010, 30(4): 256-260.

[36] PHILLIPS G S A, GORE S, RAMSDEN A, et al. Lymphaticovenular anastomosis improves quality of life and limb volume in patients with secondary lymphedema after breast cancer treatment [J]. Breast J, 2019, 25(5): 859-864.

[37] FORTE A J, SISTI A, HUAYLLANI M T, et al. Lymphaticovenular anastomosis for breast cancer-related upper extremity lymphedema: a literature review [J]. Gland Surg, 2020, 9(2): 539-544.

[38] BIANCHI A, SALGARELLO M, HAYASHI A, et al. Recipient venule selection and anastomosis configuration for lymphaticovenular anastomosis in extremity lymphedema: algorithm based on 1,000 lymphaticovenular anastomosis [J]. J Reconstr Microsurg, 2021, doi: 10.1055/s-0041-1735836. Epub ahead of print. PMID: 34583393.

[39] GUPTA N, VERHEY E M, TORRES-GUZMAN R A, et al. Outcomes of lymphovenous anastomosis for upper extremity lymphedema: a systematic review [J]. Plast Reconstr Surg Glob Open, 2021, 9

(8): e3770.

[40] WILL P A, HIRCHE C, BERNER J E, et al. Lymphovenous anastomoses with three-dimensional digital hybrid visualization: improving ergonomics for supermicrosurgery in lymphedema [J]. Arch Plast Surg, 2021, 48(4): 427-432.

[41] BRORSON H. Complete reduction of arm lymphedema following breast cancer-a prospective twenty-one years' study [J]. Plast Reconstr Surg, 2015, 136(4S): 134-135.

[42] BASTA M N, GAO L L, WU L C. Operative treatment of peripheral lymphedema: a systematic meta-analysis of the efficacy and safety of lymphovenous microsurgery and tissue transplantation [J]. Plast Reconstr Surg, 2014, 133(4): 905-913.

[43] QIU S S, PRUIMBOOM T, CORNELISSEN A J M, et al. Outcomes following lymphaticovenous anastomosis (LVA) for 100 cases of lymphedema: results over 24-months follow-up [J]. Breast Cancer Res Treat, 2020, 184(1): 173-183.

[44] WOLFS J A G N, DE JOODE L G E H, VAN DER HULST R R W J, et al. Correlation between patency and clinical improvement after lymphaticovenous anastomosis (LVA) in breast cancer-related lymphedema: 12-month follow-up [J]. Breast Cancer Res Treat, 2020, 179(1): 131-138.

[45] CHAN J C Y, TARANTO G D, ELIA R, et al. Postoperative care after lymphaticovenous anastomosis [J]. Arch Plast Surg, 2021, 48(3): 333-335.

[46] EXECUTIVE C. The diagnosis and treatment of peripheral lymphedema: 2016 consensus document

of the international society of lymphology [J]. Lymphology, 2016, 49(4): 170-184.

[47] BAUMEISTER R G, FRICK A. Die mikrochirurgische Lymphgefässtransplantation [The microsurgical lymph vessel transplantation][J]. Handchir Mikrochir Plast Chir, 2003, 35(4): 202-209.

[48] MOON K C, KIM H K, LEE T Y, et al. Vascularized lymph node transfer for surgical treatments of upper versus lower extremity lymphedema [J]. J Vasc Surg Venous Lymphat Disord, 2022, 10(1): 170-178.

[49] BECKER C, ASSOUAD J, RIQUET M, et al. Postmastectomy lymphedema: long-term results following microsurgical lymph node transplantation [J]. Ann Surg, 2006, 243(3): 313-315.

[50] LIN C H, ALI R, CHEN S C, et al. Vascularized groin lymph node transfer using the wrist as a recipient site for management of postmastectomy upper extremity lymphedema [J]. Plast Reconstr Surg, 2009, 123(4): 1265-1275.

第二十五章
男性乳腺癌诊治临床实践指南

男性乳腺癌(male breast cancer, MBC)是一种罕见的恶性肿瘤,文献报道在新发乳腺癌中占 < 1%[1],中华医学会外科学分会组织的一项多中心研究报告中国 MBC 约占总体乳腺癌群体的 0.31%。鉴于其低发病率,针对 MBC 的随机对照研究很少,主要以小样本回顾性研究为主,目前 MBC 的诊治原则多从女性乳腺癌的相关研究中推断而来,但 MBC 与女性乳腺癌的生物学特性存在明显差异,为提高我国 MBC 诊疗流程的规范性和科学性,中华医学会外科学分会乳腺外科学组组织国内部分乳腺外科专家在复习国内外文献的基础上,参照 GRADE 系统对 MBC 诊断与治疗相关临床问题进行证据质量评价,并结合中国乳腺外科临床实践的可及性,制定本指南,以期为国内乳腺专科医师临床工作提供参考。

一、推荐意见

1. 临床表现

症状与体征	证据等级	推荐强度
1.1 乳房肿块[2]	I 类	A 级
1.2 腋淋巴结肿大[3-6]	I 类	A 级

2. 诊断方法

诊断方法	证据等级	推荐强度
2.1 影像诊断		
2.1.1 超声检查[7]	I 类	A 级
2.1.2 乳腺 X 射线摄影检查[8]	II 类	A 级
2.2 病理诊断		
2.2.1 影像引导下乳腺组织学活检		
a. 超声引导下空芯针穿刺活检[9]	I 类	A 级
b. 开放手术活检[10]	II 类	A 级

诊断方法	证据等级	推荐强度
2.2.2 影像引导下淋巴结穿刺活检		
a. 细针抽吸活检[10]	I 类	A 级
b. 空芯针穿刺活检[10]	I 类	A 级

3. 手术治疗

手术方式	证据等级	推荐强度
3.1 乳腺手术方式		
乳房切除术[10-12]	I 类	A 级
3.2 淋巴结切除方式		
3.2.1 前哨淋巴结活检术[11-12]	I 类	A 级
3.2.2 腋淋巴结清扫术[11-12]	I 类	A 级

4. 系统治疗

系统治疗	证据等级	推荐强度
4.1 激素受体阳性患者接受内分泌治疗[13-14]	Ⅰ类	A级
4.1.1 他莫昔芬[11,13,15]	Ⅰ类	A级
4.1.2 AI+GnRH-a[11,16]	Ⅱ类	A级
4.2 HER2阳性患者接受靶向治疗[12-13]	Ⅱ类	A级

注：AI. 芳香化酶抑制剂；GnRH-a. 促性腺激素释放激素激动剂；HER2. 人表皮生长因子受体2。

二、讨论

MBC指特发于男性乳腺的原发癌[17]。MBC高发年龄在68～71岁[18]，发病罕见，研究数量较少。中华医学会外科学分会组织的一项中国多中心研究数据显示MBC中位年龄为63岁（14～81岁）。相较于女性患者，MBC患者在确诊时常表现出更晚的临床分期，可能与男性患者缺乏针对性的筛查项目有关[18]。MBC多发生于乳头下方，表现为乳晕下无痛性肿块，可累及腋淋巴结。此外，疾病发展过程中，乳头通常较早受到影响，可表现为乳头溢液、乳头回缩等症状[19-20]。由于腺体组织少，就诊不及时，MBC患者可有胸部皮肤或胸肌粘连现象[21]，少数患者也会有佩吉特病等皮肤变化[22]。病理学方面与女性乳腺癌相似，导管癌及其变异型是 MBC 最常见的组织类型，其中浸润性导管癌最常见。但与女性不同的是，MBC 最常见的分型是管腔型，常表现为 HER2 阴性，激素受体阳性[17,23]。

除临床表现和体格检查以外，MBC 诊断参照女性乳腺癌诊断方法可以选择 B 超、X 射线摄影以及乳腺动态增强 MRI 等影像学检查。专家组认为 B 超检查对乳腺和腋淋巴结评价具有优势[8,24-25]。由于男性乳房体积小，乳房 X 射线摄影检查存在技术上的困难。此外，突出的胸大肌可能会掩盖可疑病变[24]。MRI 在男性乳腺疾病诊断价值有限，文献报道，MRI 可用于评估胸壁受累、术后残留病灶、新辅助化疗反应[26-27]。如存在可疑病变，组织病理学检查是术前诊断 MBC 的金标准，专家组强烈推荐在 B 超引导下空芯针穿刺活检，不推荐选择细针穿刺细胞学检查，由于男性乳腺腺体组织量不多，且病灶多位于乳晕下方，真空辅助乳腺活检需要有经验的医师完成[28]。目前研究结果显示，BRCA1/2突变与 MBC 患病风险增加相关[29]。一项调查美国全国 1939 个家庭和 97 例 MBC 患者的大型研究数据结果显示全年龄段 BRCA1/2 突变携带者的 MBC 累积风险均高于非携带者，其中 BRCA2 突变携带者的相对风险和累积风险更高。70 岁男性 BRCA1 突变携带者 MBC 估计累积风险为 1.2%（95%CI 0.22% ~ 2.8%），BRCA2 突变携带者为 6.8%（95% CI 3.2% ~ 12%）[30]。故专家组建议 MBC 患者可考虑行 BRCA 基因检测。

MBC 应遵循分类治疗原则，按照分期、分型制订治疗决策。对于 MBC 患者若无新辅助治疗指征，推荐手术治疗。乳房切除术、改良根治术为目前 MBC 常用的手术治疗方式[31]。此外，研究表明，T_1N_0 期 MBC 患者保乳手术与乳房切除术的复发率与生存率相当[32]。Lin 等[11]一项真实世界 meta 分析结果显示，保乳手术相比乳房全切术，5 年生存率差异无统计学意义（HR=1.19，95%CI 0.69 ~ 2.04）。

但男性乳腺腺体较小，且肿瘤多位于乳头下方，是否可从保乳手术获益存在争议，R_0 手术原则仍是标准。

研究结果显示，在 MBC 中前哨淋巴结活检的识别率为 97.4%，假阴性率为 7.4%，表明前哨淋巴结活检在 MBC 中同样准确可行[11]。故专家组建议对临床腋淋巴结阴性患者应行前哨淋巴结活检，腋淋巴结阳性患者则行腋淋巴结清扫术[11-12]。

Meta 分析结果显示，乳房切除术后辅助放疗可显著提高总生存率（HR=0.67，95%CI 0.54～0.84）[11]。此外，多项研究结果显示，辅助放疗可改善局部控制率和生存率，尤其对肿瘤较大且淋巴结阳性的患者[33-39]。专家组认为 MBC 患者术后辅助放疗应参照女性乳腺癌标准，推荐Ⅲ期 MBC 与淋巴结阳性 MBC 患者行乳房切除术后接受辅助放疗[11,13]。

大于 90% 的 MBC 患者激素受体阳性[40]。文献报道早期 MBC 使用他莫昔芬辅助治疗可带来生存获益，淋巴结阳性患者获益更加显著[11,41]。目前，国际指南推荐完成 5 年他莫昔芬治疗，若耐受良好且仍有高复发风险的男性可以额外接受 5 年他莫昔芬治疗[13]。故专家组认同推荐他莫昔芬作为激素受体阳性 MBC 患者的首选用药。

另一项 meta 分析结果显示，芳香化酶抑制剂（aromatase inhibitor，AI）与促性腺激素释放激素（gonadotropin-releasing hormone，GnRH）类似物联合使用可使者临床获益率增加 3 倍以上[16]，故专家组推荐适合辅助内分泌治疗但有他莫昔芬禁忌证的激素受体阳性 MBC 患者，可给予 AI+GnRH 激动剂（gonadotropin-releasing hormone agonist，GnRH-a）。根据目前数据显示，氟维司群可能是转移性 MBC 患者的有效治疗选择[42]，美国临床肿瘤学会（American Society of Clinical Oncology，ASCO）指南中推荐氟维司群作为晚期或转移性激素受体阳性、HER2 阴性 MBC 的可用选择[13]，但尚缺乏大样本前瞻性研究支持。Monarch E 研究入组 36 例 MBC 患者，最终结果显示在激素受体阳性、HER2 阴性、高危早期乳腺癌患者中，与内分泌治疗（endocrine therapy，ET）单药治疗相比，Abemaciclib 可显著改善无侵袭性疾病生存（invasive disease-free survival，iDFS）[43]。P-REALITY X 研究入组 25 例 MBC 患者，结果显示周期蛋白依赖性激酶 4/6（cyclin-dependent kinases 4/6，CDK4/6）抑制剂在激素受体阳性、HER2 阴性转移性 MBC 治疗中安全有效[44]。由于缺乏大样本结果支持，专家组暂不推荐氟维司群、CDK4/6 抑制剂作为 MBC 的常规治疗。

专家组不推荐男性乳腺导管原位癌进行内分泌和 / 或放疗[45]。

目前关于 MBC 的新辅助治疗研究较少且存在争议，适应证多参照女性乳腺癌。有文献报道[46-53]新辅助化疗、靶向治疗可有部分缓解或完全缓解，期待更多的循证医学证据。

MBC 术后辅助治疗及晚期解救方案选择主要参考女性乳腺癌[10,54]。

（执笔：宋爱琳　欧江华　张雅兰　王彦伟）

附件

本指南投票委员会成员共 35 名，均为乳腺外科专业医师（100%）。

［1］ SIEGEL R L, MILLER K D, FUCHS H E, et al. Cancer statistics, 2021 [J]. CA Cancer J Clin, 2021, 71(1): 7-33.

［2］ FOX S, SPEIRS V, SHAABAN A M. Male breast cancer: an update [J]. Virchows Arch, 2022, 480(1): 85-93.

［3］ ANDERSON W F, JATOI I, TSE J, et al. Male breast cancer: a population-based comparison with female breast cancer [J]. J Clin Oncol, 2010, 28(2): 232-239.

［4］ GIORDANO S H, COHEN D S, BUZDAR A U, et al. Breast carcinoma in men: a population-based study [J]. Cancer, 2004, 101(1): 51-57.

［5］ LAUTRUP M D, THORUP S S, JENSEN V, et al. Male breast cancer: a nation-wide population-based comparison with female breast cancer [J]. Acta Oncol, 2018, 57(5): 613-621.

［6］ NAHLEH Z A, SRIKANTIAH R, SAFA M, et al. Male breast cancer in the veterans affairs population: a comparative analysis [J]. Cancer, 2007, 109(8): 1471-1477.

［7］ STRENG M, IGNATOV A, REINISCH M, et al. A comparison of tumour size measurements with palpation, ultrasound and mammography in male breast cancer: first results of the prospective register study [J]. J Cancer Res Clin Oncol, 2018, 144(2): 381-387.

［8］ NIELL B L, LOURENCO A P, MOY L, et al. ACR Appropriateness Criteria® evaluation of the symptomatic male breast [J]. J Am Coll Radiol, 2018, 15 (11s): s313-s320.

[9] BICCHIERAI G, NORI J, LIVI L, et al. Core needle biopsy for the assessment of unilateral male breast lesions [J]. Eur J Surg Oncol, 2017, 43 (4): 680-682.

[10] GRADISHAR W J, MORAN M S, ABRAHAM J, et al. Breast cancer, Version 3.2022, NCCN clinical practice guidelines in oncology [J]. J Natl Compr Canc Netw, 2022, 20 (6): 691-722.

[11] LIN A P, HUANG T W, TAM K W. Treatment of male breast cancer: meta-analysis of real-world evidence [J]. Br J Surg, 2021, 108 (9): 1034-1042.

[12] BOUGHEY J C, BEDROSIAN I, MERIC-BERNSTAM F, et al. Comparative analysis of sentinel lymph node operation in male and female breast cancer patients [J]. J Am Coll Surg, 2006, 203 (4): 475-480.

[13] HASSETT M J, SOMERFIELD M R, BAKER E R, et al. Management of male breast cancer: ASCO guideline [J]. J Clin Oncol, 2020, 38 (16): 1849-1863.

[14] REINISCH M, SEILER S, HAUZENBERGER T, et al. Efficacy of endocrine therapy for the treatment of breast cancer in men: results from the MALE Phase 2 randomized clinical trial [J]. JAMA Oncol, 2021, 7 (4): 565-572.

[15] EGGEMANN H, BRUCKER C, SCHRAUDER M, et al. Survival benefit of tamoxifen in male breast cancer: prospective cohort analysis [J]. Br J Cancer, 2020, 123 (1): 33-37.

[16] ZAGOURI F, SERGENTANIS T N, AZIM H A, Jr., et al. Aromatase inhibitors in male breast cancer:

a pooled analysis [J]. Breast Cancer Res Treat, 2015, 151(1): 141-147.

[17] SPREAFICO F S, CARDOSO-FILHO C, CABELLO C, et al. Breast cancer in men: clinical and pathological analysis of 817 cases [J]. Am J Mens Health, 2020, 14(4): 1557988320908109.

[18] RUDDY K J, WINER E P. Male breast cancer: risk factors, biology, diagnosis, treatment, and survivorship [J]. Ann Oncol, 2013, 24(6): 1434-1443.

[19] FAROOQ A, HORGAN K. Male breast cancer presenting as nipple discharge [J]. Case Rep Surg, 2011, 2011: 804843.

[20] MORROGH M, KING T A. The significance of nipple discharge of the male breast [J]. Breast J, 2009, 15(6): 632-638.

[21] HOTKO Y S. Male breast cancer: clinical presentation, diagnosis, treatment [J]. Exp Oncol, 2013, 35(4): 303-310.

[22] ALOUANI I, ZERROUKI N, BOUZIANE M, et al. Skin involvement as the presenting sign of a male breast cancer [J]. Dermatol Online J, 2020, 26(2).

[23] 李海莉, 周珏, 贾秀鹏, 等. 男性乳腺癌 38 例临床病理分析 [J]. 中国实用外科杂志, 2019, 39(8): 850-853.

[24] DRAGHI F, TARANTINO C C, MADONIA L, et al. Ultrasonography of the male breast [J]. J Ultrasound, 2011, 14(3): 122-129.

[25] YUAN W H, LI A F, CHOU Y H, et al. Clinical and ultrasonographic features of male breast tumors:

A retrospective analysis [J]. PLoS One, 2018, 13 (3): e0194651.

[26] SHAW A, SMITH B, HOWLETT D. Male breast carcinoma and the use of MRI [J]. Radiol Case Rep, 2011, 6 (3): 455.

[27] SHIN K, MARTAINDALE S, WHITMAN G J. Male breast magnetic resonance imaging: When is it helpful? Our experience over the last decade [J]. Curr Probl Diagn Radiol, 2019, 48 (3): 196-203.

[28] NOFAL M N, YOUSEF A J. The diagnosis of male breast cancer [J]. Neth J Med, 2019, 77 (10): 356-359.

[29] BARNES D R, SILVESTRI V, LESLIE G, et al. Breast and prostate cancer risks for male BRCA1 and BRCA2 pathogenic variant carriers using polygenic risk scores [J]. J Natl Cancer Inst, 2022, 114 (1): 109-122.

[30] TAI Y C, DOMCHEK S, PARMIGIANI G, et al. Breast cancer risk among male BRCA1 and BRCA2 mutation carriers [J]. J Natl Cancer Inst, 2007, 99 (23): 1811-1814.

[31] KORDE L A, ZUJEWSKI J A, KAMIN L, et al. Multidisciplinary meeting on male breast cancer: summary and research recommendations [J]. J Clin Oncol, 2010, 28 (12): 2114-2122.

[32] LEONE J P, LEONE J, ZWENGER A O, et al. Locoregional treatment and overall survival of men with T1a, b, cN0M0 breast cancer: A population-based study [J]. Eur J Cancer, 2017, 71: 7-14.

[33] ABRAMS M J, KOFFER P P, WAZER D E, et al. Postmastectomy radiation therapy is associated with improved survival in node-positive male breast cancer: a population analysis [J]. Int J Radiat

Oncol Biol Phys, 2017, 98(2): 384-391.

[34] BAKALOV V, JAYAKRISHNAN T T, ABEL S, et al. The use of adjuvant radiation therapy in male breast cancer and its impact on outcomes [J]. Cancer Treat Res Commun, 2021, 27: 100359.

[35] EGGEMANN H, IGNATOV A, STABENOW R, et al. Male breast cancer: 20-year survival data for post-mastectomy radiotherapy [J]. Breast Care(Basel), 2013, 8(4): 270-275.

[36] FORSTER T, KÖHLER C, E L SHAFIE R, et al. Adjuvant radiation therapy for male breast cancer-a rare indication? [J]. Cancers(Basel), 2020, 12(12): 3645.

[37] JARDEL P, VIGNOT S, CUTULI B, et al. Should adjuvant radiation therapy be systematically proposed for male breast cancer? A Systematic Review [J]. Anticancer Res, 2018, 38(1): 23-31.

[38] WU P, HE D, ZHU S, et al. The role of postoperative radiation therapy in stage I-III male breast cancer: A population-based study from the surveillance, epidemiology, and End Results database [J]. Breast, 2022, 65: 41-48.

[39] ALMAHARIQ M F, QUINN T J, SIDDIQUI Z A, et al. Post-mastectomy radiotherapy is associated with improved overall survival in T3N0 patients who do not receive chemotherapy [J]. Radiother Oncol, 2020, 145: 229-237.

[40] ZHENG G, LEONE J P. Male breast cancer: an updated review of epidemiology, clinicopathology, and treatment [J]. J Oncol, 2022, 2022: 1734049.

[41] GIORDANO S H, PERKINS G H, BROGLIO K, et al. Adjuvant systemic therapy for male breast

carcinoma [J]. Cancer, 2005, 104(11): 2359-2364.

[42] ZAGOURI F, SERGENTANIS T N, CHRYSIKOS D, et al. Fulvestrant and male breast cancer: a pooled analysis [J]. Breast Cancer Res Treat, 2015, 149(1): 269-275.

[43] JOHNSTON S R D, HARBECK N, HEGG R, et al. Abemaciclib combined with endocrine therapy for the adjuvant treatment of HR+, HER2-, Node-positive, high-risk, early breast cancer(monarchE) [J]. J Clin Oncol, 2020, 38(34): 3987-3998.

[44] YıLDıRıM H, MUTLU E, CHALABIYEV E, et al. Clinical outcomes of cyclin-dependent kinase 4-6 (CDK 4-6) inhibitors in patients with male breast cancer: A multicenter study [J]. Breast, 2022, 66: 85-88.

[45] NICOSIA L, LISSIDINI G, SARGENTI M, et al. Ductal carcinoma in situ of the male breast: clinical radiological features and management in a cancer referral center [J]. Breast Cancer Res Treat, 2022, 196(2): 371-377.

[46] BARDHAN P, BUI M M, MINTON S, et al. HER2-positive male breast cancer with thyroid cancer: an institutional report and review of literature [J]. Ann Clin Lab Sci, 2012, 42(2): 135-139.

[47] BENJAMIN M A, RIKER A I. A case of male breast cancer with a BRCA gene mutation [J]. Ochsner J, 2015, 15(4): 448-451.

[48] ERHAN Y, ERHAN Y, ZEKIOĞLU O. Pure invasive micropapillary carcinoma of the male breast: report of a rare case [J]. Can J Surg, 2005, 48(2): 156-157.

［49］ HAYASHI H, KIMURA M, YOSHIMOTO N, et al. A case of HER2-positive male breast cancer with lung metastases showing a good response to trastuzumab and paclitaxel treatment [J]. Breast Cancer, 2009, 16（2）: 136-140.

［50］ KUNINAKA K, TAKAHASHI R, NAKAGAWA Y, et al. A case of HER2-positive male occult breast carcinoma with skin and lymph node metastases that exhibited complete response to trastuzumab monotherapy [J]. Clin Case Rep, 2017, 5（5）: 591-593.

［51］ SAHA D, TANNENBAUM S, ZHU Q. Treatment of male breast cancer by dual human epidermal growth factor receptor 2（her2）blockade and response prediction using novel optical tomography imaging: a case report [J]. Cureus, 2017, 9（7）: e1481.

［52］ 曹欣华, 吕建鑫, 胡浩霖, 等. 男性乳腺癌新辅助化疗 1 例并文献复习 [J]. 临床与病理杂志, 2020, 40（8）: 2220-2224.

［53］ 靳诗颖, 陈梅, 王飞. 三阴性男性乳腺癌 1 例 [J]. 临床皮肤科杂志, 2019, 48（6）: 362-364.

［54］ 中国抗癌协会乳腺癌专业委员会. 中国抗癌协会乳腺癌诊治指南与规范 (2021 版) [J]. 中国癌症杂志, 2021, 31（10）: 954-1040.

第二十六章
初诊 M_0 伴内乳淋巴结和 / 或锁骨上淋巴结转移乳腺癌临床实践指南

追求最大获益和最小伤害理念是进展期乳腺癌诊治的基本原则。第 8 版 AJCC 乳腺癌分期标准定义内乳淋巴结转移为 N_{2b} 或 N_{3b},锁骨上淋巴结转移为 N_{3c}[1]。为提高我国内乳淋巴结和 / 或锁骨上淋巴结转移乳腺癌患者规范化诊治水平,中华医学会外科学分会组织专家针对相关临床问题进行文献收集,参照 GRADE 标准,对相关问题进行证据质量评价,并结合中国乳腺外科临床实践的可及性,制定本指南,旨在为乳腺肿瘤专业临床医师制订治疗决策提供参考。本文对获得≥80% 成员共识的内容提出推荐意见。

一、推荐意见

1. 初诊乳腺癌内乳淋巴结及锁骨上淋巴结转移分期评价

第 8 版 AJCC 乳腺癌分期标准重申原发肿瘤（T），区域淋巴结（N）及远隔部位转移（M）定义标准，为乳腺癌临床分期提供科学严谨的参考依据[1]。分期标准明确定义初诊乳腺癌任意 T、M_0，伴有内乳淋巴结转移和 / 或锁骨上淋巴结转移的临床分期均为Ⅲ期。

	临床分期	证据等级	推荐强度
1.1	体格检查或影像学检查发现内乳淋巴结转移，不伴有同侧腋淋巴转移，评价为 cN_{2b}；同时伴有同侧腋淋巴结转移，评价为 cN_{3b}[1]	Ⅰ类	A 级
1.2	无论是否伴有同侧腋窝或同侧内乳淋巴结转移，锁骨上淋巴结转移评价为 cN_{3c}[1]	Ⅰ类	A 级

2. 内乳淋巴结及锁骨上淋巴结评价方法

	评价方法	证据等级	推荐强度
2.1	采用超声及 CT 对内乳淋巴结及锁骨上淋巴结进行影像学评价[1]	Ⅰ类	A 级
2.2	采用细针或空芯针穿刺活检对可疑淋巴结进行病理学诊断[1]	Ⅰ类	A 级

评价方法	证据等级	推荐强度
2.3　病理证实淋巴结转移的患者应进行全身评价,PET/CT 检查是全身评价的优选方式[2]	Ⅱ类	A 级

3. 内乳淋巴结及锁骨上淋巴结转移危险因素

淋巴结转移危险因素	证据等级	推荐强度
3.1　内乳淋巴结		
3.1.1　肿瘤位于内象限和中央象限,且≥T_2,伴腋淋巴结转移[3-4]	Ⅱ类	A 级
3.1.2　肿瘤位于外象限,且≥T_3,伴腋淋巴结转移[3-4]	Ⅱ类	A 级
3.2　锁骨上淋巴结		
3.2.1　肿瘤≥T_3[5]	Ⅱ类	A 级
3.2.2　腋淋巴结多数转移[5]	Ⅱ类	A 级
3.2.3　锁骨下淋巴结转移	Ⅱ类	A 级

4. 内乳淋巴结及锁骨上淋巴结解剖学位置

《格氏解剖学》定义内乳淋巴结位于第 1 ~ 6 肋间(主要位于第 1 ~ 3 肋间)胸骨旁肋间隙,紧贴胸膜外脂肪内沿胸廓内动脉分布,平均 4 枚[6]。

锁骨上淋巴结位于胸锁乳突肌后缘、肩胛舌骨肌下腹下缘和锁骨上缘构成的锁骨上三角,属于颈外侧下深淋巴结外侧组(分为沿颈内静脉分布的前组和沿颈内静脉、锁骨下动脉和臂丛周围排列的外侧组),沿颈横血管及其分支排列,亦称颈横淋巴结。每侧 1 ~ 8 个淋巴结,多为 1 ~ 4 个;收纳颈前和颈外侧上深淋巴结输出淋巴管;也收纳胸壁来自锁骨、胸大肌起始部淋巴管和第 1 ~ 2 肋间淋巴结和胸骨旁淋巴结输出淋巴管,其输出淋巴管与颈深下淋巴结输出管合成颈干,汇入胸导管或右淋巴导管,或直接注入静脉角[1,6]。

5. 内乳淋巴结及锁骨上淋巴结清扫术临床价值

	外科手术临床价值	证据等级	推荐强度
5.1	内乳淋巴结和锁骨上淋巴结清扫术均属于扩大根治手术	II 类	A 级
5.2	内乳淋巴结清扫术和锁骨上淋巴结清扫术临床获益有限[7-11]	II 类	A 级

6. 内乳淋巴结及锁骨上淋巴结转移乳腺癌治疗原则

第 8 版 AJCC 乳腺癌分期定义任意 T、N_{2b} 和 N_{3b}、M_0 乳腺癌患者临床分期为 IIIa ~ IIIc 期。

治疗原则	证据等级	推荐强度
6.1　首选全身系统治疗[12]，MDT 会诊制订治疗方案。	Ⅰ类	A 级
6.2　放疗		
6.2.1　内乳区域放疗适应证：腋淋巴结清扫术后淋巴结转移数≥4 枚；原发肿瘤位于内象限或中央区且伴有腋淋巴结转移；年龄＜35 岁且伴有淋巴结转移；影像学或病理学诊断内乳淋巴结转移[13]	Ⅱ类	A 级
6.2.2　胸壁联合锁骨上区放疗适应证：原发肿瘤≥T_3；＞N_{2a}；≥T_1，N_1；影像或病理学诊断为锁骨上淋巴结转移[14]	Ⅰ类	A 级

二、讨论

第 8 版 AJCC 乳腺癌分期标准明确定义内乳淋巴结转移分期为 cN_{2b}（不伴有同侧腋淋巴结转移）或 cN_{3b}（同时伴有同侧腋淋巴结转移）。定义锁骨上淋巴结转移分期为 cN_{3c}（无论是否伴有同侧腋窝或同侧内乳淋巴结转移）[1]。初诊任意 T、M_0，伴有内乳淋巴结转移和 / 或锁骨上淋巴结转移乳腺癌临床分期均为 Ⅲ 期（Ⅲb、Ⅲc）。文献报道，约 6%～7% 的初诊乳腺癌患者为不可 R_0 切除的局部晚期乳腺癌（locally advanced breast cancer，LABC）（Ⅲb、Ⅲc）和转移性乳腺癌（metastatic breast cancer，MBC）（Ⅳ）[15]。为规范我国初诊 M_0 伴内乳淋巴结及锁骨上淋巴结转移乳腺癌患者规范化诊治水平，中华医学会外科学分会组织专家参照 GRADE 标准,对相关研究的证据等级进行分类,并结合中国国情对Ⅰ、Ⅱ类证据意见提出临床推荐意见[16]。

第 8 版 AJCC 乳腺癌分期标准推荐首选超声和／或 CT 对内乳淋巴结和锁骨上淋巴结进行评价[12]。同时,针对影像学异常淋巴结选择穿刺活检以明确病理学诊断。2022 年,CSCO 乳腺癌临床诊疗指南推荐确定淋巴结转移患者应进行全身评价[12]。专家组推荐采用超声进行浅表区域淋巴结检查,采用 CT 对纵隔、锁骨上淋巴结进行评价,专家组同意推荐 PET/CT 检查作为全身评价方式之一。

20 世纪 80 年代之前有关乳腺癌扩大根治术的研究结果为临床提供了内乳淋巴结和锁骨上淋巴结转移的基本信息。20 世纪 90 年代以来,乳腺癌是全身性疾病理念获得认同,内乳淋巴结清扫术和锁骨上淋巴结清扫术与临床获益的临床研究逐渐退出历史舞台。文献报道内乳淋巴结转移率为 18% ～ 33%,且多伴有腋淋巴结转移。单纯内乳淋巴结转移而无腋淋巴结转移发生率为 2% ～ 11%[17]。内乳淋巴结转移可能与年龄、肿瘤原发部位及腋淋巴结转移具有相关性。一项纳入 1679 例乳腺癌扩大根治术病例的回顾性分析显示,内乳淋巴结转移与患者年龄、腋淋巴结状况和肿瘤位置有关($P<0.05$),与肿瘤 T 分期无关($P=0.222$)[3]。Estourgie 等报道内象限肿瘤内乳淋巴结转移率显著高于外象限($37.4\%vs.14.4\%$,$P<0.001$)[18]。Coombs 等认为肿瘤组织学 3 级($P=0.018$)和脉管癌栓($P=0.032$)是内乳淋巴结转移的独立预测因素[4]。文献报道,锁骨上淋巴结转移发生率为 1% ～ 4.3%[19-20]。锁骨上淋巴结转移可能与肿瘤 T 分期、N 分期及分子分型相关。Dellapasqua 等发现乳腺癌锁骨上淋巴结转移与年龄、T 分期、N 分期以及肿瘤分子分型密切相关[5]。国内研究也认为锁骨上淋巴结转移患者与原发肿瘤 T 分期有关[21]。专家组推荐年轻乳腺癌、肿瘤负荷大、组织学分级

差以及腋淋巴结明显转移的乳腺癌患者应选择适宜的影像学方法对内乳淋巴结和锁骨上淋巴结状态进行评价。

20 世纪 50～80 年代,由于对乳腺癌病因学认识的局限性,实施全乳切除甚至毗邻器官联合切除,探索联合更大范围淋巴结清扫术是追求乳腺癌生存率的主要手段。其中,内乳淋巴结清扫术包括胸膜外式术(非 en bloc)和 Urban 术式(en bloc),前者基于淋巴液向心性回流的理论,第 1/2 肋间的内乳淋巴结更为重要,该术式在乳房切除后,再切开第 2、3、4 肋软骨并切开肋间肌,在胸膜外切除区域淋巴结,胸廓内动、静脉可以一并切除或保留,切除淋巴结推荐进行冷冻病理评价,该术式可以理解为"内乳前哨"淋巴结活检的前身。确定内乳淋巴结转移应考虑扩大清扫范围;后者需要切开胸骨至胸骨柄水平,在第 5 肋间切断胸廓内动、静脉,并显露前纵隔,近端清扫达锁骨下静脉水平,完成该区域内脂肪淋巴组织完整切除并联合乳腺切除术。清扫后前胸壁需进行补片修复。锁骨上淋巴结清扫术适应证包括锁骨下淋巴结和 / 或内乳淋巴结(1/2 肋间)转移;手术切口多以乳腺癌根治术切口向颈部延伸,为清晰显露甚至离断胸锁关节,联合劈开胸骨和内乳淋巴结清扫术一并完成。锁骨上淋巴结清扫术范围以颈内静脉和锁骨下静脉汇合部为中心,将血管及前斜角肌周围脂肪淋巴组织完整切除(en bloc)。专家组认为,内乳淋巴结清扫术及锁骨上淋巴结清扫术属于乳腺癌扩大根治术范畴,手术损伤大且并发症严重。临床获益证据不足,临床医师应谨慎选择。近年来,腹腔镜技术实施内乳淋巴结活检或切除术已经见诸报道[22-23],其临床价值尚需更多证据支持。

第 8 版 AJCC 乳腺癌分期定义内乳淋巴结和锁骨上淋巴结转移乳腺癌患者临床分期为 Ⅲ 期[1]。2023 版《NCCN 乳腺癌临床实践指南》及 2023 版《CSCO 乳腺癌临床诊疗指南》一致推荐 Ⅲ 期乳腺癌优先选择全身系统治疗[12,24]。强调包括肿瘤内科、乳腺外科、放疗科、影像科、病理科在内的多学科合作,并根据分子分型制订系统治疗方案。在全身治疗有效的基础上实施内乳区及锁骨上区放疗。专家组推荐进展期乳腺癌应根据分子分型优先选择新辅助治疗,完成新辅助治疗且临床疗效评价有效(cPR)患者,推荐实施原发病灶及第Ⅱ和／或Ⅲ水平淋巴结清扫术的 R_0 切除手术及辅助放疗。专家组认为,内乳淋巴结清扫术和锁骨上淋巴结清扫术应谨慎选择。

文献报道,内乳区及锁骨上区放疗可以显著降低局部复发率并带来生存获益。Pergolizzi 等报道显示,放疗使锁骨上淋巴结转移患者中位 OS 提高 20 个月[25]。国内一项针对 2486 例乳腺癌患者的回顾性分析发现,锁骨上区放疗组与未放疗组相比,OS 得到显著改善($P=0.022$)[21]。另一项 meta 分析显示,肿瘤位于内侧或中央象限且腋淋巴结阳性乳腺癌患者接受内乳淋巴结、锁骨上淋巴结放疗可提高 10 年生存率、无病生存率及无远处转移生存率[26]。一项多中心临床研究显示,接受内乳区放疗患者在所有入组人群中生存率提高 4.4%,在原发肿瘤位于内侧和／或淋巴结阳性≥4 枚患者中,生存率提高 7.4%[27]。2021 年中国医师协会乳腺癌放射治疗指南推荐内乳区放疗适应证包括:①腋淋巴结转移数≥4 枚;②原发肿瘤位于内象限或中央区且伴有腋淋巴结转移;③年龄< 35 岁且伴有淋巴结转移;④影像学或病理学诊断内乳淋巴结转移但未行内乳淋巴结清扫[13]。锁骨上区放疗适应证包括:①原发肿瘤 $T_3 \sim T_4$;②腋淋巴结转移≥4 枚;③现有证据支持 $T_1 \sim T_2$ 且淋巴结转移 1 ~ 3 枚患者术后放疗可降低局部复发率、任何部位的复发及乳腺癌相关死亡率;④影像或病理学诊断为锁骨上淋巴结转移[14]。

专家组一致同意针对中国初诊 M_0 乳腺癌伴内乳淋巴结和／或锁骨上淋巴结转移患者开展多中

心临床研究，以推动进展期乳腺癌临床规范化诊治进程。

（执笔：向泓雨　辛　灵　叶京明　段学宁　刘荫华）

附件　投票情况

本指南投票委员会成员共 31 名，均为乳腺外科专业医师(100%)。

参考文献

［1］AMIN M B, EDGE S B, GREENE F L, et al. AJCC cancer staging manual[M]. 8th ed New York: Springer, 2017.

［2］GROHEUX D. FDG-PET/CT for systemic staging of patients with newly diagnosed breast cancer[J]. Eur J Nucl Med Mol Imaging, 2017, 44(9): 1417-1419.

［3］HUANG O, WANG L, SHEN K, et al. Breast cancer subpopulation with high risk of internal mammary lymph nodes metastasis: analysis of 2 269 Chinese breast cancer patients treated with extended radical mastectomy[J]. Breast Cancer Res Treat, 2008, 107(3): 379-387.

［4］COOMBS N J, BOYAGES J, FRENCH J R, et al. Internal mammary sentinel nodes: ignore, irradiate or operate? [J]. Eur J Cancer, 2009, 45(5): 789-794.

［5］DELLAPASQUA S, BAGNARDI V, BALDUZZI A, et al. Outcomes of patients with breast cancer who present with ipsilateral supraclavicular or internal mammary lymph node metastases[J]. Clin Breast Cancer, 2014, 14(1)53-60.

［6］ 苏珊·斯坦德林 . 格氏解剖学(第 41 版)[M]. 济南：山东科学技术出版社 , 2017.

［7］ VERONESI U, MARUBINI E, MARIANI L, et al. The dissection of internal mammary nodes does not improve the survival of breast cancer patients. 30-year results of a randomized trial[J]. Eur J Cancer, 1999, 35(9): 1320-1325.

［8］ 沈镇宙 , 韩企夏 , 李月云 . 乳腺癌扩大根治术 1091 例分析 [J]. 上海医学 , 1982, 5(9): 499-503.

［9］ SUN X F, WANG Y J, HUANG T, et al. Comparison between surgery plus radiotherapy and radiotherapy alone in treating breast cancer patients with ipsilateral supraclavicular lymph node metastasis[J]. Gland Surg, 2020, 9(5): 1513-1520.

［10］ AI X, WANG M, LI J, et al. Supraclavicular lymph node dissection with radiotherapy versus radiotherapy alone for operable breast cancer with synchronous ipsilateral supraclavicular lymph node metastases: a real-world cohort study[J]. Gland Surg, 2020, 9(2): 329-341.

［11］ KIM K, KIM S S, SHIN K H, et al. Aggressive surgical excision of supraclavicular lymph node did not improve the outcomes of breast cancer with supraclavicular lymph node involvement (KROG 16-14)[J]. Clin Breast Cancer, 2020, 20(1): 51-60.

［12］ 中国临床肿瘤学会指南工作委员会 . 中国临床肿瘤学会(csco)乳腺癌诊疗指南(2023)[M]. 北京：人民卫生出版社 , 2023.

［13］ 中国医师协会放射肿瘤治疗医师分会,李晔雄,王玉,等.乳腺癌放射治疗指南(中国医师协会2020版)[J].中华放射肿瘤学杂志,2021,30(4):321-342.

［14］ 中国抗癌协会乳腺癌专业委员会.中国抗癌协会乳腺癌诊治指南与规范(2024年版)[J].中国癌症杂志,2023,33(12):1092-1187.

［15］ KHODARI W, SEDRATI A, NAISSE I, et al. Impact of loco-regional treatment on metastatic breast cancer outcome: a review [J]. Crit Rev Oncol Hematol, 2013, 87(1): 69-79.

［16］ 刘淼,王殊,刘荫华,等.中国浸润性乳腺癌诊治临床实践指南(2022版)[J].中国实用外科杂志,2022,42(2):121-127.

［17］ CRANENBROEK S, VAN DER SANGEN M J, KUIJT G P, et al. Diagnosis, treatment and prognosis of internal mammary lymph node recurrence in breast cancer patients[J]. Breast Cancer Res Treat, 2005, 89(3): 271-275.

［18］ ESTOURGIE S H, TANIS P J, NIEWEG O E, et al. Should the hunt for internal mammary chain sentinel nodes begin? An evaluation of 150 breast cancer patients[J]. Ann Surg Oncol, 2003, 10(8): 935-941.

［19］ RECHT A, GRAY R, DAVIDSON N E, et al. Locoregional failure 10 years after mastectomy and adjuvant chemotherapy with or without tamoxifen without irradiation: experience of the Eastern Cooperative Oncology Group[J]. J Clin Oncol, 1999, 17(6): 1689 - 1700 .

［20］ CHEN S C, CHEN M F, HWANG T L, et al. Prediction of supraclavicular lymph node metastasis in breast carcinoma[J]. Int J Radiat Oncol Biol Phys, 2002 , 52(3): 614 - 619 .

[21] FAN Y, XU B, LIAO Y, et al. A retrospective study of metachronous and synchronous ipsilateral supraclavicular lymph node metastases in breast cancer patients[J]. Breast, 2010 , 19(5): 365 - 369 .

[22] TANG P, HU Y, WANG Z H, et al. Clinical practice guidelines for endoscopic breast surgery in patients with early-stage breast cancer: Chinese Society of Breast Surgery(CSBrS)practice guidelines 2021[J]. Chin Med J(Engl), 2021, 134(21): 2532-2534.

[23] 李洪涛, 连镇, 郝明利 . 腔镜技术在乳腺癌手术中的应用 [J]. 医疗装备 , 2018, 31(5): 201-202.

[24] NCCN clinical practice guidelines in oncology: breast cancer. Version 5. 2023 [EB/OL]. (2023-12-5). https: //wwwnccnorg/professionals/physician_gls/pdf/breastpdf, 2023.

[25] PERGOLIZZI S, SETTINERI N, RUSSI E G, et al. Supraclavicular lymph node metastases (SLM) from breast cancer as only site of distant disease: has radiotherapy any role?[J]. Anticancer Res, 1997, 17(3C): 2303-2308.

[26] 卢德宝, 李志高 . 乳腺癌术后内乳及锁骨上淋巴结放疗的 Meta 分析 [J]. 中国老年学杂志, 2018, 38(3): 591-594.

[27] THORSEN L B, OFFERSEN B V, DANØ H, et al. DBCG-IMN: a population- based cohort study on the effect of internal mammary node irradiation in early node-positive breast cancer[J].J Clin Oncol, 2016, 34(4): 314-320.

第二十七章
育龄期女性乳腺癌患者生育力保存临床实践指南

GLOBOCAN 2020 全球癌症统计数据显示,乳腺癌是育龄期女性发病率最高的恶性肿瘤。育龄期女性乳腺癌患者生育需求不容忽视。中华医学会外科学分会乳腺外科学组联合中国妇幼保健协会乳腺保健专业委员会组织国内部分乳腺外科、妇科、内分泌、遗传、生殖等多学科专家,参照 GRADE 系统对育龄期乳腺癌患者生育力保存临床研究证据质量进行评价,并结合我国临床实践可及性制定本指南,以期为国内乳腺专科医师提供参考。

一、推荐意见

1. 基本理念

基本理念	证据等级	推荐强度
1.1　医患双方应尽早沟通生育力保存问题[1-2]	Ⅰ类	A级
1.2　生育力保存管理的起点:乳腺癌确诊时[2-4]	Ⅰ类	A级
1.3　实施生育力保存不增加乳腺癌复发率与死亡率[5-6]	Ⅱ类	A级

2. 生育力保存时机

生育力保存时机	证据等级	推荐强度
2.1　肿瘤治疗开始前[2,4,7]	Ⅰ类	A级

3. 影响生育力的因素

影响生育力的因素	证据等级	推荐强度
3.1　年龄[8-9]	Ⅰ类	A级
3.2　卵巢储备功能[9]	Ⅰ类	A级
3.3　含烷化剂化疗方案[2,9]	Ⅰ类	A级

4. 生育力保存方式

生育力保存方式	证据等级	推荐强度
4.1 胚胎冷冻[1-2,9-10]	I 类	A 级
4.2 卵母细胞冷冻[1-2,9-10]	I 类	A 级

二、讨论

　　2018 年美国临床肿瘤学会进一步更新关于癌症患者保留生育能力的建议,医患双方应尽早沟通生育力保存问题[1]。2020 年欧洲肿瘤内科学会(European Society of Medical Oncology,ESMO)制定的《年轻乳腺癌患者诊治指南》认为,生育力保护咨询与建议应当从病理学确诊乳腺癌时开展[2-3]。研究结果显示,确诊乳腺癌后实施生育力保存可能延迟治疗时间,但不增加患者乳腺癌复发率和死亡率[5-6]。对于有生育、内分泌功能需求的患者尽早选择合适的生育力保存方案,有助于提高卵母细胞或胚胎保存的数量,从而提高妊娠成功率[4]。

　　育龄期女性确诊乳腺癌时应获得生育力保护和保存的咨询,专家组建议及时启动 MDT(团队包括乳腺肿瘤、妇产、生殖、遗传等专业)讨论,结合患者年龄、卵巢储备功能、生育意愿、肿瘤分期、生物学特点以及治疗措施等进行全面评估,合理制订生育力保存方案,实行全程、个案化管理[2,4,7-10]。携带 BRCA1/2 基因突变的乳腺癌患者应同时进行生育遗传咨询[11-12]。肿瘤治疗对生育能力、生殖内分泌功能和后代有一定的影响,甚至有不孕不育的可能[2,7-8],生育力保存应在肿瘤治疗开始前进行[2,4,7],同时告知患者生育力保存的相关操作应以肿瘤治疗为主。

年龄和卵巢储备功能是生育力自然恢复的重要因素[8-9]。化疗易导致生育力受损,其中含烷化剂的化疗方案生殖毒性最大[2,9]。乳腺癌放疗、内分泌治疗、HER2 靶向治疗及 BRCA1/2 基因突变对生育力的影响证据不足。专家组建议患者在肿瘤综合治疗期间应采取合理避孕措施,以避免无效妊娠而流产,加重损伤生育力。2020 年欧洲人类生殖及胚胎学会(European Society of Human Reproduction and Embryology,ESHRE)《女性生育力保留指南》及 ESMO《年轻乳腺癌患者诊治指南》认为,即使激素受体阳性,经规范治疗、病情稳定的乳腺癌患者也可考虑妊娠[3,10]。专家组指出,肿瘤治疗与妊娠的间隔安全时间机制尚不明确[13],能否妊娠及选择妊娠时机需结合患者病情、肿瘤用药史、意愿和生育力状态等,进行多学科综合评估而定。

胚胎冷冻和卵母细胞冷冻是目前成熟的生育力保存方法,适合治疗前等待期>2 周的患者[1-2,9-10]。胚胎冷冻可用于已婚、家庭稳定的女性,而卵母细胞冷冻适用于未婚女性。青春期前或需要立即接受性腺毒性治疗的乳腺癌患者可考虑卵巢组织冷冻保存[9,14]。GnRH 类似物作为乳腺癌患者保护卵巢功能的长期用药安全性已得到证实[15]。2023 版《NCCN 乳腺癌临床实践指南》指出在雌激素受体阴性早期乳腺癌患者化疗开始前可使用 GnRH 类似物,且在辅助化疗期间同步使用可减少化疗引起的卵巢损伤,减少化疗诱导资源性停经的风险[7]。ESMO 研究认为,GnRH 类似物可用于任何肿瘤亚型的绝经前乳腺癌患者暂时抑制并保护卵巢功能[2-3]。专家组同意在临床实践中临床医师建议育龄期乳腺癌患者使用 GnRH 类似物以降低由化疗引发的卵巢功能不全发生率。但是,专家组也提醒临床医师注意,GnRH 类似物用于生育力保存的效果尚无定论,不应被用来替代已证实可行的生育力保存方法,可与其他生育力保存方式同时使用[1,3,9-10,16-17]。

综上所述,育龄期女性确诊乳腺癌之际即应得到关于生育力保护和保存的咨询与建议,主诊医师需及时发起 MDT,以肿瘤治疗优先、患者知情同意为原则,实施育龄期女性乳腺癌患者生育力保存。

(执笔:陈 青 张 鹏 吴克瑾)

附件 投票情况

本指南投票专家委员会成员共 46 人,其中乳腺科专业 43 人(93.5%),妇科专业 1 人(2.2%),产科专业 1 人(2.2%),生殖医学专业 1 人(2.2%)。

参考文献

[1] OKTAY K, HARVEY B E, PARTRIDGE A H, et al. Fertility preservation in patients with cancer: asco clinical practice guideline update[J]. J Clin Oncol, 2018, 36(19): 1994-2001.

[2] LAMBERTINI M, PECCATORI F A, DEMEESTERE I, et al. Fertility preservation and post- treatment pregnancies in post- pubertal cancer patients: ESMO Clinical Practice Guidelines[J]. Ann Oncol, 2020, 31(12): 1664-1678.

[3] PALUCH-SHIMON S, CARDOSO F, PARTRIDGE A H, et al. ESO-ESMO 4th international consensus

guidelines for breast cancer in young women（BCY4）[J]. Ann Oncol, 2020, 31（6）: 674-696.

[4] LEE S, OZKAVUKCU S, HEYTENS E, et al. Value of early referral to fertility preservation in young women with breast cancer[J]. J Clin Oncol, 2010, 28（31）: 4683-4686.

[5] MARKLUND A, LEKBERG T, HEDAYATI E, et al. Relapse rates and disease-specific mortality following procedures for fertility preservation at time of breast cancer diagnosis[J]. JAMA Oncol, 2022, 8（10）: 1438-1446.

[6] GREER A C, LANES A, POORVU P D, et al. The impact of fertility preservation on the timing of breast cancer treatment, recurrence, and survival[J]. Cancer, 2021, 127（20）: 3872-3880.

[7] National Comprehensive Cancer Network. NCCN clinical practice guidelines in oncology: breast cancer, Version 4, 2022[EB/OL]. （2022-06-21）[2022-12-18]. https: //www.nccn.org/professionals/ physician_gls/pdf/breast.pdf.

[8] KIM H A, LEE J W, NAM S J, et al. Adding ovarian suppression to tamoxifen for premenopausal breast cancer: A randomized phase Ⅲ trial[J]. J Clin Oncol, 2020, 38（5）: 434-443.

[9] DONNEZ J, DOLMANS M M. Fertility preservation in women[J]. N Engl J Med, 2017, 377（17）: 1657-1665.

[10] ESHRE Guideline Group on Female Fertility Preservation, Anderson RA, Amant F, Braat D, et al. ESHRE guideline: female fertility preservation[J]. Hum Reprod Open, 2020, 2020（4）: hoaa052.

[11] BUONOMO B, MASSAROTTI C, DELLINO M, et al. Reproductive issues in carriers of germline

pathogenic variants in the BRCA1/2 genes: an expert meeting[J]. BMC Med, 2021, 19(1): 205.

[12] ROSSI L, MAZZARA C, PAGANI O. Diagnosis and treatment of breast cancer in young women[J]. Curr Treat Options Oncol, 2019, 20(12): 86.

[13] HARTNETT K P, MERTENS A C, KRAMER M R, et al. Pregnancy after cancer: does timing of conception affect infant health?[J].Cancer, 2018, 124(22): 4401-4407.

[14] Practice Committee of the American Society for Reproductive Medicine. Fertility preservation in patients undergoing gonadotoxic therapy or gonadectomy: a committee opinion[J]. Fertil Steril, 2019, 112(6): 1022-1033.

[15] LAMBERTINI M, BONI L, MICHELOTTI A, et al. GIM study group. Long-term outcomes with pharmacological ovarian suppression during chemotherapy in premenopausal early breast cancer patients[J]. J Natl Cancer Inst, 2022, 114(3): 400-408.

[16] MOORE H C, UNGER J M, PHILLIPS K A, et al. POEMS/S0230 Investigators. Goserelin for ovarian protection during breast-cancer adjuvant chemotherapy[J]. N Engl J Med, 2015, 372(10): 923-932.

[17] LEONARD R C F, ADAMSON D J A, BERTELLI G, et al. Anglo Celtic Collaborative Oncology Group and National Cancer Research Institute Trialists. GnRH agonist for protection against ovarian toxicity during chemotherapy for early breast cancer: the Anglo Celtic Group OPTION trial[J]. Ann Oncol, 2017, 28(8): 1811-1816.

第二十八章
乳管镜临床实践指南

乳头溢液是乳腺疾病常见症状之一,多为乳腺导管病变的早期表现,发生率为 3% ～ 8%[1]。乳管镜作为一种微小的内镜,可以直接观察乳头溢液患者乳腺导管管腔内情况,有助于提高乳管内病变病因诊断的准确性。为规范临床医师正确使用乳管镜,中华医学会外科学分会组织乳腺外科专家基于临床研究证据,采用 GRADE 系统进行证据质量评价,结合中国乳腺外科临床实践的可及性,制定本指南,旨在为中国乳腺外科医师临床工作提供参考借鉴。

一、推荐意见

1. 乳管镜检查适应证

适应证	证据级别	推荐强度
病理性乳头溢液[2-4]	Ⅰ类	A级

2. 乳管镜检查禁忌证[5]

禁忌证	证据级别	推荐强度
重度乳头内陷	Ⅱ类	A级

3. 乳管内病变分型[6-7]

分型	证据级别	推荐强度
3.1 隆起性病变	Ⅱ类	A级
Ⅰa型:结节为单一局限型,均为乳管内乳头状瘤		
Ⅰb型:结节为单一阻塞型		
Ⅱ型:2个或2个以上隆起性病变		
Ⅲ型:浅表型,隆起较平坦,病变沿乳管纵向伸展		

分型	证据级别	推荐强度
3.2 非隆起性病变 Ⅰ型:乳管扩张、毛细血管丰富,管腔内有白色絮状物, 　　并可见纤维网状结构 Ⅱ型:乳管扩张、毛细血管丰富,管腔内有白色絮状物, 　　病变在乳窦角部 Ⅲ型:管壁粗糙,弹性稍差,病变主要在乳窦角部 Ⅳ型:管壁粗糙,弹性差,可见出血点,病变主要在末梢乳管	Ⅱ类	A 级

4. 合并症[8-9]

合并症	证据级别	推荐强度
4.1　乳头出血	Ⅱ类	A 级
4.2　乳管破裂		
4.3　感染		

二、讨论

　　1998 年,Teboul 首先用外径为 1.7mm 硬性内镜在 B 超引导下成功观察到乳腺导管腔,开创了乳腺导管内镜检查先河[10]。1989 年 Makita 对 Teboul 硬管内镜进行了改良,使其外径缩小为 1.25mm,并首先成功对 16 例乳管内病灶进行了非直视下活检[11]。1991 年纤维乳管镜研发成功[12],乳管镜外径缩小到 0.72mm。1997 年,国内多家医院[13-15]引进此项技术,解决了乳头溢液病因诊断和乳管内病变定位等临床问题。随着国产乳管镜的问世,此项技术逐步得到了推广和普及。目前应用于临床的乳管镜分为两类:直管硬镜和纤维乳管镜。直管硬镜以光学成像原理为基础,由 7 ～ 11 组镜片不断折射,其优点为图像清晰、少有伪影、不失真、分辨率高;缺点在于管径较粗,操作、置管较困难[16-17]。纤维乳管镜是通过超细光导纤维观察乳腺导管内的情况,其优点为管径细,易于操作,直接取得数字化图像[18]。随着光导纤维成像技术不断完善,乳管镜图像清晰度逐渐增强,乳管镜越来越多地应用于临床。

　　病理性乳头溢液是指自发血性(或浆液性或水性)溢液,主要由乳腺导管内乳头状瘤、乳腺导管扩张症、癌症、炎症及感染等原因引起。专家组认为乳管镜检查适应证主要为非哺乳期、已排除全身内分泌性疾病的乳头溢液患者,其中,单孔、血性或浆液性乳头溢液患者进行乳管镜检查价值更高。乳管镜的发明使得人们第一次直接观察乳腺导管内发生的病变。目前,乳管镜可识别乳腺导管内直径小至 0.01mm 的病变,分辨率明显高于其他影像学检查方法。Albrecht[19]等将乳管镜与乳腺 X 射线摄影检查、B超检查、MRI检查、乳腺导管造影及乳头溢液细胞学检查等常规检查方法进行对比,得出乳管镜是乳头溢液患者诊断乳腺导管内病变最有效检查方法的结论。专家组成员认为纤维乳管镜已成为病理性乳头溢液的首选检查方法。乳管镜在无乳头溢液乳腺疾病中应用的临床资料尚少,作为常规检查的优势尚不能肯定。专家组认为临床重度乳头内陷的患者不适宜选择乳管镜检查。

乳管镜检查最常见并发症为乳头出血和乳管破裂,乳头出血多由于操作者找不到溢液乳管粗暴操作所致,多数患者仅为少量出血,通过局部压迫即可缓解;乳管破裂同样由于操作者暴力扩张乳管、乳腺导管内压力过大、硬管或光导纤维擦伤管壁导致。临床表现为破裂导管处乳腺皮下气肿,触诊有握雪感。乳管镜下可见导管腔消失和视野充满皮下黄色脂肪,无法继续检查。乳管破裂临床无须特殊处理,由于暴力扩张所致者需要一周后复查乳管镜。检查导管相应区域乳腺组织局部感染并发症发生率较低。

乳管镜主要通过直接观察导管内的病变图像进行诊断,包括病变位置、管壁弹性及表面形态、乳管末梢出血、病变大小、质地、形状、颜色、表面形状、数量及表面出血等,影响诊断准确性的主要因素为导管内病变内镜下图像特征及操作医师主观判断力的不同。

乳腺导管内病变形态各异,可大致分为隆起性病变和非隆起性病变两类。隆起性病变最常见导管内乳头状肿瘤,内镜下表现为生长在管壁上凸向管腔的乳头状隆起。隆起性病变乳管镜下分型多采用蒔田益次郎方法[6],依据乳腺导管内隆起性病变的数目、分布及管腔阻塞情况分三型。Ⅰa型:结节为单一局限型,均为乳腺导管内乳头状瘤;Ⅰb型:结节为单一阻塞型,1个局限的隆起性病变使乳管闭塞,远端乳管不易见,近端乳管无异常。Ⅱ型为2个或2个以上隆起性病变。Ⅲ型为浅表型,隆起较平坦,病变沿乳管纵向伸展,管壁粗糙伴点状出血。Ⅰa型全为良性,Ⅲ型全为恶性,Ⅰb型多为良性,Ⅱ型良、恶性各占一半。

非隆起性病变最常见于乳管扩张症,占病理性乳头溢液病因30%～40%。按照乳管壁炎症特点、乳管内容物和病变部位,国内学者建议将镜下表现分为四型[7]。Ⅰ型:乳管扩张、毛细血管丰富,管腔内有白色絮状物,并可见纤维网状结构;Ⅱ型:乳管扩张、毛细血管丰富,管腔内有白色絮状物,病变在乳窦角部;Ⅲ型:管壁粗糙,弹性稍差,病变主要在乳窦角部;Ⅳ型:管壁粗糙,弹性差,可见出血点,病变主要在末梢乳管。

乳管镜问世以前,乳头溢液患者最常用手术方式为溢液乳腺导管注入染料(甲紫、亚甲蓝等),术中根据乳腺组织染色情况将局部乳腺组织全部切除,该术式具有盲目性、损伤范围大、病理学检查取材易遗漏等缺点。乳管镜的出现为乳头溢液病因诊断提供了证据。对于镜下未见明显占位病变,病因为导管扩张症和乳管炎症患者无须手术干预。乳管镜发现导管内占位性病变时,可选用特定活检工具辅助活检。或在病变部位及乳腺导管壁置入定位导丝,使手术医师解剖乳腺导管时更加方便、准确。并根据病变情况行选择性乳腺导管切除术或病变乳腺导管所在的乳腺腺叶切除术。手术操作简便,创伤小,可以减轻患者痛苦及经济负担。

乳管镜的应用解决了乳管内病变只能间接诊断而不能直视下观察的难题,为乳管内病变的定性诊断开辟了一个新的途径;同时,避免了部分乳头溢液患者接受不必要的手术,也可以通过定位诊断提高手术准确性;专家组认为,尽管镜下活检和镜下治疗有望免除开放手术带来的创伤和痛苦。但是,乳管镜因其细小的内径使镜下病变组织活检和治疗有一定困难,介入性乳管镜治疗技术[20-22]仍需依赖设备的完善改进。

（执笔：徐　峰　蒋宏传）

附件 1　投票情况

本专家共识投票委员会成员共 35 名，均为乳腺外科专业医师。

附件 2　乳管镜技术标准

1. 乳管镜基本参数

(1) 镜管直径为 0.75mm ± 0.05 mm，清洗通道直径≥0.2mm，导像束分辨率 3000 ～ 6000 像素。

(2) 工作长度≥80mm。

(3) 视场角 40°，上限可到 71°，允许偏差 ± 5%。

(4) 活检套管内径≥0.8mm，带前、侧切刀可进行组织活检。

(5) 扩张管规格：外径：0.5 ～ 1.0mm。

(6) 定位套管内径 0.8mm ± 0.05mm，配旋切活检器具、术前定位钩针、疏通导丝。

(7) 平头针，规格 4.5 号。

(8) 工作距离 8cm，景深范围为 2 ～ 5mm。

(9)（FVY980 型乳管镜）工作孔 0.3mm。

(10) 光导孔 0.3cm，注液、定位。

2. 内镜摄像光源系统

(1) 摄像光源一体机，彩色 3CCD 摄像系统，分辨率≥850 线。

(2) 高亮度高效率氙灯光源，电压≥12V、22W，寿命＞800 小时，亮度可调，内置备用光源。

(3) 冷光源照度不小于 1×10^4lx，内镜插入端的输出口照度为 1000lx，允许偏差 −5%；上限不计。

(4) 氙灯光源显色指数不小于 90。

3. 计算机及图文系统技术要求

(1) 计算机主机主频≥2.8G、DDR 内存≥512M、硬盘≥80G、内置刻录光驱。

(2) 乳管镜图像系统（软件）：①专业彩色图像采集卡，其有图像采集抓拍功能，可单帧采集和连续采集。②图像处理。图像对中、放大、同屏多帧显示，可动态回放。③病案管理：打印、输出、存储病历报告、图像等功能。

(3) 显示器≥17 英寸，纯平，配整体式电脑工作站。

(4) 彩色激光打印机。

附件 3　乳头内陷分类标准[5]

Ⅰ型：乳头可用手轻易拉出，并能较好维持凸出状态，乳头下纤维化程度最轻。

Ⅱ型：乳头可用手拉出，但不能维持凸出状态，有回缩倾向，乳头下纤维化程度中等。

Ⅲ型：乳头很难或无法拉出，纤维化严重。

参考文献

［1］VAVOLIZZA R D, DENGEL L T. Management of nipple discharge[J]. Surg Clin North Am, 2022, 102 (6): 1077-1087.

［2］WAAIJER L, SIMONS J M, BOREL RINKES I H, et al. Systematic review and meta-analysis of the diagnostic accuracy of ductoscopy in patients with pathological nipple discharge[J]. Br J Surg. 2016, 103(6): 632-643.

［3］KAPENHAS-VALDES E, FELDMAN S M, COHEN J M, et al. Mammary ductoscopy for evaluation of nipple discharge[J]. Ann Surg Oncol, 2008, 15(10): 2720-2727.

［4］KAMALI S, BENDER O, AYDIN M T, et al. Ductoscopy in the evaluation and management of nipple discharge[J]. Ann Surg Oncol, 2010, 17(3): 778-783.

［5］HAN S, HONG Y G. The inverted nipple: its grading and surgical correction[J]. Plast Reconstr Surg, 1999, 104(2): 389-395.

［6］莳田益次郎，难波清，青山英子. 异常乳头分泌を呈する乳癌の乳管内进展部分の内窥镜分类と临床像[J]. 乳癌の临床，1996, 11: 303-309.

［7］蒋宏传，王克有，李杰，等. 乳管镜下浆细胞乳腺炎的分型及临床研究[J]. 中华外科杂志，2004,

42(3): 163-165.

[8] TEBOUL M. A new concept in breast investigation: echo-histological acino-ductal analysis or analytic echography[J]. Biomed Pharmacother, 1988, 42(4): 289-295.

[9] VALDES E K, BOOLBOL S K, COHEN J M, et al. Clinical experience with mammary ductoscopy[J]. Ann Surg Oncol, 2016, 23(Suppl 5): 9015-9019.

[10] ZIELINSKI J, JAWORSKI R, IRGA-JAWORSKA N, et al. The significance of ductoscopy of mammary ducts in the diagnostics of breast neoplasms[J]. Wideochir Inne Tech Maloinwazyjne, 2015, 10(1): 79-86.

[11] MAKITA M, SAKAMOTO G, AKIYAMA F, et al. Duct endoscopy and en-doscopic biopsy in the evaluation of nipple discharge[J].Breast Cancer Res Treat, 1991, 18(3): 179-187.

[12] OKAZAKI A, OKAZAKI M, ASAISHI K, et al. Fiberoptic ductoscopy of the breast: a new diagnostic procedure for nipple discharge[J].Jpn J Clin Oncol, 1991, 21(3): 188-193.

[13] 蒋宏传, 游凯涛, 王克有. 乳腺导管内窥镜诊断乳头溢液 22 例分析 [J]. 中国实用外科杂志, 2000, 20(5): 277-278.

[14] 沈坤炜, 陆劲松, 袁建达, 等. 乳腺导管内乳头状病变的乳管内视镜检查 [J]. 中华外科杂志, 2000, 38(4): 275-277.

[15] 王颀, 张安秦, 施军涛, 等. 乳管内视镜诊断乳管内隆起性病变的价值 [J]. 中国实用外科杂志, 2000, 20(9): 541.

［16］蒋宏传, 王克有, 李杰, 等. 乳管镜下乳管内病变的诊断及定位技术 [J]. 肿瘤学杂志, 2002, 8 (6): 326-327.

［17］BERNA J D, GARCIA-MEDINA V, KUNI C C. Ductoscopy: new technique for ductal exploration [J]. Eur J Radiol, 1991, 12(2): 127-129.

［18］OKAZAKI A, HIRATA K, OKAZAKI M, et al. Nipple discharge disorders: current diagnostic management and the role of fiber-ductoscopy[J]. Eur Radiol, 1999, 9: 583-590.

［19］ALBRECHT C, THELE F, GRUNWALD S, et al. Nipple Discharge: Role of ductoscopy in comparison with standard diagnostic tests[J].Onkologie, 2013, 36(1-2): 12-16.

［20］BENDER O, BALCI F L, YÜNEY E, et al. Scarless endoscopic papillomectomy of the breast[J]. Onkologie, 2009, 32(3): 94-98.

［21］WAAIJER L, VAN DIEST P J, VERKOOIJEN H M, et al. Interventional ductoscopy in patients with pathological nipple discharge[J]. Br J Surg, 2015, 102(13): 1639-1648.

［22］DE BOORDER T, WAAIJER L, VAN DIEST P J, et al. Ex vivo feasibility study of endoscopic intraductal laser ablation of the breast[J]. Lasers Surg Med, 2018, 50(2): 137-142.

第二十九章

乳腺癌术后即刻假体乳房重建手术临床实践指南

　　假体乳房重建具有手术创伤小、术后恢复快等优点，已经成为乳腺癌术后乳房重建的主要手术方式[1-2]。为推动我国乳腺癌术后即刻假体重建手术的规范化进程，中华医学会外科学分会组织乳腺外科专家通过文献调研及讨论，确定乳腺癌术后即刻假体乳房重建手术临床实践的关键问题，并制定《乳腺癌术后即刻假体重建手术临床实践指南（2023 版）》，旨在为中国乳腺外科医师的临床实践提供参考。

一、推荐意见

1. 适应证

适应证	证据等级	推荐强度
乳腺癌行乳房切除术,有乳房再造需求的患者[3-5]	I 类	A 级

2. 禁忌证

禁忌证	证据等级	推荐强度
炎性乳腺癌[3,5]	I 类	A 级

3. 并发症相关高危因素

高危因素	证据等级	推荐强度
3.1 肥胖(BMI ≥ 30kg/m²)[6-8]	I 类	A 级
3.2 吸烟[6,7,9]	II 类	A 级
3.3 糖尿病[10-12]	II 类	A 级
3.4 结缔组织病等免疫系统疾病[13-15]	II 类	A 级

4. 乳房切除方式

乳房切除方式	证据等级	推荐强度
4.1　保留皮肤的乳房切除术（skin-sparing mastectomy，SSM）[16-17]	Ⅱ类	A级
4.2　保留乳头乳晕的乳房切除术（nipple-sparing mastectomy，NSM）[18-20]	Ⅱ类	A级

5. 假体乳房重建手术方式

假体乳房重建手术方式	证据等级	推荐强度
5.1　开放手术[21-23]	Ⅱ类	A级
5.2　腔镜手术[21-24]	Ⅱ类	A级

6. 即刻假体乳房重建时机

即刻假体乳房重建时机	证据等级	推荐强度
6.1　即刻一期假体重建 a[25-27]	Ⅱ类	A级
6.2　即刻两期假体重建 b[26,28-29]	Ⅱ类	A级

注：a 即刻一期假体重建（direct-to-implant breast reconstruction）：是指乳房重建与乳腺切除在同一次手术中完成，直接植入永久性假体的乳房重建。

b 即刻两期假体重建（immediate two-stage implant-based breast reconstruction）：是指乳腺切除的同时行乳房重建，乳房重建手术分两次（两期）进行，第一期（置入扩张器）与乳腺切除同时进行，第二期在间隔一段时间后进行，将扩张器置换成永久性假体重建乳房。

7. 即刻假体乳房重建的假体植入位置

假体植入位置	证据等级	推荐强度
7.1　胸肌后[30-31]	Ⅱ类	A级
7.2　部分胸肌后[32-33]	Ⅱ类	A级

二、讨论

乳腺癌术后假体乳房重建具有手术损伤小、学习曲线短等优点而受到临床医师广泛的关注。文献报道,近年假体植入重建占全部乳房重建比例高达 65.7% ~ 80.0%[1-2],随着假体乳房重建技术的提高、植入材料和方案的多样化,针对具有适应证的患者能够塑造自然的乳房轮廓[34],有助于乳腺癌患者保持原来的形体美和心理健康,改善生活质量。

乳腺癌患者在接受乳房切除手术前应接受重建方案的咨询已获得广泛共识[3,5]。专家组推荐不适宜保乳且有重建意愿患者,在保证肿瘤学安全的前提下选择即刻假体乳房重建方案。2023 年《NCCN 乳腺癌临床实践指南》提出炎性乳腺癌应选择延期重建手术,专家组将炎性乳腺癌列为即刻假体乳房重建禁忌证。此外,伴随全身性疾病不能耐受手术、对假体可能有排斥反应的患者,也应谨慎选择即刻假体乳房重建手术;另有文献指出,吸烟和肥胖是乳房重建的相对禁忌证[3]。专家组同意将肥胖和吸烟作为影响假体乳房重建安全的高危因素[6-8]，建议通过术前戒烟及减肥从而降低手术并发症发生风险；糖尿病[11]及结缔组织病[14]等合并症也可能导致切口愈合不良，增加再手术率或假体重建手术失败率，是假体乳房重建的独立危险因素。另外，专家组认为新辅助治疗后患者、拟行术后放疗的患者应慎重推荐即刻假体乳房重建。

行即刻假体乳房重建患者应切除全部乳腺腺体，保留乳房表层被覆组织包括皮肤及部分皮下脂肪组织，保留或不保留乳头乳晕组织用以即刻假体乳房重建。乳房切除时应尽可能保留乳房美学相关的重要解剖结构，从而提高乳房重建的美观度和患者满意度。假体乳房重建的乳房切除方式包括保留皮肤的乳房切除（skin-sparing mastectomy，SSM）、保留乳头乳晕的乳房切除术（nipple-sparing mastectomy，NSM）。专家组认为，在充分考量肿瘤安全性及患者意愿的情况下，酌情选择不同类型的乳房切除术。无论何种术式、手术切口如何选择，分离皮瓣应在浅筋膜浅层水平进行，NSM患者乳头乳晕区精细解剖、保护血供，切除乳头乳晕后方腺体组织进行术中冷冻切片病理检查。NSM常用切口包括外侧放射状切口、乳房下皱襞切口、环乳晕切口向水平或垂直方向延长、腔镜辅助手术切口等[35-36]。

文献报道，腔镜辅助保留乳头乳晕的乳房切除联合即刻假体乳房重建与传统开放手术具有相似的肿瘤安全性，同时具有出血少、恢复快、切口隐蔽、乳房表面无瘢痕更美观等优势[21-23]。腔镜手术根据入路有单孔法及多孔法，目前多采用经腋窝单孔法入路，也可选择经乳房外侧或下皱襞入路及经乳晕入路[34]；根据建立手术腔隙的方法分为溶脂吸脂法和非吸脂法；根据维持腔隙的方法分为充气法、悬吊法及两者结合法；根据植入假体的解剖位置分为胸肌后、部分胸肌后及胸肌前。专家组讨论后提出，Ⅰ、Ⅱ期乳腺癌，体检及影像学检查肿瘤未侵犯皮肤、皮下脂肪、胸大肌及乳头乳晕，乳房中等大小

（乳房大小<500ml，植入假体<400ml），乳房无明显下垂（Ⅰ～Ⅱ度下垂）的患者可以考虑选择腔镜辅助即刻假体乳房重建手术[24,37]；同时，专家组一致同意实施腔镜辅助乳腺癌及重建手术的医生需要接受规范化培训。

2023年中华医学会整形外科学分会乳房整形美容学组对与乳房重建时机和分期学术名词重新进行了定义和规范[27]，根据乳房重建的时机分为即刻和延期乳房重建，根据手术分期分为一期和两期乳房重建。专家组认为假体乳房重建按照分期可分为即刻一期、即刻两期、延迟一期和延迟两期假体乳房重建，不再使用延迟-即刻或两步法来描述扩张器置换永久假体的手术方式。尽管即刻一期和两期重建假体手术在手术并发症、计划外手术率及患者满意度方面没有显著差异[38]，但是文献证据级别较低。专家组认为，对于乳房体积适中的早期乳腺癌且不需要术后放疗的患者，接受NSM或SSM术后皮瓣厚度及评估血运良好和皮肤张力不大情况下，可以考虑选择即刻一期假体乳房重建；对于乳房切除术后皮瓣薄且血运不佳、皮肤缺损大、切口存在张力，或术后有放疗可能的患者，推荐选择即刻二期乳房重建。两种手术方式需要临床医师谨慎掌握手术适应证，以减少手术并发症，提高患者的满意度[39]。目前，国内已经广泛开展了腔镜辅助下乳腺癌切除术后假体乳房重建，专家组认为该项技术尚缺乏长时间随访数据和高级别循证医学证据。专家组支持开展多中心前瞻性研究提供证据并推动建立同质化手术技术标准。

用于乳房重建的假体根据硅胶外壳质地分为光面假体、微绒面假体和粗毛面假体[40]；根据内填充物分为硅胶假体和盐水假体；根据形状分为圆形假体和解剖型假体[41]。硅胶假体材料不断更新迭代，已经取代了盐水假体，且研究发现植入光面假体后包膜挛缩发生率更高。粗毛面假体与微绒面及光面假体相比,与间变性大细胞淋巴瘤(anaplastic large cell lymphoma,ALCL)发病相关性较高,目前,临床常选用微绒面硅胶假体[42]。国内常用于乳房重建的假体在形状上分为圆形和解剖型。解剖型假体上半级呈线性,下半级呈凸度饱满,方便塑造更自然的外形。针对双侧乳房不对称患者,解剖型假体有更多的形状选择(宽度、高度、凸度),从而获得最佳效果[41]。圆形假体上极更为饱满,可以纠正波纹征;圆形设计对于假体植入的方向没有要求,在采取小切口植入时操作更方便。

根据假体放置的解剖位置,分为胸肌后和胸肌前乳房重建,其中胸肌后又分为全胸肌后及部分胸肌后乳房重建。胸肌后假体乳房重建是利用胸大肌与前锯肌全部覆盖假体或者利用补片联合胸大肌进行部分肌肉覆盖。胸肌后假体乳房重建作为传统术式具有较高的证据级别并在临床广泛应用。胸肌前假体乳房重建是将假体直接植入皮瓣与胸大肌之间的腔隙,具备创伤小、疼痛轻、规避运动畸形、乳房下垂自然、手术操作简单等优点。但由于假体缺少充分组织覆盖,容易出现植入物显形、波纹征、皮瓣或切口并发症等。近年 meta 分析结果显示,胸肌前假体重建具有良好的肿瘤安全性和较低的术后并发症发生率[31,43],专家组推荐开展胸肌前后对比的多中心前瞻性研究,为胸肌前假体乳房重建的安全性提供包括长期随访数据的高级别的证据。

应用假体或扩张器进行即刻乳房重建需要植入物表面有足够的覆盖组织或材料。胸肌后重建植入较大假体需要补片或自体组织延长胸大肌、扩大胸肌后囊腔,保证植入物外下方有充足的覆盖,从而获得对称的乳房下皱襞结构,且乳房下极饱满自然。国内一项单中心回顾性研究指出,当植入胸肌后的假体体积 >300ml 时,联合补片重建比全胸肌后可获得更好的美学效果[44]。专家组认为,常用的覆盖材料包括人工合成材料如钛合金补片、生物材料如异种和异体脱细胞真皮基质(acellular dermal matrix,ADM)和部分背阔肌肌瓣、前锯肌肌筋膜、上腹部脂肪筋膜、融合筋膜等自体组织[45],其均可以与游离的胸大肌起点缝合改善假体乳房重建的美容效果。研究认为应用补片安全且有助于简化手术,不会对手术并发症和美容效果造成不利影响。钛合金补片和 ADM 假体乳房重建对比研究显示两组均可以达到理想的美学效果和术后满意度,但是,钛合金补片植入组患者术后并发症发生率显著低于 ADM 组,尚缺少高质量的循证医学证据。

(执笔:郭宝良 陈 波 韩思源 张国强 李荷欢 马 菲 刘岩松 李 玲

张建国 金 锋 辛 灵 刘荫华)

附表

附表一 假体乳房重建常用被覆材料列表

假体乳房重建常用被覆
钛化物包裹的聚丙烯网片(titanium-coated polypropylene mesh,TCPM)[44-48]
脱细胞真皮基质[33,49]
自体组织瓣[50-51]

附表二　乳房重建植入体类型

植入体类型	植入时间	外形[41]	表面材质[40]
乳房组织扩张器	6 个月内取出	解剖型	光面
		圆形	光面
硅凝胶乳房植入体	无明确期限规定[49]	解剖型	微绒面
		圆形	光面
		圆形	微绒面

附件 1　投票情况

本专家共识投票委员会成员共 35 名,均为乳腺外科专业医师。

附件 2　乳腺癌术后假体重建手术技术操作意见

1. 术前准备

(1)严格掌握手术适应证,排除手术禁忌证。

(2)术前乳腺超声、X 射线摄影或 MR 检查,评估肿瘤大小、区域淋巴结及切除范围。

(3)签署知情同意书。

(4)术前按标准体位进行拍照,标准化照片使用数码相机,在同一光源、同一背景下拍摄5张术前和术后乳房区域的标准化照片,照片的范围上至肩部水平下至脐水平,用于评估乳房的体积、形状、对称性、瘢痕、乳头乳晕复合体等。术前正位,左、右侧45°斜位,左、右侧90°侧位。

(5)术前于站立位对乳房形态进行全面评估、标记、测量:标记出胸腹部正中线、两侧乳房的下皱襞位置,标记乳腺手术需要分离的范围。按照如下径线测量并记录双侧乳房数据(附表3、图1)。

(6)酌情完成术前Breast-Q问卷。

附表 3　假体乳房重建术前测量表

测量项目	右(cm)　□患侧	左(cm)　□患侧
锁骨-乳头间距(C-N)		
胸骨切迹-乳头间距(SN-N)		
乳头间距(N-N)		
内侧间距(IMD)		
乳房基底部宽度(BBW)		
乳房突度(BP)		

测量项目	右(cm) □患侧	左(cm) □患侧
乳房高度(BH)		
乳头 - 下皱襞(N-IMF)		
乳头 - 下皱襞最大拉伸距离		
内侧捏起厚度		
外侧捏起厚度		
乳房下极捏起厚度		

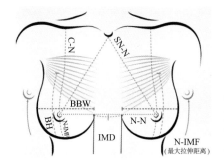

图 1 双侧乳房测量示意图

C-N. 锁骨 - 乳头间距;BH. 乳房高度;BBW. 乳房基底部宽度;N-IMF. 乳头 - 下皱襞;IMD. 内侧间距;SN-N. 胸骨切迹 - 乳头间距;N-N. 乳头间距。

2. 体位选择　手术采用仰卧位，双上肢外展 90° 并妥善固定于托手架上，术中需要将手术床摇起至上半身抬高至半卧位。

3. 即刻假体乳房重建操作过程

3.1 消毒　消毒范围前方至双侧腋后线、上至锁骨及患侧上臂、下至脐水平。以便于术中评估双侧对称性。

3.2 麻醉　采用全身麻醉。

3.3 切口选择　选择切口时兼顾乳房切除手术和重建手术的需求，常采用的切口包括外侧放射切口、下皱襞切口等。无法保留乳头时，可考虑保留乳晕。

3.4 预防性应用抗生素　术前半小时全身预防性应用抗生素。

3.5 手术要点　完成乳腺癌手术后即刻行假体乳房重建。

1）胸肌后假体植入：由胸大肌外缘入路，分离胸大肌后间隙，内侧达胸骨旁，下缘达乳房下皱襞下 1～2cm，上缘视植入物尺寸而定。腔隙大小必须适当，过大会导致假体旋转和移位，过小会导致假体皱褶及增加假体破裂的风险。若联合补片或其他自体组织瓣，需离断胸大肌下缘，胸大肌与补片或自体组织瓣共同构建植入物囊袋。假体植入前应预先应用抗菌液浸泡。冲洗假体囊腔、严格止血，更换手套，于胸大肌囊袋中植入假体，评估双乳对称性。推荐在术中使用内试模（sizer）评估乳房整体形态及对称性。

2）胸肌前假体植入：保证肿瘤学安全性和良好皮肤血供切除乳房腺体，体外用补片包裹假体。将补片及假体妥善植入胸肌前腔隙，并固位于预先设定的位置，并评估双乳对称性。

3.6 手术引流和伤口包扎 留置引流管,妥善固定引流管并记录每 24 小时引流量。伤口包扎时假体周围适当加压固定,如保留乳头乳晕,避免乳头乳晕受压。

4. 术后护理 为防假体移位变形,假体植入后的 1 个月内,建议 24 小时佩戴压力胸衣和压力绷带;术后 1 ~ 3 个月,可仅于白天佩戴压力胸衣和压力绷带,3 个月后可更换为大小合适的无钢圈内衣。术后 1 个月内禁止进行剧烈运动,避免假体植入侧肢体的外展及扩胸、耸肩等动作。术后 6 个月内避免穿着有钢圈的内衣,以防其令胸部变形及导致包膜挛缩、包膜纤维化的发生。假体重建乳房皮肤需避免直接接触任何尖锐物品,减少锐器损伤的风险。

5. 术后常见并发症及处理 假体乳房重建的并发症主要与手术操作及植入材料相关:其中手术相关并发症有感染、积液、皮瓣坏死及切口裂开,如处理不当可能会导致假体重建手术失败。

5.1 皮下出血和积液 皮下出血或积血的早期临床表现为引流液为血性或有凝血块,皮瓣发绀,皮下局部或广泛出现饱满感,触之有握雪感,患者出现局部胀痛等。由于皮瓣与植入物之间有一定的缝隙存在,若术中止血不彻底,电刀对脂肪组织及真皮下血管网的损伤、结扎小血管的缝线脱落、术后胸部包扎不良或引流不通畅、引流管拔除过早等,均会导致积液形成。积血或积液过多短期内可能造成皮瓣坏死延迟愈合,远期可能增加包膜挛缩发生率。术中精确操作,术后患者妥善加压包扎,外部给予皮瓣适度压力,促进皮瓣与胸壁的贴合,可预防皮下出血和积液的发生。若出现出血或积液应充分止血,并确保引流通畅。

5.2 切口裂开 可能因为局部缺血、张力过大造成,若局部组织不能完全覆盖植入假体或勉强覆盖,推荐两期法乳房重建,或联合部分自体组织瓣覆盖植入物,以避免切口下方直接接触假体或补片。

5.3　皮瓣坏死　皮瓣坏死是乳房重建术后的严重并发症之一,主要原因为皮瓣张力过大、皮瓣血运不良等。对于小范围坏死区域且下面有自体组织覆盖假体,可给予清创及换药处理,加强抗感染;如果组织坏死范围较大,且下方是植入物,需要通过转移邻近组织瓣修复减少张力,避免假体外露造成手术失败。

5.4　乳头乳晕坏死　NSM 联合假体手术重建的主要并发症,可能因切口位置不当、电刀热损伤、乳头乳晕皮肤过薄等原因造成。开放手术患者尽可能避免环乳晕切口,可选择腋窝或乳房外侧缘入路,最大程度减轻对乳头乳晕复合体血供的破坏,进而减少乳头乳晕坏死的发生率。若出现乳头乳晕坏死,根据坏死范围的不同应对,类似于皮瓣坏死的处理。

5.5　感染　术中严格注意无菌操作,术前 30 分钟全身预防性应用抗生素,抗生素盐水浸泡假体及冲洗术腔,不仅能够预防感染,也能够降低术后包膜挛缩的发生率。若术后早期出现炎症,应充分引流同时应用抗生素治疗,选择抗生素应先经验性应用覆盖包括金黄色葡萄球菌和表皮葡萄球菌等革兰氏阳性球菌、链球菌在内的药物,待细菌培养及药敏试验结果调整用药。若感染累及假体或扩张器,保守治疗无效时需彻底清创、冲洗术腔并取出植入物。

5.6　植入物位置异常或移位　乳房切除术后的皮肤囊袋与植入物所在腔隙大小不匹配、植入物未经妥善固定或术后加压包扎不当,均可导致植入物位置异常或移位。胸肌后重建患者术后假体位置移动发生率较高,与胸大肌内下方起点处限制导致张力相关。胸肌前假体植入由于乳房上方及内侧缺乏胸肌覆盖少,可能出现乳房波纹征、假体轮廓显现,导致外形不美观。放置扩张器时使用可缝合固定的乳房组织扩张器能有效减少扩张器移位,为植入物的放置提供更好的条件。可通过局部调整假体的位置给予纠正,若仍不理想需再次手术。

5.7 包膜挛缩 植入物周围会形成纤维包膜,如包膜增厚挛缩会导致外观变形,严重会引发乳房疼痛。包膜挛缩的发生可能与诸多因素有关,常见的有个人体质、假体类型、放疗、术后感染、血肿等。可应用 Baker 分级判断包膜挛缩程度,从乳房硬度、假体移位、疼痛及对称度四个指标进行评价,对Ⅲ~Ⅳ级包膜挛缩,需要通过手术切除包膜或切开松解包膜。

5.8 植入物破裂或渗漏 由于包膜挛缩、暴力、外伤、剧烈运动或尖锐物体刺破植入物外壳造成,扩张器连接部分不牢固或断裂也可能出现渗漏。植入物破裂或渗漏可通过超声检查或 MRI 查辅助诊断,一旦发现建议尽快更换。

5.9 乳房假体相关间变性大细胞淋巴瘤(breast implant-associated anaplastic large cell lymphoma, BIA-ALCL) BIA-ALCL 是一种罕见的特殊类型恶性肿瘤,在术前谈话时充分告知 BIA-ALCL 的相关内容。主要症状为延迟发生的假体周围积液和肿块,常在术后数年发生。诊断主要通过病理确诊,治疗可手术切除包膜和肿块,预后良好。

6. 术后随访 术后 1、3、6、12 及 24 个月进行随访,内容涉及临床检查及拍照、超声检查、患者结局报告、结局测量(Breast-Q 问卷调查)及拍照进行美容学评价。

参考文献

[1] BROYLES J M, BALK E M, ADAM G P, et al.Implant-based versus autologous reconstruction after mastectomy for breast cancer: a systematic review and meta-analysis[J].Plast Reconstr Surg Glob

Open, 2022, 10（3）: e4180.

［2］ YANG B, REN G, SONG E, et al.Current status and factors influencing surgical options for breast cancer in china: a nationwide cross-sectional survey of 110 hospitals[J].Oncologist, 2020, 25（10）: e1473-e1480.

［3］ GRADISHAR W J, MORAN M S, ABRAHAM J, et al.NCCN guidelines® insights: breast cancer, Version 4.2023[J]. J Natl Compr Canc Netw, 2023, 21（6）: 594-608.

［4］ National Institute for Clinical Excellence.Guidance on cancer services. Improving outcomes in breast cancer—manual update[S]. London: NICE, 2002.

［5］ LI Y S, DU J X, JIANG H C, et al.Clinical practice guidelines for post-mastectomy breast reconstruction: Chinese Society of Breast Surgery（CSBrS）practice guidelines 2021[J].Chin Med J（Engl）, 2021, 134（19）: 2272-2274.

［6］ FISCHER J P, NELSON J A, SERLETTI J M, et al.Peri-operative risk factors associated with early tissue expander（TE）loss following immediate breast reconstruction（IBR）: a review of 9305 patients from the 2005-2010 ACS-NSQIP datasets[J].J Plast Reconstr Aesthet Surg, 2013, 66（11）: 1504-1512.

［7］ BLOK Y L, VAN LIEROP E, PLAT V D, et al.Implant loss and associated risk factors following implant-based breast reconstructions[J].Plast Reconstr Surg Glob Open, 2021, 9（7）: e3708.

［8］ SRINIVASA D R, CLEMENS M W, QI J, et al.Obesity and breast reconstruction: complications and patient-reported outcomes in a multicenter, prospective study[J].Plast Reconstr Surg, 2020, 145（3）:

481e-490e.

[9] KNOEDLER S, KAUKE-NAVARRO M, HAUG V, et al.Perioperative outcomes and risk profile of 4730 cosmetic breast surgery cases in academic institutions: An ACS-NSQIP analysis[J].Aesthet Surg J, 2023, 43(4): 433-451.

[10] YIN Z, WANG H, LIU Y, et al.Single-institution algorithm for prevention and management of complications in direct-to-implant breast reconstruction[J].Plast Reconstr Surg, 2022, 150: 48s-60s.

[11] LAW T Y, MOELLER E, HUBBARD Z S, et al.Preoperative hypoglycemia and hyperglycemia are related to postoperative infection rates in implant-based breast reconstruction[J].J Surg Res, 2018, 232: 437-441.

[12] MORTADA H, ALWADAI A, BAMAKHRAMA B, et al.The impact of diabetes mellitus on breast reconstruction outcomes and complications: a systematic literature review and meta-analysis[J]. Aesthetic Plast Surg, 2023, 47(2): 570-583.

[13] CHEN A D, CHI D, WU W W, et al.The influence of connective tissue disease in breast reconstruction: a national database analysis[J].Ann Plast Surg, 2018, 80(suppl 4): s182-s188.

[14] CORIDDI M, BURKE E A, MYERS P, et al.Autoimmune disease and breast implants: systematic review of outcomes[J].Ann Plast Surg, 2023, 90(4): 385-388.

[15] SHUCK J, PATEL K M, FRANKLIN B, et al.Impact of connective tissue disease on oncologic breast surgery and reconstruction[J].Ann Plast Surg, 2016, 76(6): 635-639.

［16］ LANITIS S, TEKKIS P P, SGOURAKIS G, et al.Comparison of skin-sparing mastectomy versus non-skin-sparing mastectomy for breast cancer: a meta-analysis of observational studies[J].Ann Surg, 2010, 251(4): 632-639.

［17］ CORBAN J, SHASH H, SAFRAN T, et al.A systematic review of complications associated with direct implants vs. tissue expanders following Wise pattern skin-sparing mastectomy[J].J Plast Reconstr Aesthet Surg, 2017, 70(9): 1191-1199.

［18］ SU C L, YANG J R, KUO W L, et al.Direct-to-implant breast reconstruction following nipple-sparing mastectomy: predictive factors of adverse surgical outcomes in Asian patients[J].Arch Plast Surg, 2021, 48(5): 483-493.

［19］ MALLON P, FERON J G, COUTURAUD B, et al.The role of nipple-sparing mastectomy in breast cancer: a comprehensive review of the literature[J].Plast Reconstr Surg, 2013, 131(5): 969-984.

［20］ MUNHOZ A M, ALDRIGHI C M, MONTAG E, et al.Clinical outcomes following nipple-areola-sparing mastectomy with immediate implant-based breast reconstruction: a 12-year experience with an analysis of patient and breast-related factors for complications[J].Breast Cancer Res Treat, 2013, 140(3): 545-555.

［21］ TOESCA A, SANGALLI C, MAISONNEUVE P, et al.A randomized trial of robotic mastectomy versus open surgery in women with breast cancer or BrCA mutation[J].Ann Surg, 2022, 276(1): 11-19.

［22］ PARK H S, LEE J, LAI H W, et al.Surgical and oncologic outcomes of robotic and conventional nipple-sparing mastectomy with immediate reconstruction: international multicenter pooled data analysis[J].Ann Surg Oncol, 2022, 29(11): 6646-6657.

［23］ LAI H W, CHEN D R, LIU L C, et al.Robotic versus conventional or endoscopic-assisted nipple-sparing mastectomy and immediate prothesis breast reconstruction in the management of breast cancer: a prospectively designed multicenter trial comparing clinical outcomes, medical cost, and patient-reported outcomes(RCENSM-P)[J].Ann Surg, 2024, 279(1): 138-146.

［24］ 张晔, 钟玲, 刘静, 等.腔镜与开放的保留乳头乳晕乳腺癌根治切除加一期假体植入乳房重建的对比研究 [J]. 中华外科杂志, 2019, 57(10): 770-775.

［25］ LEE K T, MUN G H.Comparison of one-stage vs two-stage prosthesis-based breast reconstruction: a systematic review and meta-analysis[J].Am J Surg, 2016, 212(2): 336-344.

［26］ DIKMANS R E, NEGENBORN V L, BOUMAN M B, et al.Two-stage implant-based breast reconstruction compared with immediate one-stage implant-based breast reconstruction augmented with an acellular dermal matrix: an open-label, phase 4, multicentre, randomised, controlled trial[J]. Lancet Oncol, 2017, 18(2): 251-258.

［27］ 中华医学会整形外科学分会乳房整形美容学组.乳房再造手术时机和分期学术名词规范 [J]. 中华整形外科杂志, 2023, 39(4): 398-400.

［28］ DAVILA A A, MIOTON L M, CHOW G, et al.Immediate two-stage tissue expander breast reconstruction compared with one-stage permanent implant breast reconstruction: a multi-institutional comparison of short-term complications[J].J Plast Surg Hand Surg, 2013, 47(5): 344-349.

[29] BECHERER B E, HEEG E, YOUNG-AFAT D A, et al.Revision incidence after immediate direct-to-implant versus two-stage implant-based breast reconstruction using national real-world data[J].Plast Reconstr Surg, 2023, 151(4): 693-702.

[30] OSTAPENKO E, NIXDORF L, DEVYATKO Y, et al.Prepectoral versus subpectoral implant-based breast reconstruction: a systemic review and meta-analysis[J].Ann Surg Oncol, 2023, 30(1): 126-136.

[31] ABBATE O, ROSADO N, SOBTI N, et al.Meta-analysis of prepectoral implant-based breast reconstruction: guide to patient selection and current outcomes[J].Breast Cancer Res Treat, 2020, 182(3): 543-554.

[32] LIN A M, LORENZI R, VAN J E, et al.A decade of nipple-sparing mastectomy: lessons learned in 3035 immediate implant-based breast reconstructions[J].Plast Reconstr Surg, 2023 . Online ahead of print.

[33] DELONG M R, TANDON V J, FARAJZADEH M, et al.Systematic review of the impact of acellular dermal matrix on aesthetics and patient satisfaction in tissue expander-to-implant breast reconstructions [J].Plast Reconstr Surg, 2019, 144(6): 967e-974e.

[34] COLWELL A S, TAYLOR E M.Recent advances in implant-based breast reconstruction[J].Plast

Reconstr Surg, 2020, 145 (2) : 421e-432e.

[35] DAAR D A, ABDOU S A, ROSARIO L, et al.Is there a preferred incision location for nipple-sparing mastectomy? a systematic review and meta-analysis[J].Plast Reconstr Surg, 2019, 143 (5) : 906-910.

[36] ERLICHMAN Z, BURO J, WARAICH M, et al.Outcomes using two unique methods of immediate implant-based breast reconstruction after nipple-sparing mastectomy in ptotic patients[J].Ann Plast Surg, 2023, 90 (6S Suppl 5) : S477-S482.

[37] LAI H W, CHEN S T, MOK C W, et al.Robotic versus conventional nipple sparing mastectomy and immediate gel implant breast reconstruction in the management of breast cancer-A case control comparison study with analysis of clinical outcome, medical cost, and patient-reported cosmetic results[J].JPRAS, 2020, 73 (8) : 1514-1525.

[38] NEGENBORN V L, YOUNG-AFAT D A, DIKMANS R E G, et al.Quality of life and patient satisfaction after one-stage implant-based breast reconstruction with an acellular dermal matrix versus two-stage breast reconstruction (BRIOS) : primary outcome of a randomised, controlled trial [J].Lancet Oncol, 2018, 19 (9) : 1205-1214.

[39] 吴炅, 修秉虬, 张琪. 乳腺癌保乳手术与重建策略 [J]. 中国实用外科杂志, 2021, 41 (11) : 1213-1216.

[40] 中国抗癌协会乳腺癌专业委员会, 中国医师协会外科医师分会乳腺外科医师委员会, 上海市抗癌协会乳腺癌专业委员会. 乳腺肿瘤整形与乳房重建专家共识(2022 年版) [J]. 中国癌症杂志,

2022, 32(9): 836-924.

[41] 中华医学会整形外科学分会乳房整形美容学组. 硅胶乳房假体隆乳术临床技术指南(2020版)[J]. 中华整形外科杂志, 2020, 36(11): 1180-1186.

[42] HEDÉN P, MONTEMURRO P, ADAMS W P Jr, et al.Anatomical and round breast implants: how to select and indications for use[J].Plast Reconstr Surg, 2015, 136(2): 263-272.

[43] LIU J, ZHENG X, LIN S, et al.A systematic review and meta-analysis on the prepectoral single-stage breast reconstruction[J].Support Care Cancer, 2022, 30(7): 5659-5668.

[44] MURPHY D, O'DONNELL J P, RYAN É J, et al.Immediate breast cancer reconstruction with or without dermal matrix or synthetic mesh support: a review and network meta-analysis[J].Plast Reconstr Surg, 2023, 151(4): 563e-574e.

[45] 陈翱翔, 张斌, 曹旭晨. 筋膜组织在假体乳房重建中的应用[J]. 中华解剖与临床杂志, 2022, 27(2): 125-128.

[46] GSCHWANTLER-KAULICH D, SCHRENK P, BJELIC-RADISIC V, et al.Mesh versus acellular dermal matrix in immediate implant-based breast reconstruction - A prospective randomized trial[J].Eur J Surg Oncol, 2016, 42(5): 665-671.

[47] SCHÜLER K, PAEPKE S, KOHLMANN T, et al.Postoperative complications in breast reconstruction with porcine acellular dermis and polypropylene meshes in subpectoral implant placement[J].In vivo, 2021, 35(5): 2739-2746.

[48] THILL M, FARIDI A, MEIRÉ A, et al.Patient reported outcome and cosmetic evaluation following implant-based breast-reconstruction with a titanized polypropylene mesh (TiLOOP® Bra): A prospective clinical study in 269 patients[J].Eur J Surg Oncol, 2020, 46(8): 1484-1490.

[49] LOHMANDER F, LAGERGREN J, JOHANSSON H, et al.Effect of immediate implant-based breast reconstruction after mastectomy with and without acellular dermal matrix among women with breast cancer: a randomized clinical trial [J].JAMA Netw Open, 2021, 4(10): e2127806.

[50] JOHNSON L, WHITE P, HOLCOMBE C, et al.Impact of procedure type on revisional surgery and secondary reconstruction after immediate breast reconstruction in a population-based cohort[J].Br J Surg, 2023, 110(6): 666-675.

[51] PATRINELY J R, FARINAS A, AL-MAJED B, et al.Acellular dermal matrix performance compared with latissimus dorsi myocutaneous flap in expander-based breast reconstruction[J].Plast Reconstr Surg Glob Open, 2019, 7(9): e2414.

第三十章
乳腺癌术后局部和区域淋巴结复发外科诊治指南

乳腺癌是最常见的恶性肿瘤[1]。早期乳腺癌术后局部复发的年发病率为0.6%[2]。同时,局部复发患者存在亚临床远处转移可能性[3]。乳腺癌局部复发患者中,胸壁复发最为常见,占局部复发的50%～94%。通常表现为一个或多个无症状的皮肤或皮下结节,主要位于手术瘢痕及其邻近部位,其预后劣于保乳手术后乳房内复发[4]。为规范中国乳腺癌术后局部和区域淋巴结复发患者外科诊疗策略,中华医学会外科学分会组织乳腺外科专家基于GRADE系统进行证据质量评价,结合中国乳腺外科临床实践的可及性制定本指南,旨在为中国乳腺外科医师临床工作提供参考借鉴。本指南局部和区域淋巴结复发治疗指南仅适用于未出现远处转移情况。

一、推荐意见

1. 定义

乳腺癌术后局部复发是指早期乳腺癌患者保乳手术后患侧乳房再次发生同样性质乳腺癌并除外第二原发癌,或乳房切除后患侧胸壁出现癌结节;区域淋巴结复发是指同侧乳腺淋巴引流区出现肿瘤转移,包括腋淋巴结、锁骨下淋巴结、锁骨上淋巴结和内乳淋巴结等[5-7]。

2. 基本原则

专家组推荐采用多学科讨论模式,优化诊治决策[5,7]。

3. 诊断方法

诊断方法	证据等级	推荐强度
3.1 病史收集		
既往病理情况[5,7]	Ⅰ类	A级
既往手术治疗方案[5,7]	Ⅰ类	A级
既往新辅助/辅助治疗(化疗、靶向、内分泌)方案[5,7]	Ⅰ类	A级
既往放疗剂量、次数和放射野[5,7]	Ⅰ类	A级

诊断方法	证据等级	推荐强度
3.2　影像学方法		
局部 / 区域评估		
超声[5]	I 类	A 级
X 射线摄影[5]	I 类	A 级
增强 MRI[5]	I 类	A 级
3.3　全身评估		
一般状况评估	I 类	A 级
体格检查[5,7]	I 类	A 级
骨扫描,尤其伴局部骨痛或碱性磷酸酶升高患者[5,7]	I 类	A 级
出现肺部症状行胸部 CT[5,7]	I 类	A 级
腹部 CT 或 MRI 检查,尤其肝功能异常、碱性磷酸酶升高、腹部不适症状 /查体异常患者[5,7]	I 类	A 级
PET/CT 检查,常规影像学结果可疑或不确定或出现远处转移患者[5,7]	I 类	A 级

	诊断方法	证据等级	推荐强度
3.4	病理学评估		
	空芯针穿刺活检[5-6]	I 类	A 级
	病理及免疫组织化学检查[5-6]	I 类	A 级
3.5	血清学评估		
	血糖[8]	I 类	A 级
	凝血功能[8]	I 类	A 级
	电解质[8]	I 类	A 级
	碱性磷酸酶[5,7]	I 类	A 级
	肝脏功能[5,7]	I 类	A 级

4. 局部治疗原则

治疗原则	证据级别	推荐强度
4.1　保乳手术后局部复发		
4.1.1　全乳切除[5,7]	Ⅰ类	A级
4.1.2　再次保乳[5,7,9-13]	Ⅱ类	A级
4.2　乳房切除后同侧胸壁复发		
局部 R_0 切除加/减放疗 *[5,7]	Ⅰ类	A级
4.3　同侧腋淋巴结复发		
4.3.1　既往行 SLNB 者,行Ⅰ类 LND[5,7]	Ⅰ类	A级
4.3.2　既往已行Ⅰ类 LND 者,行复发病灶切除[5,7,14-16]	Ⅰ类	A级
4.3.3　既往未行放疗者,术后补充患侧胸壁、内乳、锁骨区照射[5,7,14,16-18]	Ⅰ类	A级

治疗原则	证据级别	推荐强度
4.4 同侧锁骨下淋巴结复发		
4.4.1 既往未行放疗者,可考虑行锁骨下淋巴结清扫术,并补充患侧胸壁、内乳淋巴结、锁骨上淋巴结、锁骨下淋巴结引流区放疗[5,7]	Ⅱ类	A 级
4.4.2 既往未行放疗者,补充患侧胸壁、内乳淋巴结、锁骨下淋巴结、锁骨上淋巴结引流区放疗[5,7]	Ⅱ类	A 级
4.4.3 既往已行放疗,可考虑行锁骨下淋巴结清扫术[5,7]	Ⅱ类	A 级
4.5 同侧锁骨上淋巴结复发		
4.5.1 既往未行放疗,可考虑行锁骨上淋巴结清扫术,补充患侧胸壁、内乳淋巴结、锁骨下淋巴结、锁骨上淋巴结引流区放疗[5,7,18-24]	Ⅱ类	A 级
4.5.2 既往未行放疗者,补充患侧胸壁、内乳淋巴结、锁骨下淋巴结、锁骨上淋巴结引流区放疗[5,7]	Ⅱ类	A 级
4.5.3 既往已行放疗,可考虑行锁骨上淋巴结清扫术[5,7,18-24]	Ⅱ类	A 级

治疗原则	证据级别	推荐强度
4.6　同侧内乳区复发		
既往未行内乳淋巴结放疗,行内乳淋巴结引流区放疗[5,7]	Ⅰ类	A级

注:* 已经放疗过的患者,再次放疗是否有益,较有争议。对于既往曾行放疗的患者,再次照射的价值尚未证实,若复发病变不能手术或切除不完全,在充分考虑术后放疗与复发间隔时间、放疗后正常组织改变程度、局部 - 区域复发的风险,并且平衡了再照射的风险和益处之后,可针对复发病变局部再照射。SLNB. 前哨淋巴结活检术;ALND. 腋淋巴结清扫术。

5. 全身治疗原则

对于局部或区域淋巴结复发的患者,需根据患者病理特征、Luminal 分型等,并结合患者的一般状况,制订全身治疗策略。推荐采用多学科讨论模式,以制订合理的全身治疗方案[5,7]。

二、讨论

专家组重申乳腺癌术后局部复发定义是指早期乳腺癌患者保乳手术后患侧乳房再次发生同样性质乳腺癌并除外第二原发癌,或乳房切除后患侧胸壁出现癌结节;区域淋巴结复发是指同侧乳腺淋巴引流区出现肿瘤转移，包括腋淋巴结、锁骨下淋巴结、锁骨上淋巴结和内乳淋巴结等。乳腺癌术后局部或区域淋巴结复发多发生在术后 3 年内，文献报道，复发患者预后与肿瘤分化及复发间隔时间相关[25-27]。局部或区域淋巴结复发患者经过治疗 5 年局部控制率和总生存率为 60% ~ 70% 和 85%。与乳腺癌患者预后相关的因素包括：无复发间隔时间、复发肿瘤大小、患者年龄、淋巴结转移数量、原发肿瘤组织学类型及是否含有导管内成分[28]、激素受体状态、HER2 表达状态、治疗因素等。HER2 阳性表达、激素受体阴性、基底型的乳腺癌患者局部复发风险更高。肿瘤大于 2cm、年龄小于 35 岁、大于 3 枚腋淋巴结转移、手术切缘阳性或小于 2mm 的无瘤切缘、缺少瘤床放疗、全身治疗不足的乳腺癌患者更易复发。

专家组推荐对复发患者进行全面评估。包括局部复发病灶的肿瘤负荷、病理类型、分子分型、有无远处转移病灶、全身状态、既往治疗方案、既往病理类型、免疫组织化学结果、手术治疗方案和辅助治疗方案等。以明确复发灶的性质和分子分型并指导制订手术治疗方案及系统治疗方案[5-6]。对于怀疑局部或区域淋巴结复发的乳腺癌患者，应常规行乳腺超声、X 射线摄影和乳腺增强 MRI 检查，评估患者复发灶的形态、大小等，以指导诊疗方案[5,7]。患者一般状况评估和体格检查是制订个体化诊疗方案的基础。伴有骨痛或碱性磷酸酶升高患者应行骨扫描以排除是否出现骨转移；出现肺部症状者推荐行胸部 CT 检查以排除是否出现肺转移；对于肝功能异常、碱性磷酸酶升高、腹部不适或查体异常的患者，建议行腹部 CT 或 MRI 检查以排除是否出现肝转移等；PET/CT 诊断远处转移比传统成像技术具有较高的敏感度和准确度[5,7,29-30]，但是，PET/CT 的临床价值尚需前瞻性研究验证[31-33]。由于肿瘤在发生发展中存在时间异质性及空间异质性，造成复发灶分子分型可能与原发灶不完全一致，专家组一致认为应行复发病灶组织病理活检,以确定分子分型[34]。另外,术前应常规检测患者血糖、凝血功能、电解质等,排除有无手术禁忌证。乳腺癌患者缺乏特异性的肿瘤标志物,但现有研究表明CA19-9等肿瘤标志物对乳腺癌区域淋巴结转移、远处转移均有一定预测价值,因此对于局部或区域淋巴结复发的患者,可考虑检测肿瘤标志物,但敏感性和特异性有限[35-36]。对于乳腺癌保乳手术后局部复发需与第二原发癌鉴别,一般早期乳腺癌保乳手术后局部复发多在术后6个月内发生,位于同侧乳房手术切口附近,病理类型与手术已切除病灶相同。

专家组推荐对于局部或区域淋巴结转移的患者采用多学科讨论模式,优化诊治决策[5,7]。文献报道对于保乳手术后同侧乳房复发的患者行补救性乳房切除是主要的局部治疗手段,可以获得60%～70%的5年局部控制率和约85%的总生存率。对于局部复发的患者,NCCN等多数指南推荐行补救性乳房切除[7]。也有研究表明,对于保乳手术后局部复发患者,再次行保乳手术的治疗效果与乳房全切相近[37],但是,其证据等级多为回顾性临床研究和荟萃分析[9,13],缺乏多中心随机对照的前瞻性研究。专家组认为,对于选择再次保乳手术患者,应充分告知再次保乳手术后放疗有导致乳腺纤维化的风险。

乳房切除后胸壁复发、既往未行放疗患者,应在局部复发灶 R_0 切除后实施放疗。对于乳房切除后同侧胸壁复发、既往已行放疗患者,局部 R_0 切除可以提高局部控制率;是否再次放疗需要多学科讨论,在充分考虑术后放疗与复发间隔时间、放疗剂量、放疗后正常组织改变程度、局部-区域复发风险,以及平衡再照射风险和益处之后,可再次放疗[5,7]。若复发病灶不能行 R_0 切除,应考虑实施放疗;再次放疗应平衡风险和益处,放疗能很大程度地控制局部复发病灶,因此,放疗是该类患者主要的局部治疗手段。在初始治疗期间未接受乳房放疗的复发患者应在行二次手术后进行放疗。有小样本量的回顾性临床研究表明,应用脉冲剂量率(pulse dose rate,PDR)近距离大范围的放疗,可明显降低再次复发率,并可获得较好的美容效果[38-41]。

同侧腋淋巴结转移是早期乳腺癌患者术后区域淋巴结转移的主要类型。专家组同意既往未行腋淋巴结清扫术患者可以行腋淋巴结清扫[5,7,14-16]。既往已行腋淋巴结清扫术患者,可以实施复发灶R0切除[5,7,14-16]。既往未行术后放疗的腋淋巴结复发患者,腋淋巴结清扫术或复发灶切除后建议实施放疗,范围包括患侧胸壁、腋淋巴结、锁骨下淋巴结、锁骨上淋巴结和内乳淋巴结引流区。

同侧锁骨下淋巴结、锁骨上淋巴结复发在乳腺癌术后患者中也较为常见,专家组认为,目前仅有少量小样本量的回顾性研究提示锁骨下淋巴结清扫术、锁骨上淋巴结清扫术可能有益;因此,选择手术之前应该进行多学科会诊,充分评估手术风险和获益[5,7,18-24]。对于既往未行放疗的同侧锁骨下淋巴结、锁骨上淋巴结复发患者,应该补充患侧胸壁、腋淋巴结、锁骨下淋巴结、锁骨上淋巴结和内乳淋巴结引流区放疗[5,7]。对于锁骨上淋巴结复发的患者可考虑包括相邻部分的颈部淋巴引流区。既往仅行乳房和/或胸壁照射的患者,可以单独给予锁骨下淋巴结、锁骨上淋巴结和下颈部淋巴引流区照射,照射野需要与原照射野衔接。既往已行锁骨下淋巴结、锁骨上淋巴结引流区放疗的患者,经多学科会诊,权衡利弊后,可考虑行锁骨上淋巴结清扫术、锁骨下淋巴结清扫术。

内乳淋巴结复发在临床并不少见。内乳淋巴结清扫术属于乳腺癌扩大根治术的范畴,创伤大、并发症多,且临床获益的证据相对不足,应谨慎选择。近年来,腔镜技术在乳腺癌内乳淋巴结切除的应用逐渐受到关注[42-43],尚需高级别研究证据支持。既往未行放疗的内乳淋巴结复发患者应给予内乳引流区放疗,同时需要包括同侧胸壁、锁骨上淋巴结、锁骨下淋巴结引流区放疗;既往已行放疗,但放疗区未包括内乳淋巴结引流区,或虽然包括内乳淋巴结引流区,但在排除胸壁纤维化、心脏疾病等,经权衡行内乳区放疗的利弊后,可考虑给予内乳淋巴结引流区放疗[5,7]。

(执笔:郝晓鹏　陈玉辉　王建东)

附件　投票情况

本指南投票委员会成员共 36 名,其中乳腺外科医师 35 人(97.22%),肿瘤科医师 1 人(2.78%)。

参考文献

[1] SIEGEL R L, MILLER K D, FUCHS H E, et al. Cancer statistics, 2021[J]. CA Cancer J Clin, 2021, 71 (1): 7-33.

[2] SPRONK I, SCHELLEVIS F G, BURGERS J S, et al. Incidence of isolated local breast cancer recurrence and contralateral breast cancer: A systematic review[J]. Breast, 2018, 39: 70-79.

[3] CARDOSO F, CASTIGLIONE M, ESMO Guidelines Working Group. ESMO clinical recommendations for diagnosis, treatment and follow-up[J]. Ann Oncol, 2009, 20 (Suppl 4): 15-18.

[4] DINH P, CARDOSO F, SOTIRIOU C, et al. New tools for assessing breast cancer recurrence[J]. Cancer Treat Res, 2008, 141: 99-118.

［5］ 中国抗癌协会乳腺癌专业委员会. 中国抗癌协会乳腺癌诊治指南与规范(2021年版)[J]. 中国癌症杂志, 2021, 31(10): 954-1040.

［6］ MA J F, CHEN L Y, WU S L, et al. Clinical practice guidelines for ultrasound-guided breast lesions and lymph nodes biopsy: Chinese society of breast surgery (CSBrS) practice guidelines 2021[J]. Chin Med J (Engl), 2021, 134(12): 1393-1395.

［7］ GRADISHAR W J, MORAN M S, ABRAHAM J, et al. Breast cancer, Version 3.2022, NCCN clinical practice guidelines in oncology[J]. J Natl Compr Canc Netw, 2022, 20(6): 691-722.

［8］ DE HERT S, STAENDER S, FRITSCH G, et al. Pre-operative evaluation of adults undergoing elective noncardiac surgery: updated guideline from the European Society of Anaesthesiology[J]. Eur J Anaesthesiol, 2018, 35(6): 407-465.

［9］ WALSTRA C J E F, SCHIPPER R J, POODT I G M, et al. Repeat breast-conserving therapy for ipsilateral breast cancer recurrence: a systematic review[J]. Eur J Surg Oncol, 2019, 45(8): 1317-1327.

［10］ ARTHUR D W, WINTER K A, KUERER H M, et al. Effectiveness of breast-conserving surgery and 3-dimensional conformal partial breast reirradiation for recurrence of breast cancer in the ipsilateral breast: the NRG Oncology/RTOG 1014 Phase 2 clinical trial[J]. JAMA Oncol, 2020, 6(1): 75-82.

［11］ ELSHERIF A, SHAH C, DOWNS-KELLY E, et al. Outcomes of ipsilateral breast tumor recurrence after breast conserving surgery: Repeat lumpectomy as an alternative to salvage mastectomy[J]. Surgery, 2022, 171(3): 673-681.

[12] GENTILE D, SAGONA A, BARBIERI E, et al. Breast conserving surgery versus salvage mastectomy for ipsilateral breast cancer recurrence: a propensity score matching analysis[J]. Updates Surg, 2022, 74(2): 479-489.

[13] ALPERT T E, KUERER H M, ARTHUR D W, et al. Ipsilateral breast tumor recurrence after breast conservation therapy: outcomes of salvage mastectomy vs. salvage breast-conserving surgery and prognostic factors for salvage breast preservation[J]. Int J Radiat Oncol Biol Phys, 2005, 63(3): 845-851.

[14] NEWMAN LA, HUNT KK, BUCHHOLZ T, et al. Presentation, management and outcome of axillary recurrence from breast cancer[J]. Am J Surg, 2000, 180(4): 252-256.

[15] DE BOER R, HILLEN H F, ROUMEN R M, et al. Detection, treatment and outcome of axillary recurrence after axillary clearance for invasive breast cancer[J]. Br J Surg, 2001, 88(1): 118-122.

[16] BULTE J P, VAN WELY B J, KASPER S, et al. Long-term follow-up of axillary recurrences after negative sentinel lymph node biopsy: effect on prognosis and survival[J]. Breast Cancer Res Treat, 2013, 140(1): 143-149.

[17] KONKIN D E, TYLDESLEY S, KENNECKE H, et al. Management and outcomes of isolated axillary node recurrence in breast cancer[J]. Arch Surg, 2006, 141(9): 867-872; discussion 872-874.

[18] PEDERSEN A N, MØLLER S, STEFFENSEN K D, et al. Supraclavicular recurrence after early breast cancer: a curable condition?[J]. Breast Cancer Res Treat, 2011, 125(3): 815-822.

[19] CHEN S C, CHANG H K, LIN Y C, et al. Prognosis of breast cancer after supraclavicular lymph node metastasis: not a distant metastasis[J]. Ann Surg Oncol, 2006, 13(11): 1457-1465.

[20] BRITO R A, VALERO V, BUZDAR A U, et al. Long-term results of combined-modality therapy for locally advanced breast cancer with ipsilateral supraclavicular metastases: The University of Texas M.D. Anderson Cancer Center experience[J]. J Clin Oncol, 2001, 19(3): 628-633.

[21] CHU F C, LIN F J, KIM J H, et al. Locally recurrent carcinoma of the breast. Results of radiation therapy[J]. Cancer, 1976, 37(6): 2677-2681.

[22] JACKSON S M. Carcinoma of the breast-the significance of supraclavicular lymph node metastases [J]. Clin Radiol, 1966, 17(2): 107-114.

[23] WILLNER J, KIRICUTA I, KOLBL O, et al. Supraclavicular lymph-node recurrence of breast-cancer [J]. Oncol Rep, 1994, 1(6): 1235-1245.

[24] FENTIMAN I S, LAVELLE M A, CAPLAN D, et al. The significance of supraclavicular fossa node recurrence after radical mastectomy[J]. Cancer, 1986, 57(5): 908-910.

[25] YIN W, DI G, ZHOU L, et al. Time-varying pattern of recurrence risk for Chinese breast cancer patients[J]. Breast Cancer Res Treat, 2009, 114(3): 527-535.

[26] DEMICHELI R, ABBATTISTA A, MICELI R, et al. Time distribution of the recurrence risk for breast cancer patients undergoing mastectomy: further support about the concept of tumor dormancy [J]. Breast Cancer Res Treat, 1996, 41(2): 177-185.

[27] FOWBLE B. Ipsilateral breast tumor recurrence following breast-conserving surgery for early-stage invasive cancer[J]. Acta Oncol, 1999, 38(13): 9-17.

[28] SASSON A R, FOWBLE B, HANLON A L, et al. Lobular carcinoma in situ increases the risk of local recurrence in selected patients with stages I and II breast carcinoma treated with conservative surgery and radiation[J]. Cancer, 2001, 91(10): 1862-1869.

[29] KOOLEN B B, VRANCKEN PEETERS M J, AUKEMA T S, et al. 18F-FDG PET/CT as a staging procedure in primary stage II and III breast cancer: comparison with conventional imaging techniques[J]. Breast Cancer Res Treat, 2012, 131(1): 117-126.

[30] RONG J, WANG S, DING Q, et al. Comparison of 18 FDG PET/CT and bone scintigraphy for detection of bone metastases in breast cancer patients. a meta-analysis[J]. Surg Oncol, 2013, 22(2): 86-91.

[31] GROHEUX D, COCHET A, HUMBERT O, et al. ^{18}F-FDG PET/CT for staging and restaging of breast cancer[J]. J Nucl Med, 2016, 57(Suppl 1): 17S-26S.

[32] GROHEUX D, HINDIÉ E, MARTY M, et al. ^{18}F-FDG-PET/CT in staging, restaging, and treatment response assessment of male breast cancer[J]. Eur J Radiol, 2014, 83(10): 1925-1933.

[33] VEIT-HAIBACH P, ANTOCH G, BEYER T, et al. FDG-PET/CT in restaging of patients with recurrent breast cancer: possible impact on staging and therapy[J]. Br J Radiol, 2007, 80(955): 508-515.

[34] DEMICHELI R, ARDOINO I, BORACCHI P, et al. Recurrence and mortality according to estrogen